Leben LERNEN
Klett-Cotta

Zu diesem Buch

Suchtkranke sind fast immer umgeben von mehreren nahestehenden Menschen, die ihnen helfen, sie aus der Sucht befreien wollen. Angst, Scham, Verdruss, immer wieder zerstörte Hoffnung und Enttäuschung, Ohnmacht und Verzweiflung sind das täglich Brot der Angehörigen. Ihre Erschöpfung und ihr Leiden werden bisher weder von Therapeuten noch von der Gesellschaft gesehen. Das Buch nimmt diese behandlungsbedürftige Gruppe in den Blick, beschreibt die typischen Abläufe einer co-abhängigen Verstrickung, die Symptome, Auffälligkeiten und spezifischen Erkrankungen. Auch werden die gesellschaftlichen Aspekte und die Defizite der Suchthilfe kritisch abgehandelt. Die hier entwickelten Leitlinien für eine dringend gebotene Behandlung Co-Abhängiger helfen zielgenau, das Umfeld von Süchtigen zu stabilisieren und die Qualität der Suchthilfe zu verbessern.

Die Reihe »Leben Lernen« stellt auf wissenschaftlicher Grundlage Ansätze und Erfahrungen moderner Psychotherapien und Beratungsformen vor; sie wendet sich an die Fachleute aus den helfenden Berufen, an psychologisch Interessierte und an alle nach Lösung ihrer Probleme Suchenden.

Alle Bücher aus der Reihe ›Leben Lernen‹ finden Sie unter:
www.klett-cotta.de/lebenlernen

Jens Flassbeck

Co-Abhängigkeit

Diagnose, Ursachen und Therapie für Angehörige von Suchtkranken

Klett-Cotta

Leben Lernen 238

Klett-Cotta
www.klett-cotta.de

Printed in Germany
Umschlag: Klett-Cotta Design
unter Verwendung eines Fotos von © A. Boll
Gesetzt aus der Minion von Kösel Media GmbH, Krugzell
Gedruckt und gebunden von Esser printSolutions GmbH, Bretten
ISBN 978-3-608-89106-5

Dritte Auflage, 2020

Bibliografische Information der Deutschen Nationalbibliothek
Die Deutsche Nationalbibliothek verzeichnet diese Publikation in der Deutschen Nationalbibliografie; detaillierte bibliografische Daten sind im Internet über <http://dnb.d-nb.de> abrufbar.

Inhalt

Vorweg

Sie sind als Sozialarbeiter, Arzt, Pfleger, Therapeut, Psychologe, Seelsorger oder Laienhelfer im Suchtbereich tätig? Sie beschäftigen sich als Wissenschaftler mit dem Thema Sucht? Oder Sie kümmern sich außerhalb der Suchthilfe um Angehörige und Kinder von Suchtkranken, vielleicht als niedergelassener Arzt oder Psychotherapeut, als Bewährungshelfer oder als Pädagoge in der Jugend- und Familienhilfe? An Sie richtet sich das vorliegende Buch vordringlich. Die heutige Suchthilfe, -prävention und -forschung ist eingenommen von dem Süchtigen und seinen Suchtmitteln. Dieses Buch ist dagegen ausschließlich den Angehörigen und ihrem Leiden gewidmet. Ich möchte Sie einladen, eine neue und ganzheitlichere Perspektive von (Co-)Abhängigkeit zu gewinnen. Auch werden sich Ihre Selbstsicht und Ihr Selbstverständnis als Suchthelfer verändern. Ihr persönliches co-abhängiges Risiko als professioneller Helfer wird aufgedeckt und hinterfragt. Obendrein wird Ihre Sicht geschärft, inwieweit Ihre Arbeitsstelle und Einrichtung in den Strukturen und Arbeitsabläufen co-abhängig verstrickt ist und wie Sie diesen institutionellen Verstrickungen durch geeignete Maßnahmen begegnen können.

Sie sind neugierig und wollen sich über Sucht und Abhängigkeit informieren, vielleicht weil Sie gerade als Lehrer eine Unterrichtsreihe zum Thema Sucht vorbereiten, weil Sie als Pastor einen Suchtfall in Ihrer Gemeinde haben, weil Sie als Politiker oder Funktionär Einfluss nehmen wollen und an Entscheidungen beteiligt sind oder vielleicht weil Sie einen Freund, Kollegen oder Nachbarn haben, der Ihnen wegen Suchtproblemen aufgefallen ist? Lesen Sie weiter, Sie werden fündig werden. Dieses Buch bietet Ihnen Informationen und eine Perspektive von Sucht, die Sie nur schwer woanders finden werden. Das Thema Co-Abhängigkeit ist erstaunlicherweise selbst unter Suchtfachleuten recht unbekannt.

Sie waren selber süchtig? Auch Ihnen möchte ich die Lektüre dieses Buches empfehlen. Den ersten Schritt aus der Sucht heraus, Ihren Konsum oder Ihr Suchtverhalten einzustellen, haben Sie vermutlich schon geschafft, sonst hätten Sie dieses Buch nicht in die Hand genommen. Aber haben Sie den zweitwichtigsten Schritt schon unternommen, nämlich nicht mehr ausschließlich um das eigene Selbst zu kreisen? Teil einer Suchtstörung ist es, dass man nur sich selber sieht, andere Menschen manipuliert und für die eigenen süchtigen Interessen einspannt. Lesen Sie bitte weiter. Die Lektüre wird Ihre soziale Wahrnehmung schärfen und Ihr Mitgefühl für die Menschen um Sie herum vertiefen. Ein wohlgemeinter Ratschlag: Sparen Sie sich jegliches schlechtes Gewissen! Schuldgefühle sind nur der Höhepunkt der süchtigen Selbstbezogenheit. – Sie haben Ihre Schuld schon durchgearbeitet? Noch besser! Dann sind Sie offen für die Angehörigenthematik.

Sie haben als Kind, Partner, Eltern, Kollege oder Freund unter der Suchterkrankung eines Ihnen nahestehenden Menschen gelitten oder leiden noch? Angst, Scham, immer wieder zerstörte Hoffnung und Enttäuschung, Ohnmacht, Verdruss, Verzweiflung und Verbitterung – man kann Ihrem Leiden viele Namen geben. Sie wollen dem Suchtkranken gerne helfen, machen sich viele Gedanken, wie Sie dem geliebten Menschen aus der Sucht helfen können, oder Sie haben sich bereits vielfältig gekümmert und alles Menschenmögliche unternommen. Sie wissen irgendwie nicht mehr weiter und sind verzweifelt. Trifft das weitgehend auf Sie zu, dann ist das vorliegende Buch Ihnen gewidmet. Dieses Buch kümmert sich solidarisch und ausschließlich um Ihre Belange als Angehörige eines suchtkranken Menschen.

Einleitung

Von Frosch, Prinzessin, Hoffnung und Küssen

Sie kennen das Märchen vom Froschkönig, und vielleicht haben Sie schon davon gehört, dass dieser Text gerne als Illustration für Sucht genutzt wird? Der nasse, dicke und hässliche Frosch symbolisiert den Süchtigen. Er verlangt für eine Kleinigkeit, nämlich die Goldkugel aus dem Brunnen zu holen, alles von der Prinzessin: am Tischlein sitzen, vom goldenen Tellerlein essen, aus dem Becherlein trinken und zu guter Letzt mit ins Bett wollen. Dies entspricht den Lebensmustern von Süchtigen, die Verantwortung für die eigene Person und das eigene Leben nicht anzunehmen. Süchtige sind ständig und ausschließlich mit ihren Suchtbedürfnissen und -interessen beschäftigt. Die sonstigen Lebensangelegenheiten vernachlässigen sie, bzw. gewöhnlich gibt es Menschen in ihrem Leben, die sich stellvertretend darum sorgen und kümmern.

In dem Märchen sind diese anderen Menschen vor allem durch die Rollen der Prinzessin, aber auch ihres Vaters, des Königs, vertreten. Der Königsvater ist streng mit der Prinzessin und verlangt von ihr, dass sie halten muss, was sie verspricht, gleichgültig, wie absurd das Versprechen ist. Folgsam lässt sie den Frosch bei sich sitzen, von ihrem Tellerlein essen, aus ihrem Becherlein trinken und nimmt ihn mit auf ihr Zimmer. Erst als der Frosch das Letzte verlangt, nämlich mit ins Bett zu dürfen, widersetzt sie sich mutig und zornig dem väterlichen Gebot, überwindet ihren ganzen Ekel und Widerwillen, packt den süchtigen Frosch und wirft ihn mit ihrer ganzen Wut und Verzweiflung an die Wand. Die Prinzessin befreit sich dadurch von den süchtigen Ansprüchen des Frosches und von der Bevormundung durch den Königvater. Durch die mutige Tat entkommt sie der Enge und dem Gefängnis des Lebens am königlichen Hof und beginnt ein neues, aufregendes und eigenes Leben.

Kennen Sie auch die co-abhängige Version des Märchens? Die Geschichte ist schnell und unprätentiös erzählt.

Die co-abhängige Version vom Froschkönig

Eine Prinzessin trifft auf einen Frosch, und da sie das Märchen vom Froschkönig kennt, denkt sie sich, dass der Frosch ein verwunschener Prinz sein muss. Sie nimmt den Frosch und küsst ihn voller Hoffnung und Sehnsucht und wird selber zur Fröschin.

Diese Geschichte ist bitter, und man weiß nicht, ob man lachen oder weinen soll. Nichtsdestotrotz ereignet sie sich täglich millionenfach. Dieses Buch behandelt die Lebensrealität und das Leiden von Millionen Angehörigen. Um es in der Symbolsprache des Märchens auszudrücken, geht es um Menschen, die den Frosch immer wieder sehnsüchtig küssen, in der Annahme, dass er ein verwunschener Prinz sei, und die täglich in ihrer falschen Hoffnung betrogen und enttäuscht werden. Dieses Buch behandelt aber auch die gesunde Hoffnung auf Heilung bzw. die Chance der Selbstbefreiung, den Frosch an die Wand zu werfen, die Co-Abhängigkeit zu überwinden und das Abenteuer eines eigenen Lebens zu wagen

Von gesellschaftlicher Routine und verkappter Menschlichkeit

Das Suchtthema, so ist mein Eindruck, ist in den letzten zwei Jahrzehnten zur gesellschaftlichen Gewohnheit geworden. Gewiss nicht zu einer liebgewonnenen Gewohnheit, mehr zu einem »angeheirateten Familienmitglied« der Gesellschaft – die Schwester oder Tochter hat halt so einen dicken, hässlichen Frosch geheiratet –, dessen Teilnahme an Familienfeierlichkeiten man wohl oder übel erdulden und über sich ergehen lassen muss.

Niemand empört oder entrüstet sich über das Suchtthema mehr großartig. Die in der Öffentlichkeit gezeigte Aufregung ist nur Teil eines altbekannten Schauspiels, das bei seiner Erstaufführung vor vielen Jahren ein großer Skandal war, heute aber jeder in- und auswendig kennt und niemanden mehr vom Hocker reißt. Niemand regt sich auf, wenn Personen des öffentlichen Lebens durch Suchteskapaden auffallen. Die Medien schlachten es quotenträchtig aus, und der »Marktwert« der Person wird in den meisten Fällen noch gesteigert.

Auch über allabendliche, öffentliche Saufgelage in Innenstädten und Parkanlagen regt sich niemand mehr großartig auf. Sie gehören zur gesellschaftlichen Normalität dazu. An die Drogenplatte in den Innenstädten hat man sich auch irgendwie längst gewöhnt, wie der Gartenbesitzer akzeptiert hat, dass Unkraut nicht vergeht. Also wird dem Kraut sein Platz gewährt. Den jährlichen Drogenbericht der Drogenbeauftragten der Bundesregierung nimmt man fachkundig zur Kenntnis bzw. lässt ihn als sozial gewissenhaftes Mitglied der Gesellschaft über sich ergehen, wie auch das ungeliebte Familienmitglied auf Familienfeiern geduldet wird. Und regelmäßig registriert man routiniert die neuesten Schreckensmeldungen irgendwelcher Suchtverbände oder Forschungsstätten:

Die allerneueste Sensation über Sucht im 36. Aufguss

> Das Einstiegsalter für Droge X ist wieder gesunken; männliche Migranten der dritten Generation ohne Schulabschluss sind besonders durch Droge Y gefährdet; das Einstiegsalter der Droge Z bei Hartz-IV-empfangenden, milieugeschädigten Jugendlichen sinkt weiter; starke Zunahme des Suchtverhaltens XYZ bei jungen Frauen; das Geheimnis der Sucht ist gelöst: die Uni A hat das Suchtgen entdeckt; das Geheimnis der Sucht wurde gelüftet: das Institut B fand heraus, dass Sucht hormonell bedingt ist; der Suchtverband C warnt davor, dass die Wirtschaftskrise und die damit verbundene individuelle Perspektivlosigkeit die Voraussetzungen für eine Verschärfung der Suchtprobleme schafft …

Allein das Magersuchtthema junger Models hat in den letzten Jahren für ein wenig Wirbel und Schlagzeilen gesorgt. Doch wohl kaum wegen der Suchtthematik und der tragischen Folgen im Einzelfall. Im Zentrum der medialen Aufmerksamkeit standen vielmehr die Bilder mehr oder weniger unbekleideter junger Frauen. Das Sexappeal einer Frau wird durch ein wenig (magersuchtbedingte) Hilflosigkeit und Wehrlosigkeit immens gesteigert. Alte Blondinenmasche! Profitiert haben von der öffentlichen Debatte und Aufmerksamkeit die Werbebranche und die durch die Models beworbenen Produkte, nicht aber die seriöse Suchthilfe, die sich um magersüchtige Frauen kümmert.

Das war früher anders. In den 70ern und 80ern des letzten Jahrhunderts war die wachsende Drogensucht ein großes kontroverses Thema. Es wurde gesellschaftlich, politisch und fachlich heftig gestritten. Und Anfang der 90er wurde die Kontroverse nochmals bezüglich des um sich greifenden Ecstasy- und Partydrogengebrauchs neu entfacht. Die

Kontroverse war geprägt durch die Ambivalenz zwischen dem Bedarf nach Hilfe, Beratung und Behandlung von kranken Menschen auf der einen Seite sowie der Notwendigkeit auf der anderen Seite, Sucht- und Drogenkonsum mit gesetzgeberischen, ordnungspolitischen und polizeilichen Mitteln einzuschränken. Entsprechend der gesellschaftlichen Ambivalenz entwickelten sich Hilfestrukturen, die gleichermaßen soziale Hilfeleistungen anboten, aber auch den Betroffenen Eigeninitiative und Vorleistungen abverlangten.

Das Suchtthema benötigt, davon bin ich überzeugt, Auseinandersetzungen im Sinne von öffentlichkeitswirksamer Provokation und gesellschaftlichen Streits. Der gesellschaftliche und individuelle Nährboden von Sucht ist Gewöhnung, Resignation und ein Zuviel an Menschlichkeit und Hilfe, das die süchtige Verantwortungsvermeidung und -delegation fördert. Unsere heutige suchtroutinierte, aber ratlose Gesellschaft ohne Streit und Hader hat vor dem Suchtproblem kapituliert und agiert co-abhängig. Es wird dem Süchtigen gesellschaftlich geboten, was dieser in seiner Sucht wünscht, nämlich in Ruhe konsumieren bzw. dem Suchverhalten nachgehen zu können.

Um auf das Märchen vom Froschkönig zurückzukommen, gilt es heute als unmenschlich bzw. ist es ein Tabu, den Frosch an die Wand zu werfen. Den Frosch immerzu sanft zu küssen, gilt als menschlich und sozial. An die Stelle des absurden Gebots des Königvaters im Märchen »Was du versprochen hast, musst du auch halten!« ist die allgemein akzeptierte, humane Moral bzw. das gesellschaftliche Tabu getreten: »Nicht zu helfen ist unmenschlich!« Die co-abhängigen Folgen des Tabus sind, dass der Frosch nicht nur am Tischlein sitzen, vom Tellerlein essen und aus dem Becherlein trinken darf, was an sich in Ordnung ist, sondern dass – im übertragenen Sinn – dem Frosch die feuchte Nachtruhe bzw. der Beischlaf mit der Prinzessin gewährt und die Prinzessin der maßlosen Begierde des Frosches geopfert wird.

Abhängigkeit ist ein soziales System

Der Begriff Abhängigkeit beschreibt und bewertet ein System von Menschen und ihren Beziehungen. Im Fokus des Abhängigkeitssystems steht der Süchtige, passend auch als Symptomträger bezeichnet. Um den Symptomträger gruppiert sich stets eine Anzahl von Menschen, die unter der Sucht leiden und die dem Süchtigen helfen wollen. Das sind

Eltern, Partner, Kinder, Kollegen, Freunde, auch Therapeuten, Sozialarbeiter, Ärzte, Pastoren etc. Im Märchen vom Froschkönig sind, wie gesagt, die Angehörigen durch die Rolle der Prinzessin, aber auch durch die Figur des Königvaters repräsentiert.

Aus dieser systemischen Sicht kennzeichnet die Diagnose Sucht immer ein abhängig verstricktes Beziehungsgefüge. Ich ziehe den Begriff der Abhängigkeit vor, da er klarer diese soziale Beschaffenheit benennt. Abhängigkeit besteht nicht nur zwischen dem Süchtigen und seinem Suchtmittel oder Suchtverhalten, sondern auch zwischen dem Süchtigen und seinem sozialen Umfeld. Diese systemische Sicht ist nicht neu, vielmehr stellt sie heutzutage einen Allgemeinplatz in der Suchthilfe und -forschung dar, und niemand wird diese Erkenntnis ernsthaft infrage stellen wollen.

Doch ich möchte behaupten, dass die soziale Beschaffenheit von Sucht bis heute in der Suchtpolitik, -hilfe, -prävention und -forschung nicht bzw. nur absolut unzureichend berücksichtigt wird. Alle fokussieren und kümmern sich um die süchtigen Symptomträger, kaum einer beachtet, geschweige denn kümmert sich um die ebenfalls betroffenen Angehörigen. Sie werden allenfalls mitbehandelt, ansonsten aber übersehen, missachtet und vergessen. Ein prägnantes Beispiel für die Marginalisierung und Missachtung der Angehörigenthematik bietet die Homepage der Deutschen Hauptstelle für Suchtfragen e.V. (DHS).

Von der Suche im Heuhaufen

Auf der umfangreichen Homepage der DHS (www.dhs.de, Nov. 2009) findet man tatsächlich Hinweise auf die Problematik von Angehörigen bzw. Informationen über Co-Abhängigkeit. Das ist zunächst einmal positiv zu würdigen. Doch muss man lange und ausdauernd suchen, bis man fündig wird. Unter den vier wichtigen Rubriken *Daten und Fakten, Suchtstoffe/-verhalten*, *Stellungnahmen* und *Einrichtungssuche* habe ich nichts zum Angehörigenthema finden können, aber vielleicht habe ich nur zu oberflächlich geschaut.

In der Rubrik *Infomaterial* hatte ich drei erfreuliche Treffer. Drei sehr gut gemachte Broschüren, allerdings waren diese ganz unten an 33., 34. und 39. Stelle platziert. Nur weil ich ausdauernd und aufmerksam seitenlang nach unten gescrollt habe, bin ich auf die Broschüren gestoßen.

Im Jahr 2000 schon schrieb der damalige Geschäftsführer der DHS Hüllinghorst in einem Zeitschriftenartikel zum Thema Angehörigenarbeit (S. 42): »Was aber das Wichtigste ist: Wir müssen uns insgesamt lösen von der Fixierung auf den oder die Missbraucher/in, die oder den Abhängige/n. … Auf der anderen Seite müssen wir immer wieder dafür kämpfen, dass auch Angehörige die Hilfe bekommen, die erforderlich ist.« Aus ganzem Herzen stimme ich Hüllinghorst in seinem kämpferischen Anspruch zu, aber die Internetrepräsentanz der DHS erfüllt dieses Ziel auch neun Jahre später nicht.

Falls die Angehörigen doch Beachtung erfahren, werden sie heute üblicherweise nur als Anhängsel der Suchtkranken berücksichtigt und mitbehandelt, wie die folgenden Beispiele aufzeigen.

Wie Angehörige als Mittel zum Zweck funktionalisiert werden

1. Das folgende Zitat habe ich exemplarisch von der Homepage einer Suchtberatungsstelle entnommen: »Co-Abhängigkeit – Definition: Die lateinische Silbe ›Co‹ bedeutet ein Miteinander bzw. Nebeneinander. Co-Abhängigkeit bezeichnet ein Bündel aus typischen Persönlichkeitsmerkmalen, Verhaltensweisen, Einstellungen und Gefühlen, welches im Zusammenleben mit einer suchtmittelabhängigen Person deren Krankheit unterstützt. Anders ausgedrückt: Co-abhängig sind Verhaltensweisen von Bezugspersonen des Suchtmittelabhängigen, die geeignet sind, seine süchtige Fehlhaltung zu unterstützen und eine rechtzeitige Behandlung zu verhindern.«
2. Aßfalg (2009) drückt es schon im Titel seines Buches »Die heimliche Unterstützung der Sucht« unmissverständlich aus: Angehörige sind mitschuldig, Sucht zu fördern und aufrechtzuerhalten. In der Einleitung reflektiert der Autor, dass diese anklagende Haltung beabsichtigt ist: »Der Titel drückt einen Vorwurf aus: … Das klingt nach verstohlener Komplizenschaft, verdeckt hinter der Fassade scheinbar fürsorglichen Helfenwollens.« (S. 9)
3. Das Community-Reinforcement-Ansatz-basierte Familien-Training, kurz CRAFT, stammt aus den USA (Meyer & Smith, 2009). Es soll ein neues, auf empirisch wissenschaftlichen Grundlagen entwickeltes verhaltenstherapeutisches Therapiemanual für Angehörige sein. Doch erklärtes Hauptziel des Programms ist die Verringerung des Suchtmittelverbrauchs und die Förderung der Therapiemotivation der Suchtkranken. Umfassend wird auf mehreren hundert Seiten er-

> klärt, wie die Angehörigen zu Co-Therapeuten ausgebildet werden, um therapeutisch auf die Suchtkranken einzuwirken. Der Problematik der Angehörigen ist eine halbe Seite gewidmet (S. 264–265). Der Begriff der Co-Abhängigkeit wird durch die Autoren als Stigmatisierung und Pathologisierung der Angehörigen gänzlich abgelehnt[1].

Lange Zeit habe ich als Suchttherapeut, der nur sein süchtiges Klientel im Sinn hatte, Co-Abhängigkeit ähnlich verstanden. Durchaus ist die Einschätzung, dass Angehörige die Sucht ungewollt unterstützen, oftmals richtig. Doch missbillige ich mittlerweile ausdrücklich die darin enthaltene Pauschalisierung und Verurteilung der Angehörigen. Ihnen sogar Komplizenschaft zu unterstellen, ist von Aßfalg (2009) als eine wohlwollende Provokation gemeint, die ich aber für misslungen halte. Ich habe niemals co-abhängige Angehörige kennengelernt, die die Sucht – bewusst oder unbewusst – beabsichtigt gefördert haben, außer die Angehörigen litten selber unter einem Suchtproblem.

Schließlich beschäftigen sich die Autoren viel zu sehr mit den Auswirkungen des Angehörigenverhaltens auf die süchtigen Symptomträger und deren Konsum. Eine solche auf den Suchtkranken zentrierte Sichtweise degradiert die Angehörigen zum sozialen Anhängsel der Süchtigen. Die Angehörigen werden als Mittel zum Zweck funktionalisiert, indem sie allein deswegen (mit-)behandelt werden, um den Therapieerfolg der süchtigen Klientel zu erhöhen. Ich nenne diese heute weit verbreitete Sichtweise *suchtzentriert*, um sie von meiner und von nur wenigen Autoren und Fachleuten eingenommenen *angehörigenzentrierten* Sichtweise abzugrenzen. Selbstverständlich ist es richtig, die Angehörigen in die Therapie der Süchtigen einzubeziehen, um die Wirksamkeit von Suchttherapien zu steigern. Doch sollte man erwarten, dass in der Behandlung der Angehörigen ihr Leiden und Hilfebedarf an erster Stelle stehen.

Auf dieser Kritik beruhen die zwei zentralen Thesen und Botschaften des vorliegenden Buches. Co-Abhängigkeit ist erstens eine eigenständige psychosoziale Problematik. Nicht selten entwickelt sich aus dem Zusammenleben mit einem Süchtigen eine ernsthafte psychische Störung, die ich Co-Abhängigkeitssyndrom nenne und die eine ver-

---

1 Der Widerspruch, eine Psychotherapie für Angehörige anzubieten, aber eine Bestimmung ihrer (co-abhängigen) Problematik abzulehnen, sei hier nur angedeutet.

haltensbezogene Suchtform darstellt. Angehörige, die sich co-abhängig verstrickt haben oder aber co-abhängig erkrankt sind, haben dementsprechend einen eigenen Anspruch auf angemessene Beratung und Behandlung. Co-Abhängigkeit ist zweitens auch eine institutionelle und gesellschaftliche Problematik, insofern das Leiden, die Probleme und der Hilfebedarf der Angehörigen durch unsere Gesellschaft und konkret durch die Suchthilfe bagatellisiert und missachtet werden.

Vom stillen Funktionieren und vergessenen Leiden

Angehörige sind de facto die größte von Sucht und (Co-)Abhängigkeit betroffene Gruppe. Um jeden Süchtigen gruppieren sich gewöhnlich mehrere Angehörige und leiden unter dem Auf und Ab der Sucht. Schätzungen sprechen von fünf bis acht Millionen Betroffenen. Ich bin überzeugt, dass die Zahlen das wahre Ausmaß der Problematik deutlich unterschätzen. Genauere, zuverlässige und gültige empirische Daten existieren bedauerlicherweise nicht, wie es auch sonst zu dem Thema kaum Information, Austausch und Forschung gibt. Angehörige haben keine Lobby, ihr Leiden passiert im Stillen, und ihre Störung stört niemanden. Saufgelage auf der Straße, Lungenkrebs, Spritzenfunde auf dem Spielplatz, kotzende junge Mädchen oder fast zu Tode gehungerte, halbnackte Models haben mehr Appellcharakter als die erschöpfte Frau eines Süchtigen, die sich um ihn und die Kinder kümmert, den Haushalt schmeißt und nebenbei noch arbeitet und Geld verdient.

Die Angehörige leidet im Stillen, ohne es ausdrücken zu können. Sie verbirgt ihre Erschöpfung und Verzweiflung und fordert keine Hilfe ein. Stattdessen hält sie gegenüber Freunden, Familie und Nachbarn den Schein der glücklichen Familie und der heilen Welt aufrecht. Sie funktioniert, was ein essenzieller Teil ihrer Problematik ist. Das ist nun keineswegs anstößig, mitleiderregend, amüsant oder sogar sexy, sondern alltäglich, farblos, monoton und trist. Mit der Angehörigenthematik sind keine medialen Auflagen oder Quoten zu erzielen, und ohne die mediale Aufmerksamkeit kann sich heutzutage keine durchsetzungsfähige Lobby bilden.

Teil einer Abhängigkeitserkrankung ist es, dass die Betroffenen ihre Erkrankung zumeist bagatellisieren und verleugnen und infolgedessen nicht aktiv um Hilfe ersuchen. Deswegen sind in der Suchthilfe niedrigschwellige und aufsuchende Hilfemaßnahmen die Methoden der Wahl.

Die Angehörigen verleugnen ebenso ihr Leiden, ihre familiäre Problematik und ihre Hilfebedürftigkeit. Das ist ein wesentliches Merkmal oder Symptom einer co-abhängigen Verstrickung. Auch die Angehörigen brauchen niedrigschwellige und aufsuchende Hilfeangebote.

Dabei ist die co-abhängige Problematik keineswegs neu. In den 80ern des letzten Jahrhunderts gab es eine Reihe von Veröffentlichungen zu dem Thema. Bücher wie »*Co-Abhängigkeit, die Sucht hinter der Sucht*« von Anne Wilson Schaef (1986) oder »*Verstrickt in die Probleme anderer, über Entstehung und Auswirkung von Co-Abhängigkeit*« von Pia Mellody (1989) beschrieben die co-abhängige Problematik und Störung genau und umfassend und erzielten in den USA Millionenauflagen. Die Thematik schwappte über den Großen Teich und wurde auch im deutschsprachigen Raum in Fachkreisen diskutiert. Manche Suchtberatungsstelle nahm den Begriff der Angehörigen als Anhängsel in ihren Einrichtungstitel auf (»Suchtberatung für Suchtkranke und ihre Angehörigen«), und es wurden wohlfeile Forderungen von Fachmenschen, Verbänden und Politik gestellt. Doch konkrete Folgen in Form der Einrichtung und Finanzierung von angemessenen Hilfestrukturen für die Betroffenen oder einer systematischen Erforschung der Angehörigenthematik hatten die Diskussionen nicht. Die Fokussierung der Suchthilfe auf die Süchtigen und die Missachtung der Angehörigen und ihres Leidens ist eine institutionelle Form der Co-Abhängigkeit. Eine Kollegin aus der Suchthilfe drückte es, begleitet von einem Schulterzucken, lakonisch so aus: »Kein Geld!«

Wenn ich mir dies vergegenwärtige, spüre ich Trauer und Wut, zwei lebensbejahende Gefühle, die Co-Abhängige typischerweise unterdrückt und abgespalten haben. Ich habe diesen zugegeben etwas provokativen und leidenschaftlichen Start ins Thema gewählt, um Sie ein Stück zu emotionalisieren, denn in der Behandlung der Co-Abhängigkeit geht es leider nicht um zärtliches Wachküssen. Vielmehr geht es um:

- aufrütteln
- wütend werden
- zur Tat schreiten
- sich überwinden
- den Frosch in die Hand nehmen und an die Wand schmeißen
- die Lebenslust wieder spüren

- das eigene Leben wieder aufnehmen
- schreien, weinen und laut lachen.

Was ist Co-Abhängigkeit? Darum genau wird es in diesem Buch gehen, doch möchte ich Ihnen vorweg eine vorläufige Definition geben. Co-Abhängigkeit ist ein vielschichtiges, individuelles und soziales Phänomen. Es ist die andere Seite der Medaille der Sucht. Co-Abhängigkeit ist durch das gefühlsmäßige, gedankliche und verhaltensmäßige Eingenommensein von der Sucht eines anderen, nahestehenden Menschen gekennzeichnet. Die betroffene Person ist von dem übermäßigem Wunsch, die Sucht des anderen zu kontrollieren und den Süchtigen zu retten, beherrscht. Co-Abhängigkeit ist außerdem verbunden mit starken Scham- und Schuldgefühlen, für die Sucht des anderen verantwortlich zu sein. Die Scham macht sprachlos. Aus Scham schweigt die betroffene Person oder bagatellisiert und verleugnet die Sucht des anderen. Der Schein der heilen Welt wird um jeden Preis gewahrt, die betroffene Person strampelt sich jeden Tag aufs Neue dafür ab.

Co-Abhängigkeit bedeutet, im Stillen zu leiden, ohne Hilfe und Beachtung einzufordern und darüber hinaus tagtäglich in der eigenen Not durch den Süchtigen und andere Personen, die sich nur um den Süchtigen kümmern, abgewertet und missachtet zu werden. Von Co-Abhängigkeit kann man persönlich betroffen sein, sie kann aber auch ganze Gruppen, Einrichtungen, Organisationen oder Institutionen infizieren. Auch die Gesamtgesellschaft unterliegt co-abhängigen Tendenzen und Strömungen. Von Co-Abhängigkeit betroffene Personen benötigen Hilfe in Form von Beratung und Psychotherapie. Von Co-Abhängigkeit betroffene Institutionen benötigen ebenfalls Unterstützung in Form von Coaching und Maßnahmen der Personal- und Organisationsentwicklung.

In diesem Buch werden folgende Absichten und Ziele verfolgt:

1. Das Schweigen, das Vergessen und die Missachtung werden durchbrochen, und es wird für das co-abhängige Leiden sensibilisiert.
2. Es erfolgt eine kritische Auseinandersetzung mit der gesellschaftlichen Missachtung und Verleugnung des co-abhängigen Leidens und den Defiziten der Suchthilfe, -prävention, -forschung und -politik. Es werden konkrete und vielfältige Anstöße und Anregungen gegeben, wie das Thema und die Betroffenen angemessene Berücksichtigung finden können und sollten.

3. Co-Abhängigkeit als persönliche und institutionelle Problematik und Störung wird umfassend konzeptualisiert, und es werden eindeutige diagnostische Leitlinien entwickelt, um das Ausmaß bzw. den Störungsgrad der co-abhängigen Verstrickung einer Person sowie einer Institution konkret beurteilen zu können.
4. Es werden die vielschichtigen persönlichen, sozialen und gesellschaftlichen Bedingungen, Ursachen und Faktoren der co-abhängigen Problematik und Störung diskutiert und die Dynamik der Co-Abhängigkeit erläutert.
5. Möglichkeiten der Beratung und Behandlung von Angehörigen werden aufgezeigt und diskutiert, und es wird ein ausführlicher, personzentriert psychotherapeutischer Behandlungsansatz der Co-Abhängigkeit vorgestellt. Schließlich werden institutionelle Strategien und Maßnahmen, co-abhängigen Verstrickungen vorzubeugen und zu überwinden, skizziert.
6. Alle Inhalte werden durch zahlreiche und lebendige Praxis- und Fallbeispiele illustriert und verdeutlicht.

Was Sie erwartet

Sprache prägt Inhalte. Deswegen möchte ich Ihnen zunächst einige Gedanken zum Gebrauch von Sprache nahebringen, bevor Sie ein inhaltlicher Überblick über das Buch und seine Kapitel erwartet.

Zum Gebrauch von Sprache

Silben, Worte, Klang, Satzstellung und Semantik werden beim Lesen konsumiert. Sprache ist ein Genussmittel und kann berauschen. Einer ergötzt sich an der Lyrik von Shakespeare oder Schiller, ein anderer findet allmorgendlich Erfüllung in den fettgedruckten Dreiwortsätzen einer Boulevardzeitung, und ein weiterer ist beim Lesen von Rezepten beglückt. Geschmack ist bekanntlich individuell. Mich nervt die deutsche Unart des intellektuellen Bodybuildings, Fachtexte durch möglichst viele Fremdwörter, und zwar grammatikalisch korrekte, doch verschachtelte und unleserliche Satzwürmer, zu entstellen. Aus der englischsprachigen, psychologischen Fachliteratur kenne ich anderes.

Es war leider nicht immer zu umgehen, in diesem Buch Fachsprache einzusetzen, und manchmal wollte ich Ihnen wichtige Fachausdrücke nicht vorenthalten. Doch habe ich mich bemüht, gut leserlich und verständlich zu formulieren. Immer wenn ich nicht weiterwusste, habe ich mir vorgestellt, wie sich meine Klienten ausdrücken würden, oder ich habe sie tatsächlich gefragt, ob sie mir helfen könnten, etwas zu formulieren. Das stellte sich als eine sehr effektive und erfolgreiche Strategie heraus. Obendrein werden die Fachinhalte durch zahlreiche Fallbeispiele konkret, lebendig und nachvollziehbar illustriert.

Mein Anliegen ist es, Sprachrohr für die Belange der sprachlosen und still leidenden Zielgruppe der Angehörigen von Suchtkranken zu sein. Als humanistischer Psychologe bin ich überzeugt davon, dass therapeutisches Fachwissen und -sprache nur so weit tauglich und sinnvoll ist, wie es von der Klientel verstanden und angenommen wird, zumal ich festgestellt habe, dass extreme Phänomene wie Co-Abhängigkeit und Sucht vielmals nicht durch Fachsprache in ihrer dramatischen Tragweite zu erfassen sind. Fachliche Sachlichkeit und Objektivität können eine besonders verkappte Form der (co-abhängigen) Bagatellisierung und Schönrederei sein. Manchmal muss man die Sache einfach beim Namen nennen.

Apropos! Nehmen Sie mir bitte meine geschlechtsspezifischen Formulierungen nicht übel, sie entsprechen meinen Erfahrungen in der Behandlung von Suchtformen, in denen die Symptomträger mehrheitlich Männer sind. Co-abhängige Angehörige sind überwiegend Frauen: Mütter, Partnerinnen und Töchter. Väter und Partner neigen nach meiner Erfahrung weniger zu einer co-abhängigen Rollenübernahme. Und die Söhne identifizieren sich häufig in einer späteren eigenen Suchtentwicklung mit dem süchtigen Vater, wechseln also im Verlauf der Jugend sozusagen die Seite. Eine geschlechtsneutrale Formulierung lässt Texte häufig unverständlich werden, weswegen ich mich entschieden habe, immer die für mich im konkreten Fall passende Form zu wählen, also z. B. die Angehörige, die Co-Abhängige, die Klientin, die Prinzessin oder die Fröschin, aber der Süchtige, der süchtige Symptomträger oder der Frosch. Durchaus sind mir auch Fälle bekannt, in denen es umgekehrt ist, z. B. die Frau süchtig und ihr Partner co-abhängig ist. Auch weitere mitspielende Personen oder Rollen werden ausschließlich aus Gründen der Leserlichkeit geschlechtsspezifisch benannt, z. B. der Suchtberater oder der Therapeut.

Zu den Inhalten

Als Fachbuch ist dieses Buch klassisch dreigeteilt gegliedert: 1. Beschreibung und Definition des Phänomens, 2. Theorie und Genese sowie 3. Beratung und Behandlung. Zunächst wird das Phänomen bzw. die Diagnose der persönlichen Co-Abhängigkeit (Kapitel 1) und der institutionellen Co-Abhängigkeit (Kapitel 2) nüchtern und deskriptiv beschrieben. Dann folgt der Theorieteil (Kapitel 3 bis 5), in dem Fakten, Bedingungen, Annahmen und Standpunkte zur Entstehung und Dynamik des Phänomens erläutert und diskutiert werden. Im Behandlungsteil werden Möglichkeiten der Beratung und Behandlung dargestellt (Kapitel 6), ein umfassender psychotherapeutischer Behandlungsansatz vorgestellt (Kapitel 7) und konkrete institutionelle Maßnahmen erläutert (Kapitel 8).

Man könnte das Buch auch in anderer Unterteilung lesen: Die Kapitel 1, 3, 4, 6 und 7 behandeln die individuellen bzw. persönlichen Auffälligkeiten und Bedingungen der Co-Abhängigkeit und deren Behandlung. Die Kapitel 2, 5 und 8 vertiefen die institutionellen und gesellschaftlichen Merkmale und Aspekte der Co-Abhängigkeit und deren positive Beeinflussung durch geeignete organisationelle Maßnahmen.

Zu Kapitel 1

Das Phänomen, die Problematik und das Störungsbild der Co-Abhängigkeit werden beschrieben. Zu Beginn des Kapitels stelle ich Ihnen ein Ordnungsschema der Co-Abhängigkeit vor, in dem drei Formen und drei Systemebenen unterschieden werden, um Ihnen eine Übersicht über die Komplexität des Phänomens zu geben.

Dann wird der Begriff der co-abhängigen Verstrickung als normale und gesunde Reaktion auf die Begegnung und Konfrontation mit Sucht eingeführt. Co-abhängige Reaktionen sind in vielen Fällen hilfreich und erfolgreich, bergen aber auch ein co-abhängiges Risiko, eine ungünstige und problematische Entwicklung zu nehmen. Außerdem wird die therapeutische Co-Abhängigkeit als gezielte Strategie oder Methode der Behandlung Süchtiger eingeführt, aber auch in ihrem persönlichen co-abhängigen Gefährdungspotenzial für den Suchthelfer erhellt.

Im nächsten Unterkapitel wird die Symptomatik der co-abhängigen Erkrankung, von mir als Co-Abhängigkeitssyndrom bezeichnet, umfassend beschrieben und eine Operationalisierung der co-abhängigen

Diagnose anhand eindeutiger Leitlinien vorgenommen. In zwei weiteren Unterkapiteln wird das co-abhängige Phänomen gegenüber anderen Formen zwischenmenschlicher Abhängigkeit abgegrenzt und die nicht seltene Wechselwirkung mit anderen psychischen Störungen symptomzentriert betrachtet. Im letzten Unterkapitel werden die Diagnosestellung Co-Abhängigkeit bei Kindern und die Überschneidung mit anderen Diagnosen im Kinder- und Jugendalter angesprochen.

Zu Kapitel 2
Das Konzept der Co-Abhängigkeit wird auf Institutionen, z.B. Gruppen, Vereine, Betriebe oder Unternehmen, ausgeweitet. Die institutionell co-abhängige Verstrickung sowie Organisationsdiagnose stelle ich ebenfalls ausführlich anhand von diagnostischen Leitlinien und Symptomlisten dar. Das Hineinspielen von macht- und ökonomisch begründeten Formen der Abhängigkeit in die institutionelle Co-Abhängigkeit wird beschrieben.

Zu Kapitel 3
Zum Phänomen der Co-Abhängigkeit gibt es kaum wissenschaftliche Forschung. Das wenige, was ich an harten Daten und Fakten zu Prävalenz, Behandlungsquote, Geschlechterasymmetrie und zum Erkrankungsrisiko finden konnte, berichte ich hier. Darüber hinaus werden die Forschungsdefizite hinterfragt und Fragestellungen zu einer systematischen Erforschung der Angehörigensache hergeleitet. Das Kapitel wird durch eine eigene kleine Auszählung an wissenschaftlichen Veröffentlichungen abgeschlossen.

Zu Kapitel 4
Es werden Bedingungen und Hintergründe zur Entwicklung einer persönlichen Co-Abhängigkeit erläutert und diskutiert. Ausführlich skizziere ich erstens die Sozialisierungsbedingungen, die eine persönliche Disposition zur Co-Abhängigkeit schaffen. Zweitens beleuchte ich die belastende Herausforderung des Zusammenlebens mit einem Süchtigen. Drittens gehe ich auf die Beliebigkeit der co-abhängigen und süchtigen Rollenverteilung ein. Viertens stelle ich das kindliche Trauma einer Suchtfamilie dar. Fünftens reflektiere ich die Entscheidungs- und Handlungsfreiheit des Menschen und seine kreativen Ressourcen, auch unter ungünstigen Umständen zu überleben.

Zu Kapitel 5
Hier geht es um die Bedingungen und Faktoren der institutionellen Co-Abhängigkeit. Die Suchthilfe wird als besonders durch Co-Abhängigkeit betroffenes gesellschaftliches System abgehandelt, aber auch andere gesellschaftliche Systeme, wie Gruppen, Vereine, Betriebe oder Unternehmen, werden berücksichtigt. Die Thesen von der systembedingten Fehldynamik der Co-Abhängigkeit und das Dilemma von Menschlichkeit versus Konsequenz werden erörtert. Der Mangel an offenem und kritischem Dialog wird betrachtet und positive, doch inhaltsleere Images von sinnlosen Produkten und Dienstleistungen hinterfragt. Die Geselligkeit von Sucht unter günstigen co-abhängigen Umständen wird erläutert. Es werden Aspekte der Arbeitszufriedenheit, formale und informelle Machtaspekte und ökonomische Zwänge und Abhängigkeiten in Wechselwirkung mit co-abhängiger Verstrickung betrachtet. Abschließend wage ich drei provokative Thesen zur Suchtgesellschaft.

Zu Kapitel 6
Das Kapitel wird die Frage, wo Angehörige Beratung und Therapie finden, nicht zufriedenstellend beantworten können, da die Behandlungssituation ungenügend ist. Dennoch werden Möglichkeiten und Behandlungsalternativen aufgezeigt. Mängel in den Behandlungsstrukturen werden schonungslos aufgedeckt, aber auch Möglichkeiten angedacht, die Hilfeangebote zu verbessern.

Zu Kapitel 7
Das Kapitel ist mein Favorit. Über Beschwerden, Störungen, krank machende Faktoren oder die mangelhafte Beratungssituation nachzudenken, bereitet nicht wirklich Spaß. Doch personzentrierte Wege der Entwicklung, Besserung und Heilung aufzuzeigen, ist eine Herzensangelegenheit von mir als Psychotherapeut. Es ist daher das mit Abstand längste und ausführlichste Kapitel.

Nachdem Grundsätzliches zur Psychotherapie der Co-Abhängigkeit gesagt wurde, folgt ein Appell an die Betroffenen, ihr Schweigen zu überwinden und zu sprechen. Es wird ein person- bzw. angehörigenzentriertes Psychotherapiekonzept dargestellt, dessen Schwerpunkte auf der Selbstentwicklung und -entfaltung sowie der Förderung der Beziehungsfähigkeit liegen. Z. B. schildere ich, wie die falsche Hoffnung, übermäßige Freundlichkeit und das übergroße Verlangen nach Gebrauchtwerden der co-abhängigen Klientin therapeutisch wertschätzend und empathisch hinterfragt werden kann. Oder es wird aufgezeigt, wie die Klientin wieder anfangen kann, für sich tätig zu werden, und eine gesunde Portion an Ehrgeiz und Aggressivität entwickeln kann.

Auch die Vermittlung von Wissen und Kompetenzen zu den Themen Co-Abhängigkeit und Sucht kann wichtige Anregungen und Anstöße geben. Z. B. ist es für die Behandlung der Co-Abhängigkeit unerlässlich, dass die Klientin lernt, sich vor den Manipulationen und Eskapaden des Süchtigen zu schützen. Zum Schluss werden vier besondere Aspekte oder Schritte der psychotherapeutischen Traumabewältigung von Co-Abhängigen, die in einer Suchtfamilie aufgewachsen sind, behandelt. Unter anderem wird der psychotherapeutische Umgang mit der starken schammotivierten Abwehr des Traumas und das ressourcenorientierte Vorgehen, die Klientin zu stärken, ein eigenes, unabhängiges Leben aufzubauen, geschildert.

Zu Kapitel 8

Das Kapitel besteht aus zwei Unterkapiteln. Im ersten beschreibe ich allgemeine Strategien, Co-Abhängigkeit in gesellschaftlichen Systemen und Institutionen zu überwinden. Z. B. werden die formalen und informellen Möglichkeiten, in einer Institution das co-abhängig süchtige Problem mit Bedacht anzusprechen, dargelegt und die Bedeutung von Klarheit, Verbindlichkeit und Kontrolle der Organisationsstrukturen aufgezeigt. Im zweiten Unterkapitel stelle ich konkrete Maßnahmen in Bezug auf die Suchthilfe vor, die geeignet sind, institutionelle Verstrickungen zu vermeiden und abzubauen sowie angemessene Hilfestrukturen für Angehörige zu entwickeln.

Eine Leseempfehlung

Für Suchtberater und -therapeuten, Psychologen und Ärzte sind die Kapitel 1, 4 , 7 und 8 zu empfehlen. Soziologen oder Suchtfachleute, die die institutionelle Seite der Co-Abhängigkeit kennenlernen wollen, z. B. um ihre Einrichtung weiterzuentwickeln, werden die Kapitel 2, 5 und 8 bevorzugt aufschlagen. Für Wissenschaftler dagegen könnten die Kapitel 1 und 3 von besonderem Interesse sein. Für betroffene Angehörige werden die Kapitel 4, 6 und vor allem 7 interessant sein. Stöbern Sie nach Lust und Laune!

1. Was ist Co-Abhängigkeit?

Was ist Co-Abhängigkeit? Ist es »die heimliche Unterstützung der Sucht«, wie ein Buchtitel suggeriert (Aßfalg, 2009). Oder ist es eine Form des Mitbetroffenseins, eine Beziehungsstörung, eine Persönlichkeitsstörung, eine eigene Krankheit, oder ist es Teil anderer psychischer Störungen? Und wer ist von Co-Abhängigkeit betroffen? Sind es nur die nächsten Angehörigen und Freunde? Oder sind auch Arbeitskollegen oder professionelle Helfer gefährdet, in den Sog der Sucht zu geraten? Und wenn wir annehmen, dass Fachleute ebenfalls betroffen sein können, dann ist es nur noch ein kleiner Schritt zu fragen: Können sich nicht ganze Systeme, Organisationen oder Einrichtungen co-abhängig verstricken?

Es wurde in der Einleitung angedeutet: Das Phänomen der Co-Abhängigkeit ist eine vielschichtige individuelle, soziale und auch gesellschaftliche Problematik. Daher gibt es auf die gestellten Fragen keine einfachen Antworten, vielmehr möchte ich Ihnen eine Reihe von vorläufigen Antworten geben, die nachfolgend inhaltlich ausgeführt werden:

- Im Kontakt oder in einer Beziehung zu einem Süchtigen kommt es beim Gegenüber zu typischen Erlebens- und Verhaltensmustern, die als co-abhängig verstrickt bezeichnet werden. Diese Erlebens- und Verhaltensmuster sind zunächst als normal, gesund und hilfreich einzustufen, tragen aber ein Risiko und können für die Person problematisch werden.
- Aus einer problematischen co-abhängigen Verstrickung kann sich eine eigenständige psychische Störung entwickeln. Zentrale Symptome sind das Eingenommensein von dem Wunsch, dem Süchtigen helfen zu wollen, und ein starker Scham- und Schuldkomplex. Die Diagnose wird als Co-Abhängigkeitssyndrom bezeichnet und als verhaltensbezogene Suchtform konzeptualisiert und klassifiziert.
- Die co-abhängige Störung geht nicht selten mit weiteren psychischen Störungen einher, z. B. Depression, Angststörungen, psycho-

somatischen Syndromen, Traumafolgestörungen oder Suchtproblemen.
- Auch Suchthelfer reagieren mit denselben typischen Erlebens- und Verhaltensweisen auf ihr süchtiges Klientel. Gewöhnlich nutzen sie die co-abhängige Verstrickung als bewusste und gezielte therapeutische Hilfestrategie. Allerdings ist Suchthilfe immer eine Gratwanderung, professionelle Helfer können sich problematisch verstricken und co-abhängig erkranken.
- Auch Institutionen und ihre Vertreter, z. B. ein Betrieb, eine Einrichtung oder ein Verein, können sich co-abhängig verstricken, falls ein Mitglied oder ein Kunde der Institution süchtig ist. Besonders die Einrichtungen der Suchthilfe sind von institutionell co-abhängiger Verstrickung betroffen. (Das Thema der institutionellen Co-Abhängigkeit wird in Kapitel 2 beschrieben.)

Es sei hier darauf hingewiesen, dass in diesem und dem 2. Kapitel das Phänomen bzw. die Problematik der Co-Abhängigkeit weitestgehend im Sinne einer deskriptiven Diagnostik behandelt wird. Die Erläuterung und Diskussion von Zusammenhängen, Bedingungen, Ursachen und Faktoren erfolgt erst in den nachfolgenden Kapiteln. Diese Trennung zwischen Beschreibung und Theorie ist Standard in der modernen Diagnostik und Störungslehre.

Im folgenden Unterkapitel wird eine zweidimensionale Ordnung vorgestellt, die Ihnen hilft, die unterschiedlichen Ausprägungen oder Beschaffenheiten der Co-Abhängigkeit diagnostisch einzuordnen und eine Übersicht oder Orientierung über die Thematik zu gewinnen. In den nachfolgenden Unterkapiteln wird die Ordnung inhaltlich gefüllt und anhand vieler Fallbeispiele konkret illustriert.

1.1 Eine Ordnung: Drei Formen und drei Systemebenen

Die Amerikanerinnen Anne Wilson Schaef (*Die Sucht hinter der Sucht,* 1999; Original 1986) und Pia Mellody (*Verstrickt in die Probleme anderer,* 2002; Original 1989) haben in den 80ern des letzten Jahrhunderts grundlegende Bücher zum Angehörigenthema veröffentlicht und Co-Abhängigkeit als weitverbreitete Problematik und Störung erkannt und beschrieben. Die Ansätze der Autorinnen sind sehr angehörigenzentriert und umfassend. Es mangelt bedauerlicherweise an Forschungsbemühungen zum Angehörigenthema, und auch die beiden lohnenswerten Ansätze von Schaef und Mellody wurden nie systematisch weiterentwickelt. Meine Konzeption, das Phänomen der Co-Abhängigkeit in seinen vielschichtigen Facetten zu beschreiben und in einer Störungsdiagnose zu verdichten, basiert auf den Ansätzen der beiden Autorinnen, aktualisiert sie und entwickelt sie weiter.

Co-Abhängigkeit ist nicht gleich Co-Abhängigkeit. Das Phänomen hat viele verschiedene Qualitäten. Um die verschiedenen Qualitäten einordnen zu können, unterscheide ich drei Formen sowie drei Systemebenen der Co-Abhängigkeit. Die zweidimensionale Ordnung ist aus meinen Erfahrungen in der konkreten psychotherapeutischen Arbeit mit Angehörigen generiert.

Drei Formen der Co-Abhängigkeit

1. Form: Im näheren Kontakt zu einem Süchtigen kommt es bei der Angehörigen zu typischen Erlebens- und Verhaltensweisen, z. B. Befremden, Verunsicherung, Widerwillen oder dem Wunsch, helfen zu wollen. Diese Reaktionen sind als normal, angemessen und hilfreich einzustufen, haben aber auch stets für die Angehörige eine riskante und problematische Seite. In Anlehnung an Mellody (2002) bezeichne ich das Risiko bzw. diese Problematik der Angehörigen als co-abhängige Verstrickung. Typische Reaktionen auf die Sucht eines anderen werden entsprechend als co-abhängig verstrickt bezeichnet.

2. Form: Es kann sich eine eigenständige psychische Störung entwickeln, wenn die betroffene Angehörige sich zu sehr verstrickt, sie aus ihren Erfahrungen mit dem Süchtigen nicht lernt, sich nicht der Situation angemessen anpasst und rigide und stereotyp an ihren (co-abhängig verstrickten) Erlebens- und Verhaltensmustern festhält. Ich nenne diese psychische Störung Co-Abhängigkeitssyndrom, sie ist eine verhaltensbezogene Suchtform bzw. Abhängigkeitsstörung.

3. Form: Ebenso wie Sucht oftmals zusammen mit anderen psychischen Störungen einhergeht, tritt eine co-abhängige Verstrickung oder Störung nicht selten als Doppeldiagnose auf, z. B. mit Depression, Angststörungen, Traumafolgestörungen oder psychosomatischen Syndromen. Die Co-Abhängigkeit kann sowohl Ursache als auch Folge der anderen psychischen Störung sein. Für eine wirksame therapeutische

Behandlung muss auch die co-abhängige Problematik erkannt werden und in der Behandlung integrierte Berücksichtigung finden.

Drei Systemebenen der Co-Abhängigkeit
1. Personelles System: Alle Menschen, die einen näheren und helfenden Kontakt zu einem Süchtigen haben, sind durch Co-Abhängigkeit gefährdet. Der hier gebräuchliche Begriff der Angehörigen schließt alle Personen ein, die einen näheren sozialen Bezug zum Süchtigen haben, z. B. Partner, Eltern, Kinder, Freunde, Nachbarn, Arbeitskollegen, Seelsorger, Ärzte, Suchthelfer, Lehrer, Vereinsmitglieder etc. Sind Individuen betroffen, wird dies als persönliche Verstrickung oder persönliche Co-Abhängigkeit etikettiert.

2. Therapeutisches System: Professionelle Suchthelfer lassen sich gezielt auf eine therapeutische Beziehung zum Süchtigen ein, um ihm zu helfen. Die co-abhängige Verstrickung ist in diesem Fall eine hilfreiche Strategie und Methode der aufsuchenden, akzeptierenden und motivierenden Suchthilfe. Die professionelle Distanz hilft dem Suchthelfer, sich nicht zu sehr zu verstricken, aber co-abhängige Verstrickung ist nichtsdestotrotz auch das ständige und systembedingte Berufsrisiko der Suchthelfer. Die professionelle Strategie, sich auf eine helfende Beziehung zu einem Süchtigen einzulassen, wie auch das Berufsrisiko werden als therapeutische Verstrickung oder therapeutische Co-Abhängigkeit benannt.

3. Institutionelles System: Auch Institutionen und deren Vertreter, die durch einen Süchtigen betroffen sind, können sich co-abhängig verstricken. Betroffene Institutionen können Gruppen, Familien, Freundeskreise, Vereine, Einrichtungen, Betriebe oder Unternehmen sein. Die Institutionen der Suchthilfe sind aufgrund ihrer süchtigen Klientel besonders gefährdet und betroffen. Auch eine Gesellschaft oder Kultur kann co-abhängig verstrickte Tendenzen aufweisen. In diesen Fällen wird von institutionell co-abhängiger Verstrickung oder institutioneller Co-Abhängigkeit gesprochen.

Ein Schema aus 3 × 3 Feldern
Wenn man die drei Formen und die drei Systemebenen kombiniert, erhält man ein übersichtliches Schema der Co-Abhängigkeit aus 3 × 3 Feldern, welches in Tabelle 1 dargestellt ist. Die sich ergebenden neun Felder sind mit beispielhaften Merkmalen, Symptomen und Auffäl-

Tabelle 1: Schema der Co-Abhängigkeit

Formen: / Ebenen:	als Risiko und Verstrickung	als Co-Abhängigkeitssyndrom	in Wechselwirkung mit anderen Störungen
persönliche	Hoffnung, Enttäuschung, helfen wollen, Sprachlosigkeit	Eingenommensein durch das Verlangen, helfen zu wollen	Depression, Traumafolgestörung, Sucht
therapeutische	als gezielte therapeutische Strategie/ Methode	Suchthelferin, die eine intime Beziehung zum Klienten aufnimmt	Depression oder Mittraumatisierung des Suchthelfers
institutionelle	Sucht wird stillschweigend geduldet, einseitige Solidarität mit dem Süchtigen	Resignative und passive Arbeitsatmosphäre, Störungen der Kommunikation und Organisation	Ausgebrannte Mitarbeiter und hoher Krankenstand, ökonomische Abhängigkeiten

ligkeiten gefüllt, die in den nachfolgenden Unterkapiteln bzw. im Fall der institutionellen Co-Abhängigkeit in Kapitel 2 inhaltlich ausgeführt werden.

Das Schema verdeutlicht, wie vielschichtig und facettenreich das Phänomen der Co-Abhängigkeit ist. Co-Abhängigkeit ist zunächst ein typisches und gesundes Erlebens- und Reaktionsmuster in dem näheren Kontakt zu einem Suchtkranken. Daraus kann sich eine ernsthafte persönliche Problematik entwickeln, aus der wiederum eine psychische Störung, das Co-Abhängigkeitssyndrom, erwachsen kann. Co-Abhängigkeit ist außerdem eine therapeutische Strategie der professionellen Suchthilfe, aber auch das persönliche Risiko eines Suchthelfers, durch die Arbeit mit einem süchtigen Klientel auszubrennen oder co-abhängig zu erkranken. Schließlich ist Co-Abhängigkeit die Reaktion einer Institution und ihrer Vertreter auf die Suchterkrankung eines Mitglieds. Auch die Institution kann sich in dem Bemühen um das suchtkranke Mitglied co-abhängig verstricken oder eine co-abhängige Organisationsstörung entwickeln.

1.2 Co-Abhängigkeit als co-abhängiges Risiko und persönliche Verstrickung

Bevor man sich mit dem Krankhaften oder Gestörten eines Phänomens beschäftigt, muss man das Gesunde, Normale und Sinnvolle – als Ausgang, als Basis und Ziel der Phänomenbestimmung – geklärt haben, sonst verliert man sich schnell hoffnungslos im schwarzen Loch des Pathologischen und kann nicht mehr die Ressourcen und Chancen sehen und nutzen, die jeder Person und Situation innewohnen. Deshalb werden in diesem Unterkapitel zunächst die normalen co-abhängigen Erlebens- und Reaktionsweisen auf die Konfrontation mit der Sucht eines nahestehenden Menschen beschrieben.

Sucht ist eine irrationale, komplexe und ganz und gar nicht alltägliche Notsituation. Sucht ist eine Subkultur unserer Gesellschaft und hat eigene Gesetzmäßigkeiten, die die normalen und rationalen Regeln eines friedlichen und partnerschaftlichen Miteinanders von uns Menschen außer Kraft setzen. So können im Grunde positive Eigenschaften, Einstellungen, Wahrnehmungen, Werte und Verhaltenweisen einer Person als Teil einer Beziehung zu einem Süchtigen unbeabsichtigt eine ungünstige Wirkung entfalten. Dieses Potenzial und die problematische Wirkung von bestimmten menschlichen Eigenschaften sowie Erlebens- und Verhaltensweisen im Kontakt zu einem Suchtkranken beschreibe ich als »co-abhängiges Risiko« und »co-abhängige Verstrickung«. Den Begriff der co-abhängigen Verstrickung habe ich von der schon erwähnten amerikanischen Therapeutin und Autorin Mellody (2002) übernommen. Der Begriff der co-abhängigen Verstrickung ist vergleichbar mit dem Konzept des problematischen Suchtkonsums oder -verhaltens, und der Begriff des co-abhängigen Risikos ist analog dem Begriff des riskanten Suchtkonsums oder -verhaltens.

Das stille Leiden

Jeder weiß es: Das Ziel, das der Süchtige tags wie nachts immer wiederkehrend verfolgt, ist es, in Ruhe seinem Suchtkonsum bzw. -verhalten nachgehen zu können. Im Kick, Rausch, Vollsein oder Breitsein findet er Momente scheinbarer Erfüllung. Für die Angehörige gibt es dagegen kaum Zeiten der Ruhe und Erfüllung. Sie ist den Launen seiner Sucht rausch- und schutzlos ausgesetzt, ihre Gedanken rotieren pausenlos und schwindelerregend, und ihr Alltag ist eine emotionale Achterbahn, gleichgültig, ob er sich gerade abgeschossen hat oder dem nächsten Drogen-Thrill hinterdreinjagt. Zustände von Hoffnung, Enttäuschung, Überforderung, Scham, Angst, Ohnmacht, Verzweiflung, Schmerz und Resignation wechseln sich ununterbrochen und im Stundentakt ab. Die Not und das Leiden der Angehörigen bezeichne ich als co-abhängig verstrickt, insofern es eine typische Reaktion auf die Sucht ist.

Aber Vorsicht! Das dramatische Leiden und die wechselnden Gefühlszustände der Angehörigen sind keinesfalls als krankhaft oder gestört einzustufen. Es sind das nachvollziehbare Erleben und die gesunde Reaktion eines psychisch intakten Menschen, der mit einer überfordernden, irrationalen, labilen und nahegehenden Problematik konfrontiert ist. Solange die Angehörige ungeschminkt ihre Empfindungen und Gefühle wahrnimmt, befindet sie sich im Vollbesitz ihrer geistigen und emotionalen Kräfte. Sie ist in der Lage, auf Grundlage ihres Erlebens notwendige Entscheidungen zu treffen, Konsequenzen zu ziehen und das Heft des Handelns in die Hand zu nehmen. Erst wenn die Angehörige anfängt, ihr negatives Erleben dauerhaft zu beschönigen, zu unterdrücken oder zu verleugnen und durch inkonsequentes Handeln ihre Notsituation noch zu verschlimmern, ist eine Störungsentwicklung zu konstatieren. Doch dies wird erst im nachfolgenden Unterkapitel ausgeführt.

Sie kennen sicherlich das Buch *Die Abenteuer des Huckleberry Finn* von Mark Twain. Die Romanfigur Huckleberry Finn repräsentiert literarisch die Problematik der Co-Abhängigkeit und den verworrenen Entwicklungsweg, den es benötigt, Co-Abhängigkeit zu überwinden. Eine Mutter hat Huckleberry nicht. Der Vater ist ein Trunkenbold, Herumtreiber und Raufbold und der schlechteste Vater, den man sich vorstellen kann. Im fünften und sechsten Kapitel hat er seinen großen Auftritt, als er Huckleberry entführt, um ihn zum Zweck seiner Sucht auszunutzen. Folgend seien einige kurze Passagen aus den Kapiteln zitiert, um das co-abhängige Leiden anhand dem literarischen Beispiel Huckleberry zu veranschaulichen:

Die Leiden des Huckleberry Finn

»Dann drehte ich mich um, und da saß er. Ich hab immer schrecklich Angst vor ihm gehabt, er verprügelte mich so viel. Ich glaube, ich fürchtete mich auch diesmal, aber nach einer Minute war's vorbei. Das heißt nach dem ersten Stoß sozusagen, wo mir fast der Atem wegblieb, ... Es war richtig behaglich und lustig, den ganzen Tag faul herumliegen, ..., meine Kleider waren inzwischen ganz zerlumpt und schmutzig, ... Aber allmählich trieb es Pap zu toll mit seinem Stock, und ich konnte es nicht mehr aushalten. Ich war schon voller Striemen. ... Ich kriegte einen furchtbaren Schreck. Es musste irgendein Weg gefunden werden, wie ich hier wegkommen könnte. ... Das brachte mich wieder in ziemliche Unruhe, aber bloß für einen Augenblick, ... deshalb erhob er nun ein Gebrüll, dass einem die Haare zu Berge standen, ..., jedenfalls hörte ich plötzlich einen furchtbaren Schrei und fuhr in die Höhe. ... Ich bat und betete und sagte, ich wär' doch bloß Huck, aber er stieß ein fürchterlich gellendes Lachen aus und brüllte und fluchte und setzte mir weiter nach.« (2007, S. 35–51)

Die Schilderungen von Mark Twain lassen die Angst, Verzweiflung, Ohnmacht und Schmerzen von Huckleberry nahezu leiblich fassbar werden. Auch wenn die Schilderungen von Twain aus dem 19. Jahrhundert stammen, können die Leiden des Huckleberry ohne Weiteres auf heute übertragen werden. Wie ihm ergeht es Millionen Angehörigen tagtäglich.

Helfen ist menschlich, aber »Perlen vor die Säue«

Ist ein anderer Mensch in Not oder leidet, reagieren wir mit Mitgefühl und dem Wunsch, helfen zu wollen. Ein Mensch mit Suchtproblemen ist sichtbar in Not, und folglich löst er bei der betroffenen Angehörigen die Bereitschaft aus, tatkräftig helfen zu wollen. Doch tatkräftige Unterstützung wird vom Süchtigen oft mehr oder weniger subtil missbraucht. Bis die Angehörige alle Spielarten des Hilfemissbrauchs durch den Süchtigen kennengelernt hat, gehen zumeist Jahre ins Land.

Der Süchtige ist enorm kreativ in seinem Erfindungsreichtum, seine Sucht zu bagatellisieren und zu verschleiern, immer wieder aufs Neue Hoffnung auf Besserung auszulösen und die Hilfe der Angehörigen wiederkehrend als letzte Rettung hochzustilisieren. Wenn es dann wieder so gekommen ist, wie es kommen musste, und er wieder konsumiert hat, rechtfertigt er gewöhnlich wortreich, warum die konkrete Unterstützung an diesem besonderen Tag und in dieser besonderen Situation zum letzten Mal erfolglos blieb: »Morgen ganz bestimmt, versprochen!« Und in dem Fall, dass die Angehörige in ihrem Bemühen nicht spurt, wird offen oder hintergründig moralischer Druck ausgeübt und ihr ein schlechtes Gewissen ob ihrer unmenschlichen Härte eingeflüstert. Diese süchtig moralische Strategie drückt sich in Sätzen aus wie: »Liebst du mich nicht mehr?«, oder wird gerne als Ausflucht genutzt, fluchend und Türen schlagend die Wohnung zu verlassen, um konsumieren zu gehen: »Das hält ja kein Schwein aus, da muss man ja …!« Im extremen Fall werden mehr oder weniger offene Suiziddrohungen geäußert oder sogar manipulative Suizidversuche inszeniert: »Du hast mir keine andere Wahl gelassen.«

Es kann festgehalten werden, dass sich schon auf Grundlage einer prosozialen und mitfühlenden Haltung eine co-abhängige Verstrickung zu einem Süchtigen etablieren kann. Der eine geht seiner Sucht nach, und der andere versucht zu helfen und unterstützt dabei frei nach dem Motto »Perlen vor die Säue!« ungewollt die Sucht.

Haste mal 'nen Euro?

Jeder kennt es. In den Einkaufsstraßen größerer Städte sitzen auf zentralen Plätzen abgerissene junge Männer und Frauen, oft mit Hund, herum und bitten die Vorbeieilenden um einen Euro.

Die mitmenschliche Rendite des gegebenen Euros ist, so darf man vermuten, äußerst gering. Der Euro wird häufig in Alkohol oder Drogen umgesetzt. Jeder weiß es.

Wieso funktioniert die Masche dennoch? Die Antwort ist meines Erachtens einfach: Die Aufmachung und die Bitte suggerieren Hilfebedürftigkeit und erregen Mitleid. Der Euro wird gegeben, um zu helfen.

In der Suchthilfe sind die unterlassene und die an Bedingungen geknüpfte Hilfeleistung Methoden der Wahl. Für den Klienten da zu sein, ohne aber für ihn die Dinge zu regeln, ist der Schlüssel jeder guten professionellen Intervention oder Maßnahme. Auch wird die Hilfe an Bedingungen geknüpft und dem süchtigen Klienten nur geholfen, wenn er sein Mögliches dazutut. In der Einkaufsstraße könnte man anstatt des Euros ein Brötchen geben, dann geht man sicher, dass die Unterstützung nicht in Drogen umgesetzt wird.

Die Angehörige, die erstmals mit Sucht konfrontiert ist, muss erst in einem jahrelangen Erfahrungsprozess mühselig und leidvoll lernen, den eigenen menschlichen und sozialen Einstellungen und den moralischen Manipulationen und Erpressungen des Süchtigen zuwiderzuhandeln, um sich aus der Verstrickung zu befreien. Sie muss lernen, sich gegenüber dem Süchtigen und seinen launischen Ansprüchen konsequent zu verhalten, sodass sie die Freiräume wieder gewinnt, sich den eigenen Lebenszielen und -interessen zu widmen. Apropos! Gute Suchtberater oder -therapeuten unterliegen demselben Lernprozess innerhalb ihrer Ausbildung und Arbeitstätigkeit und in jedem individuellen Beratungs- oder Behandlungsprozess.

Von Langmut und anderem persönlichen Zierrat

Sucht oder Abhängigkeit ist eine überaus komplexe Problematik, für deren Lösung es keine schnellen und bequemen Patentrezepte gibt. Eltern, Partner, Geschwister, Kinder und auch Freunde befinden sich in einer schwierigen Situation, die zu lösen ein jahrelanger Prozess ist, der sehr viel Mühe, Idealismus, positives Denken, Freundlichkeit, Gutmütigkeit, Arglosigkeit, Nachgiebigkeit, Rücksichtnahme, Frustrationstoleranz und Langmut benötigt. All diese Eigenschaften zieren eine Person und sind dem Zusammenleben und Zusammenhalt von uns Menschen förderliche Eigenschaften. Wenn alle Menschen sich durch eine gehörige Portion dieser persönlichen Qualitäten auszeichnen würden, hätten wir mit dem einen oder anderen menschlichen Übel auf dieser Welt weniger zu kämpfen.

Doch eine Angehörige, die durch all diese Eigenschaften charakterisiert ist, ist in einer Beziehung mit einem Süchtigen im Nachteil. Sie bringt sozusagen ein persönliches Handicap für die notwendigen Auseinandersetzungen und Kämpfe mit dem süchtigen Partner mit, wie wenn man eine komfortabel ausgestattete und spritsparende Limousine in ein Rennen gegen einen spartanisch ausgestatteten und technisch hochgerüsteten Formel-1-Rennwagen schicken würde. Natürlich ist die Limousine im Alltag des Straßenverkehrs hoch überlegen. Der Formel-1-Renner macht schon bei der ersten Bordsteinkante eine schlechte Figur, bei Regen wird der Fahrer nass, für den Einkauf fehlt der Kofferraum, ein Beifahrer ist nicht vorgesehen, und über die Spritrechnung wollen wir nicht reden. Doch in einem Rennen hat die Limousine keinerlei Chance.

Wegen ihres freundlichen Charakters wird die Angehörige in Auseinandersetzungen vom Süchtigen und seinen strategisch hochgerüsteten Lügen und Betrügereien locker abgezockt. Die aufgelisteten persönlichen Eigenschaften – Langmut, Freundlichkeit, Gutmütigkeit etc. – werden daher dann als co-abhängig etikettiert, wenn sie einer Angehörige in den Auseinandersetzungen mit einem Süchtigen von Nachteil sind und sie die Angehörige ausnutzbar und manipulierbar werden lassen wie in dem illustrierenden Fallbeispiel von Frau N.

Frau N. ist einfach zu nett

Frau N. ist das, was man als eine »gute Seele« bezeichnet. Ihr großer Freundes- und Bekanntenkreis schätzt sie wegen ihres ausgeglichenen Wesens, ihrer Fröhlichkeit und Offenheit und weil man mit ihr Pferde stehlen kann. Sie ist zu den Nachbarn freundlich und hilfsbereit und gegenüber Kindern sanft und lustig. Sie ist als Krankenschwester tätig und unter den Kollegen sehr beliebt, da sie nie klagt, sich für keine Arbeit zu schade ist und verlässlich und gewissenhaft ihr übertragene Aufgaben erledigt. Gegenüber den Patienten ist sie stets bestimmt, aber herzlich und geduldig.

Nur mit den Männern hat Frau N. immerzu Pech. Der Vorvorletzte war ein egozentrischer Melancholiker. Als sie sich trennte, sagte er nur, dass es ihm egal sei. Der Vorletzte war verheiratet, hielt aber nicht sein Versprechen, sich zu trennen, und kehrte zu seiner Frau zurück. Der Letzte war ein Zocker. Bis sie es endlich schaffte, sich zu trennen, hatte er sie schon um einige Tausend Euro erleichtert, um seine Spielsucht zu finanzieren. Angezeigt hat sie ihn nie dafür.

Die Freundinnen sagen ihr immer, dass sie zu gut für die Männer dieser Welt sei. Sie falle immer auf die Falschen herein und ließe sich ausnutzen.

Vom Wegschauen der anderen

Trotz aller Bemühungen der Suchtprävention ist das Thema Sucht noch immer eine tabuisierte Problematik, obgleich mittlerweile im Allgemeinen viel über Sucht schwadroniert wird. Sucht ist ein faszinierendes und schillerndes Phänomen, solange man nicht selbst betroffen ist. Gemütlich auf dem Sofa mit einem Glas Rotwein in der Hand vor dem Fernseher sitzend, regt man sich gepflegt über »Die da« auf, die die Plätze der Republik mit der Bierflasche in der Hand oder der Nadel im

Arm erobert haben. Oder aber im Biergarten an einem lauen Sommerabend mit einem zünftigen Bier und der wöchentlichen Zigarette fühlt man mit den armen Schweinen mit, die eine solch schreckliche Kindheit hatten und ein solch trostloses Leben fristen, dass sie nicht anders können, als an der Flasche oder vor dem Automaten zu enden. Sowohl Ärgernisse als auch soziales Mitgefühl werden öffentlich abstrakt und ritualisiert inszeniert – wie gesagt, solange man nicht selber betroffen ist.

In dem Fall wird das Thema nämlich schwierig, befremdend und beschämend. Konkret ist Sucht eine peinliche und widerliche Angelegenheit. Es ist eine unangenehme Situation, wenn z. B. einer des Weges getorkelt kommt, laut vor sich hin lallt, uns mit gewissen Köperausdünstungen zunebelt und uns dann noch aus der fast leeren Flasche einen Schluck anbietet. Es ist eine normale menschliche Reaktion, möglichst die Straßenseite zu wechseln und schnell das Weite zu suchen. Sucht löst Befremden, Ekel und das Bedürfnis aus, Abstand zu nehmen. Diese Reaktionen sind normal und für die eigene Psychohygiene gesund. Wer möchte sich schon nach einem stressigen Arbeitstag um die Suchtprobleme der Nachbarn kümmern und sich derart den wohlverdienten Feierabend verderben?

Es erleichtert die Sache, dass Sucht gewöhnlich im Heimlichen und Halbdunklen stattfindet, da fällt das Wegschauen nicht schwer, jedenfalls so lange, wie man nicht persönlich betroffen ist. Dann nämlich, wenn der Süchtige nach Hause getorkelt kommt, in die Ecke kotzt und im eigenen Erbrochenen liegen bleibt, kann die Angehörige nicht wegschauen oder Abstand nehmen. Sie schluckt Ärger, Ekel und Widerwillen herunter, wischt die Kotze weg, säubert den Süchtigen und bringt ihn zum Ausnüchtern ins Bett. Er wird es ihr, sobald er dazu wieder in der Lage ist, allzu oft noch mit Beschimpfungen oder Tätlichkeiten danken. Eine Folge des kollektiven Wegschauens ist es, dass die Angehörige in ihrer verzweifelten Lage keine Hilfe erhält. Und falls doch jemand von außen einschreitet, dann erfährt gewöhnlich der süchtige Symptomträger Hilfe, Zuwendung und Solidarität. Das stille Leiden der Angehörigen wird derart doppelt missachtet wie in dem folgenden Fallbeispiel.

Ein Dorf redet nur hinter vorgehaltener Hand

B. wohnt in einem beliebigen Dorf dieser Republik. Er lebt hier seit seiner Geburt. Das Dorf ist klein und überschaubar. Man kennt sich gegenseitig, feiert Feste gemeinsam und unterstützt sich im Alltag. Die Männer sind in der Feuerwehr und im Schützenverein, und die Frauen treffen sich zum Stricken und auf dem Kinderspielplatz und kümmern sich um hilfsbedürftige Dorfmitglieder.

B. ist nicht mehr jung, aber auch noch nicht alt. Sein Vater hat getrunken und ist früh am Suff gestorben. Damals war B. noch ein kleiner Junge. In der Jugend trat B. in die Fußstapfen des Vaters und verfiel selber dem Alkohol. B. ist nicht der einzige Trinker im Dorf. Aber er ist ein gern gesehenes Mitglied der Dorfgemeinschaft, da er immer lustig drauf ist und gerne Feste feiert. Anlässe gibt es genug, eine Sause zu machen. B. gilt ob seiner Trinkfestigkeit als ganzer Mann.

Hinter vorgehaltener Hand wird auch schon mal über »dieses Problem« von B. geredet, vor allem, weil er häufig alkoholisiert Auto fährt. Sein rasanter und riskanter Fahrstil ist berühmt und berüchtigt. Bisher ist es immer gut gegangen. B. wurde im Krankenhaus wieder zusammengeflickt und kaufte sich ein neues Auto.

Eigentlich ist man sich einig, dass man B. den Führerschein entziehen sollte. Aber wie sollte er ohne Auto zur Arbeit kommen und ohne Arbeit würde er noch mehr abstürzen. So passen alle auf, dass keine Kinder in den von B. befahrenen Straßen spielen.

B. lebt im gemeinsamen Haushalt mit seiner Mutter und Schwester. Die Mutter ist alt, und die Schwester ist arbeitslos. Die Schwester kümmert sich um die Mutter und den trinkenden Bruder. Im Dorf ist man sich hinter vorgehaltener Hand einig, dass die Schwester den Schatten von B. verlassen und mehr aus sich und ihrem Leben machen sollte. Die Familie sei wirklich vom Schicksal hart getroffen: erst der Vater und dann auch noch der Sohn. Wenn B. doch nur endlich die Finger vom Alkohol lassen würde.

Niemand sprach jemals offen mit der Schwester.

Von Sprachlosigkeit und überwältigenden Gefühlen

Das Befremden, das Wegschauen und die Distanzierung der anderen hat sein Pendant in der Sprachlosigkeit der betroffenen Angehörigen. In der familiären oder freundschaftlichen Verpflichtung fühlt sie sich verantwortlich, die ihr aufgebürdeten Lasten zu schultern und sich zu kümmern wie die Schwester von B. in dem vorhergehenden Fallbeispiel. So beißt die Angehörige die Zähne zusammen und leidet duldsam und still. Verstärkt wird das Schweigen dadurch, dass sie sich für das Suchtproblem mehr oder weniger verantwortlich fühlt, sich schämt und an sich zweifelt.

Sie schämt sich für die unangenehmen und widerlichen Begleitumstände, und sie fühlt sich irgendwie verantwortlich dafür, dass er säuft, kifft, Pillen wirft oder spielt. Sie zweifelt daran, ihn von Herzen zu lieben. Wenn sie ihn nur genug lieben würde, würde er seine Sucht überwinden können. Sie denkt, dass es ihr persönliches Versagen ist, ihm nicht ausreichend unter die Arme zu greifen. Wenn sie ihn wirklich verstehen könnte und sich richtig anstrengen würde, dann würde sie ihm helfen können. Diese Überzeugungen sind zweifelsohne nicht falsch, denn liebevolle Fürsorge hat tatsächlich heilsame Qualitäten und nicht selten sind die Bemühungen der Angehörigen schließlich erfolgreich. Doch im Fall von Sucht wird die Liebe allzu oft entmachtet. Der Süchtige konsumiert aus Selbsthass und hat ein diabolisches Vergnügen, mit der Fürsorge der Angehörigen zu spielen und die liebevollen Zuwendungen süchtig zu missbrauchen und zu hintertreiben.

Obendrein ist Sucht eine äußerst schmerzliche Angelegenheit für die Angehörige. Das Ausmaß der süchtigen Problematik wird den Angehörigen oft abrupt nach vielen Jahren des Zusammenlebens bewusst. Die Angehörige steht plötzlich vor dem Scherbenhaufen ihres Lebens. Der psychische Schmerz der Enttäuschung und betrogenen Hoffnung ist unerträglich, und mit jedem Suchtmittelkonsum wiederholt sich der leidvolle Zusammenbruch. Die physische Gewalt vieler Süchtiger und die leiblichen Schmerzen sind dann nur noch zusätzliche Belastung.

Und schließlich überfällt die Angehörige immer wieder diese innere Wut. Es ist eine ohnmächtige Wut, das alles nicht wahrhaben und wissen zu wollen. Die Wut möchte alles wegmachen, alles soll gut sein. Es ist die Wut, dass die Welt und das Leben so schön sein könnten, wenn er nicht … Vor Wut könnte die Angehörige schon mal platzen, aber spätestens an dieser Stelle kommen die Selbstzweifel und Schuldgefühle wieder ins Spiel, versagt zu haben. Die Wut bleibt auf halbem Weg stecken.

Die ohnmächtige Wut, der lautlose Schmerz und vor allem die abgrundtiefe Scham sind gesunde psychische Reaktionen auf eine extreme Situation. Doch die starken Gefühle überwältigen die Angehörige immer wieder und verschließen ihr den Mund. Wie sollte sie reden? Ihr Inneres möchte schreien und toben, doch das gehört sich nicht. Also schweigt sie. Das begünstigt die Abwendung und das Wegschauen der anderen und ist zudem bei einer komplexen und schwierigen Problemstellung, wie es das Zusammenleben mit einem Süchtigen darstellt, äußerst ungünstig. Wer nicht redet, erfährt auch keine Aufmerksamkeit und Unterstützung. Das folgende Fallbeispiel zeigt auf, wie sich die überwältigende emotionale Dynamik vollzieht, aber auch wie mithilfe derselben Gefühle die innere Einsamkeit und Sprachlosigkeit überwunden werden kann.

Eine Introspektion meiner Seelenqualen

Als S., eine Freundin, mir von der Spielsucht ihres Mannes erzählte, war ich baff. Mir fiel nichts ein, in meinem Kopf war Leere. Ich führte das Gespräch oberflächlich weiter, aber was ich sagte, wurde auf einen Schlag bedeutungslos: aneinandergereihte, leere Worthülsen. Das passierte mir als junger und hoffnungsvoller Student der Psychologie! Mir, dem sonst in jeder Seminarsdiskussion etwas Passendes oder Unpassendes einfiel und der sonst verbal in jedes Fettnäpfchen mit beiden Beinen lustvoll hineinsprang.

Mir war klar, dass S. nicht einfach etwas so Ernsthaftes dahersagte und dass es die Wahrheit war. Aber ich wollte es nicht glauben, dass … – und noch nicht einmal denken. Es konnte, sollte und durfte nicht sein. Eine Welt brach in mir zusammen. Mein inneres Gespaltensein und meine Sprachlosigkeit dauerten viele Tage, und ich konnte mehrere Nächte wegen kreisender und sich jagender Gedanken schlecht schlafen.

Es kam blinde Wut, die auf jeden und niemanden gerichtet war. Es tobte innerlich. Eigentlich war ich traurig. Dann kam zorniges Helfenwollen. Hätte ich es schon früher gewusst, dann hätte ich können … – Ja, was hätte ich können? Eigentlich war ich hilflos. Dann wurde ich ärgerlich, dass man es mir nicht eher gesagt, man mich hintergangen und mich in Unkenntnis gelassen hatte. Eigentlich war das nicht so schlimm. Dann kamen Scham und Ärger darüber, dass ich als Fachmann nichts bemerkt hatte. Fragen nach dem Warum drängten sich auf, die zu nichts führten und auch nicht halfen.

Dann kam Scham über meinen Zorn, meine Wut, meinen Ärger,

und ich schämte mich für meine Scham. Das machte mich vollends sprachlos und einsam. Aber in der Einsamkeit erkannte ich immerhin meine emotionale Sackgasse. Das brachte Ernüchterung und Erleichterung. Seitdem war ich gegenüber S. wieder offen und schaffte es ganz gut, mich so einzubringen, dass es mir damit gut ging. Manchmal waren meine Einbringungen leicht ärgerlich, manchmal auch verschämt oder ein wenig unverschämt. Aber, was ich zu sagen hatte, war immer ehrlich und direkt, und am wichtigsten war es, gemeinsam zu lachen. Trotz allem!

Zum familiären Zusammenhalt

Die Familie, die Partnerschaft und der engste Freundeskreis sind soziale Gefüge mit besonderen Funktionen. Im Idealfall erfahren wir hier Geborgenheit, Anerkennung, Fürsorge und Entspannung. Diese Funktionen werden auch heute noch überwiegend von Frauen ausgefüllt, weshalb Frauen auch für Co-Abhängigkeit so anfällig sind. Der Krankheitsfall eines Mitglieds, gleichgültig, ob es eine Grippe, ein Beinbruch oder eine Suchterkrankung ist, führt in einem intakten Familiensystem zu einem Zusammenrücken. Der Betroffene wird gepflegt und nach außen in Schutz genommen. Jeder, der Familie und Freunde hat, weiß sie nicht nur im Krankheits- oder Notfall zu schätzen, und es ist heute bekannt, dass Menschen, denen es an familiären oder freundschaftlichen Bindungen mangelt, eine deutlich schlechtere Prognose haben, Belastungen und Krankheiten erfolgreich zu bewältigen.

Eigenartigerweise wird der familiäre Zusammenhalt in Familien mit suchterkrankten Mitgliedern oftmals durch Suchtfachleute mehr oder weniger subtil als anrüchig oder pathologisch angesehen. Die Familie wird insgeheim beschuldigt, die Sucht hervorgerufen zu haben, zu fördern und aufrechtzuerhalten. In der Einleitung wurden Ihnen hierzu Beispiele gegeben. Tatsächlich kann es auch sein, dass eine zu rigide familiäre Abgrenzung die Aufrechterhaltung der Sucht ungewollt co-abhängig unterstützt. Doch habe ich noch keine Familie kennengelernt, die gezielt und beabsichtigt die Sucht gefördert hat[2]. Der Vorwurf an die Familie ist suchtzentriert und bagatellisiert die Eigenverantwortung des Süchtigen.

---

2 Die einzige Ausnahme, dass die gesamte Familie von Sucht betroffen ist, berührt nicht das Thema der Co-Abhängigkeit.

Als Fachmensch sollte man sich stets vergegenwärtigen, dass die Inschutznahme des süchtigen Symptomträgers erst einmal eine gesunde und überaus hilfreiche Reaktion ist, die in vielen, vermutlich den meisten Fällen zum Erfolg führt. Diese Erfolge bekommt der Fachmensch nicht mit, da die Fälle erst gar nicht zu ihm in Beratung oder Therapie gelangen. Die negative Sichtweise der Familien von Suchtkranken ist folglich nur der Artefakt einer selektiven Wahrnehmung. Es macht in der beraterischen oder therapeutischen Herangehensweise einen immensen Unterschied, ob den Angehörigen mit Missbilligung und Misstrauen begegnet wird oder ihre Hilfebemühungen in ihrer positiven Absicht und Wirkung offen und nachdrücklich gewürdigt und wertgeschätzt werden.

Aber nicht nur Fachleute werfen der Familie vor, schuld an der Sucht zu sein. Eine vorwurfsvolle Haltung gegenüber der Familie nimmt nicht selten das gesamte soziale Umfeld ein und drückt sich in Sätzen aus wie z. B. »Bei der Familie wundert mich das nicht!« oder »Mit der Frau hat er nicht gut Kirschen essen.« Hintergrund solcher Unterstellungen und Beschuldigungen ist neben plumpen Vorurteilen zumeist die falsche Solidarität mit dem »armen Kranken«. Dies entspricht der suchtzentrierten Sichtweise von Fachleuten und hat zur Folge, dass die Sucht bagatellisiert wird, indem die Verantwortung der Familie in die Schuhe geschoben und der Süchtige von seiner Entscheidungsfreiheit und Eigenverantwortung freigesprochen wird.

Zusammenfassend bezeichne ich den familiären Zusammenhalt als co-abhängig verstrickt, falls er eine Suchterkrankung unbeabsichtigt unterstützt. Indessen auch eine falsche Solidarität gegenüber dem Süchtigen und die vorwurfsvolle Haltung gegenüber der Familie, die Sucht zu fördern und aufrechtzuerhalten, als co-abhängig einzustufen sind.

Eine Definition der co-abhängigen Verstrickung

Voraussetzung für eine co-abhängige Verstrickung ist stets die nahe Beziehung einer Person zu einem Süchtigen. Die Person möchte dem Süchtigen bewusst oder unbewusst helfen, die Sucht zu überwinden. Wie in den Abschnitten zuvor beschrieben wurde, bezeichne ich die folgenden Merkmale der helfenden Person als co-abhängig verstrickt:

- das Leiden und die Not als Folge des irrationalen, komplexen und ganz und gar nicht alltäglichen Stresses, mit einem Süchtigen zusammenzuleben und ihm helfen zu wollen
- ausgeprägte prosoziale Einstellungen und liebenswürdige Persönlichkeitsmerkmale, wie z. B. Idealismus, Freundlichkeit, Gutmütigkeit, Nachgiebigkeit, Rücksichtnahme oder Langmut, die vom Süchtigen ausgenutzt werden
- Gefühle von Scham, Schmerz, Wut und Ohnmacht sowie die damit verbundene Sprachlosigkeit
- ein Übermaß an familiärem Zusammenhalt
- das Wegschauen anderer Personen
- die einseitige Solidarität mit dem Süchtigen und die Beschuldigung der Angehörigen, die Sucht zu verantworten und zu fördern.

Diese co-abhängigen Attribute von Erleben, Verhalten, Denken und Persönlichkeit sind als normal und gesund einzustufen, aber sie bergen wie beschrieben eine Gefährdung, dass die Person vom Süchtigen im Sinne seiner süchtigen Ziele missbraucht wird. Unbeabsichtigt und unbemerkt wird die Sucht unterstützt. Aus der angehörigenzentrierten Sichtweise ist allerdings zu betonen, dass diese Suchtunterstützung nur eine Folge oder ein Epiphänomen der co-abhängigen Verstrickung ist und sie keineswegs definiert.

Ein Merkmal der co-abhängigen Verstrickung kann es schließlich sein, dass die Angehörige nicht aus ihrer Erfahrung, dass er trotz allem weiter konsumiert und sie darunter leidet, lernt und Konsequenzen zieht. Die Angehörige bleibt sprachlos und verharrt in ihren ungünstigen Erlebens- und Verhaltensmustern, anstatt neue adäquate Wahrnehmungen, Bewertungen, Einstellungen und Verhaltensweisen zu entwickeln, die auf eine Veränderung und Verbesserung der eigenen Situation abzielen. In dem Fall, dass diese Verharrenstendenz in eine starke Rigidität von Erleben und Verhalten mündet, kann aus einer co-abhängigen Verstrickung ein Co-Abhängigkeitssyndrom entstehen.

1.3 Co-Abhängigkeit als therapeutische Verstrickung

Professionelle Helfer – damit meine ich alle, die mit Süchtigen arbeiten, z. B. auch die Lehrerin, die sich für eine magersüchtige Schülerin engagiert – bauen eine mehr oder weniger nahe persönliche Beziehung zum Süchtigen auf. Das ist Teil des Hilfeangebotes. Der professionelle Auftrag lautet in Kürze, den süchtigen Klienten dort abzuholen, wo er gerade steht. Suchthilfe ist eine aufsuchende Hilfe. Wenn sie gut gemacht wird, lässt man sich empathisch auf den Klienten ein. Eine Folge davon ist immer, dass der Fachmensch ein Stück weit Teil eines Suchtsystems wird und sich auch ansatzweise in den Problemen des Klienten verstrickt. Eine gute Suchtbehandlung ist nicht dadurch gekennzeichnet, dass der Berater oder Therapeut jegliche Verstrickung vermeidet, vielmehr wird er bemüht sein, die eingetretenen Verstrickungen nach und nach mit dem Klienten zu erkennen, aufzuarbeiten und aufzulösen. Allein das immerwährende selbstkritische Bemühen um diesen therapeutischen Idealzustand ist die Voraussetzung für eine erfolgreiche Suchtbehandlung, auch vorausgesetzt, dass der Klient motiviert mitarbeitet. Überdies möchte ich Sie darauf hinweisen, dass das Verhalten von vielen Angehörigen, die ihre co-abhängige Verstrickung überwinden, ebensolche wirkungsvolle therapeutische Qualitäten aufweist.

Die therapeutische Verstrickung wird demnach gezielt als Mittel zum Zweck eingesetzt, ist aber immer eine Gratwanderung. Ein Berater oder Therapeut, der sich zu stark abgrenzt, erreicht seine Klientel nicht. Wenn ein Berater oder Therapeut sich jedoch in der therapeutischen Verstrickung zu sehr verliert, kann das berufliche Engagement auch in einem co-abhängigen Störungsprozess münden. Wenn Fachleute nach Feierabend nicht mehr abschalten können, wenn sie immerzu an die Arbeit denken, schlecht schlafen, wenn sie sich zunehmend erschöpft und ausgebrannt fühlen, möglicherweise psychosomatische Beschwerden entwickeln, dann befinden sie sich längst in einem Zustand der Co-Abhängigkeit und benötigen ebenfalls Hilfe. In der Suchthilfe häufig anzutreffende Fälle der co-abhängigen Störung sind der zynisch verhärmte Suchtberater oder Streetworker, der mit allen Wassern gewaschen ist und alles schon kennt oder weiß, oder die Sozialarbeiterin, die eine allzu intime Beziehung zum Klienten aufnimmt.

Das Ausgebranntsein kann außerdem in einem behandlungsbedürftigen Erschöpfungssyndrom oder einer störungswertigen depressiven Entwicklung münden. Nicht zu unterschätzen ist im Suchtbereich auch die Mittraumatisierung (J. Lemke, 2006), die ebenfalls behandlungsbedürftige Ausmaße annehmen kann. Schutz vor übermäßiger therapeutischer Co-Abhängigkeit und Ausbrennen bieten gute Ausbildungen, in denen man praxisorientiert lernt, mit solchen Verstrickungen umzugehen, aber vor allem auch gute Arbeitsbeziehungen. Kollegen, zu denen man eine offene und vertrauensvolle Beziehung hat, in der auch Kritisches angesprochen werden darf, dürfen z. B. sagen: »Hey, was machst du da eigentlich? Übertreibst du es nicht ein wenig?«

Das Thema der therapeutischen Co-Abhängigkeit wird hier der Vollständigkeit halber angedeutet, aber nicht weiter ausgeführt. Erstens wird es in den Themen persönliche und institutionelle Co-Abhängigkeit immer wieder angeschnitten und nebenbei abgehandelt. Zudem zeigt das Kapitel 7 zu den *Leitthemen und Leitlinien der Behandlung* vielschichtig und umfassend auf, wie ein Berater oder Therapeut die therapeutische Verstrickung klientenzentriert nutzen und sich persönlich vor einem Übermaß an co-abhängiger Verstrickung schützen kann. Zweitens hat das Thema große Schnittmengen mit den Bereichen Beratung und Psychotherapie, was den Rahmen dieses Buches sprengen würde. Es sei auf die einschlägige Literatur verwiesen. Schließlich und drittens werden die Themen Ausgebranntsein und Helfersyndrom berührt. Hierzu gibt es ebenfalls viele gute Bücher. Der bekannte Klassiker *Hilflose Helfer* von Wolfgang Schmidbauer (1994) sei exemplarisch erwähnt und empfohlen.

1.4 Co-Abhängigkeit als Co-Abhängigkeitssyndrom

Aus dem menschlichen Wunsch, dem Süchtigen helfen zu wollen, kann selber eine Sucht werden. Die Prinzessin küsst den Frosch und wird selber zur Fröschin. Tatsächlich vereinfacht diese Allegorie die co-abhängige Dynamik sehr grob. Die Froschwerdung vollzieht sich als schleichender Prozess nach und nach. Die Prinzessin küsst den Frosch unzählige Male hoffnungsvoll, und erst durch die zwanghafte Wiederholung des Kusses und die Ausblendung der Realität – er verwandelt sich nicht in einen Prinzen, sondern konsumiert munter weiter – wird aus der co-abhängigen Hilfe eine eigenständige Störung. Man unterscheidet heute substanz- und verhaltensbezogene Suchtformen. Das Co-Abhängigkeitssyndrom gehört zur Gruppe der verhaltensbezogenen Abhängigkeitsstörungen.

Die moderne Diagnostik psychischer Störungen ist grob durch zwei wesentliche Gütekriterien gekennzeichnet. Die Diagnose erfolgt erstens anhand phänomenologischer Beschreibungen der Merkmale und Beschwerden. Die Diagnose wird nur anhand von deskriptiven Leitlinien des Verhaltens und Erlebens der Betroffenen gestellt, möglichst ohne dass Wertungen oder theoretische Überlegungen des Diagnostikers in die Entscheidung einfließen. Zweitens sind Diagnosen heute eindeutig operationalisiert. In den maßgeblichen beiden Standarddiagnosewerken *Internationale Klassifikation psychischer Störungen* der Weltgesundheitsorganisation (ICD-10, Kapitel V [F], Dilling et al., 2010) und *Diagnostisches und Statistisches Manual psychischer Störungen* der American Psychiatric Association (DSM IV-TR, H. Saß et al., 2003) ist genau festgelegt, welche Beschwerden und Auffälligkeiten vorliegen müssen, damit eine Diagnose gestellt werden darf.

Diese Gütekriterien habe ich den nachstehenden Ausführungen zugrunde gelegt, wohl wissend, dass mein Konzept nur auf meinen subjektiven Beobachtungen als Praktiker beruht und als ein Entwurf anzusehen ist. Ein ausgearbeitetes Diagnosekonzept der Co-Abhängigkeit als eigenständige Störung benötigt Forschung, die Wissenschaft und Praxis gleichberechtigt verzahnt. Doch ich erwähnte es bereits: Es mangelt an systematischen Forschungsbemühungen in Bezug auf das Thema Co-Abhängigkeit.

Die co-abhängige Symptomatik wird im Folgenden in drei Gruppen eingeteilt und abschnittsweise vorgestellt: 1. abhängigkeitsspezifische Symptome, 2. Schamkomplex und andere sozioemotionale Störungen und 3. zusätzliche wichtige und typische Beschwerden und Auffälligkeiten. In weiteren Abschnitten wird die co-abhängige Symptomatik mit der Suchtsymptomatik verglichen und schließlich eine Operationalisierung des Co-Abhängigkeitssyndroms anhand von eindeutigen Leitlinien vorgenommen.

Abhängigkeitsspezifische Symptome

Im Zentrum des Co-Abhängigkeitssyndroms stehen das Eingenommensein von dem Süchtigen und das ständige und übermäßige Verlangen, ihm helfen und ihn retten zu wollen. Die eigene Person wird im Zusammenleben mit einem Süchtigen nach und nach aufgegeben. Alles Denken, Fühlen und Handeln dreht sich zwanghaft um den Partner, seine Sucht, die Kontrolle der Sucht und die Bemühungen, ihm zu helfen. Es werden ständig die Nähe und der Kontakt zum Partner gesucht. Das Beziehungsverhalten gegenüber dem Süchtigen kann als »klammernd« beschrieben werden. Auch wenn die Co-Abhängige es besser weiß, kann sie nicht loslassen. Getrenntsein vom Partner löst Unruhe und Ängste aus und wird möglichst vermieden oder, falls dies nicht möglich ist, durch häufige und lange Telefonate überwunden.

Frau D. und ihr Talent zur Berufsberaterin

Frau D., deren Mann schon länger ›trocken‹, jedoch arbeitslos war, ermunterte ihn jeden Tag auf alle erdenklichen Weisen, sich doch zu bewerben, zum Arbeitsamt zu gehen oder Fortbildungen zu besuchen. Jeden Tag überlegte sie sich neue Strategien, wie er seine Arbeitslosigkeit überwinden könnte. In der Therapiegruppe beklagte sie sich immerfort darüber, dass er so depressiv und untätig sei. Ausdauernd berichtete sie von Möglichkeiten der Arbeitsplatzsuche, die sie sich überlegt hatte. Fragen nach ihrer Befindlichkeit und ihrem Leben überging sie unerschütterlich.

Die Sucht des Partners wird bagatellisiert, verleugnet, gerechtfertigt und entschuldigt. Es werden andere oder äußere Umstände für die Sucht des Partners verantwortlich gemacht oder die Schuld bei sich selber gesucht. Häufig auch wird resigniert, larmoyant oder verbittert über den Süchtigen, das Leben, die Welt und die Ungerechtigkeit geklagt. Die Hilfebemühungen werden wegen und trotz der Erfolglosigkeit immer weiter gesteigert, sind aber durch hohe Inkonsequenz gekennzeichnet.

Das Eingenommensein führt immer dazu, dass eigene Bedürfnisse, Wünsche, Interessen, Aktivitäten und Hobbys zu kurz kommen. Berufliche Belange und Karriere werden hinten angestellt, manchmal wird auch die Berufstätigkeit aufgegeben, um dem Süchtigen besser helfen zu können. Soziale Kontakte werden vernachlässigt oder ebenfalls ganz eingestellt. Die schädlichen Folgen für das eigene seelische und körperliche Wohlbefinden und für die soziale und berufliche Lage werden ausgeblendet und verleugnet.

Frau E. ist am Tiefpunkt angelangt

Frau E. verließ kaum noch das Haus, um manchmal mehrfach in der Stunde ihren Mann anzurufen und zu kontrollieren, ob er spielte. Wenn er nicht abnahm, wusste sie, dass er am Automaten saß. Wenn er antwortete, war sie immer nur für wenige Minuten erleichtert. Ihre vielfältigen Hobbys hatte sie alle aufgegeben. Obwohl sie immer sehr gesellig gewesen war und einen reichen Freundes- und Bekanntenkreis hatte, mied sie jeglichen Kontakt. Ihre Arbeit hatte sie vordergründig wegen der Geburt der gemeinsamen Tochter aufgegeben, dabei war die Familie finanziell von ihrem Einkommen abhängig, da ihr Mann krankheitsbedingt arbeitslos war.

Das Eingenommensein von dem Süchtigen und das Verlangen, ihn retten zu wollen, kann im Extremfall auch in eine vollständige Verleugnung der Sucht und der tragischen Gesamtsituation umkippen.

Frau A. berauscht von euphorischer Hoffnung

Frau A. hatte in der Gruppensitzung davor berichtet, dass ihr Mann die Therapie abgebrochen und wieder angefangen habe, exzessiv zu spielen. Die Polizei suche ihren Mann wegen mehrerer Strafverfahren. Frau A. hatte viel geweint und war verzweifelt gewesen. Sie hatte nicht gewusst, wie es weitergehen sollte.

In der letzten Sitzung mit ihr, zwei Wochen später, berichtete sie mit glänzenden Augen und in euphorischer Stimmung, dass sie das letzte Mal käme. Es ginge ihr sehr gut. Sie habe mit ihrem Mann ernsthaft gesprochen, und er habe ihr versprochen, nie wieder zu spielen. Alles würde jetzt gut werden und sie brauche die Gruppe nicht mehr. Alle Versuche der Gruppe, mit Frau A. ins Gespräch zu kommen, scheiterten. Sie kam nie wieder.

Die abhängigkeitsspezifischen Symptome sind übersichtlich in Kasten 1 aufgelistet.

Kasten 1: Abhängigkeitsspezifische Symptome

- Eingenommensein durch den süchtigen Partner, übermäßiges Verlangen, zu helfen
- Bemühen um Kontrolle der Sucht des Partners
- Zunahme der Hilfebemühungen und Kontrolle
- Vernachlässigung anderer Vergnügen und Interessen und sozialer Bezüge bis hin zur vollständigen Selbstaufgabe
- zum Partner halten trotz schädlicher Folgen
- Bagatellisierung, Verleugnung der Sucht
- ständiges Nähesuchen zum Partner, Getrenntsein löst Unruhe und Unwohlsein aus, Vermeidung von Getrenntsein

Schamkomplex und andere sozioemotionale Störungen

Frau Sch. erhält Schläge von hinten

Frau Sch. wuchs in einer Suchtfamilie auf. Ihre erste große Liebe mit 12 Jahren war ein Drogensüchtiger, mit dem sie sich die nächsten 21 Jahre ihres Lebens herumschlug. Sie erzählte, dass sie häufig, schon als Kind und später als Heranwachsende, den Wunsch verspürt habe zu sprechen. Aber immer, wenn sie den Mund aufmachen wollte, wäre es wie ein Schlag von hinten gewesen. Als wenn ihr von hinten kräftig mit etwas auf den Kopf gehauen würde. Sie würde es richtig körperlich spüren und sich furchtbar erschrecken. Der Schlag erinnere sie immer daran zu schweigen.

Als zweites zentrales Symptom findet man stets einen ausgeprägten Scham- und Schuldkomplex. Man sieht in der Sucht des anderen ein persönliches Versagen, z.B. den anderen nicht ausreichend zu lieben, um ihn vom Konsum abzuhalten, und man zweifelt ständig an sich selber, den eigenen Einstellungen und dem eigenen Verhalten. Innerlich kritisiert man sich für jeden vermeintlich falschen Gedanken, jedes falsche Wort und für jede falsche Geste. Man gibt sich die Schuld nicht nur für die Sucht des Partners, sondern an allem, was schiefläuft.

Überdies schämt man sich für alle peinlichen Begleitumstände der Sucht. Die Scham hält die Betroffenen ab, selbst mit guten Freunden zu sprechen. Die Sucht des Partners wird verheimlicht und verleugnet. Aus Scham wird alles darangesetzt, gegenüber anderen, aber auch in der Familie den Schein der heilen Welt, des glücklichen Paars oder der glücklichen Familie zu wahren und aufrechtzuerhalten. Sprechen würde entlasten, Nicht-Sprechen jedoch verstärkt die Schamgefühle. Die sprachlose Scham wird zu einem ständigen Begleiter.

Frau G. schämt sich

Frau G., die seit über 25 Jahren verheiratet war, war psychisch zusammengebrochen und wurde in die Psychiatrie eingeliefert. Zunächst wurde ein paranoider Eifersuchtswahn diagnostiziert, weil sie immerfort stereotyp davon sprach, dass ihr Mann eine Geliebte habe. Später wurde eine Agoraphobie diagnostiziert, da sie berichtete, Angst vor dem Einkaufen und vor allem vor der Situation an der Kasse zu haben.

Erst sehr viel später kam heraus, dass ihr Mann schon seit seiner Jugend spielte und ihr Geschäft durch seine Spielsucht ruiniert und das Familienvermögen verspielt hatte. Tatsächlich hatte er auch eine Geliebte.

Frau G. schämte sich für die gesamte Situation derart abgrundtief, dass sie selbst nach ihrem psychischen Zusammenbruch gegenüber den Ärzten und Therapeuten noch dichthielt, sodass es zu den Fehldiagnosen kam. Über die Affäre ihres Mannes zu reden, war weniger schambesetzt. Und beim Einkaufen hatte sie immerzu Angst, dass die Kassiererin an der Kasse sie fragen könne, wie es ihr gehe, und alles aus ihr herausbrechen würde. Frau G. hatte sich aus Scham, dass jemand etwas mitbekommen könnte, nach und nach von allen Freunden und Bekannten zurückgezogen. Obwohl sie die Kassiererin im Supermarkt nicht persönlich kannte, waren die kurzen Kontakte an der Kasse ihr engster sozialer Bezug zu anderen Menschen geworden.

Weitere sozioemotionale Störungen und Beeinträchtigungen der Selbstregulation sind typisch und sehr häufig zu finden. Die Befindlichkeit schwankt zwischen euphorischen und hoffnungsvollen Zuständen auf der einen Seite und larmoyanten und verzweifelten Zuständen auf der anderen Seite. In Phasen der Hoffnung wird alles euphorisch verklärt betrachtet, das Motto lautet: Alles wird gut werden! Dann wieder kippt die Stimmung, und es wird verzagt und mutlos über den süchtigen Partner, das Leben und die Ungerechtigkeit der Welt geklagt und gejammert.

Die Klage kann mit den Jahren in schwere Verbitterung münden. Dem Partner werden Vorwürfe gemacht, und es wird ihm mit der Trennung und anderen Konsequenzen gedroht. Die wütenden und vollmundigen Ankündigungen haben jedoch niemals Folgen. Das Handeln ist durch hohe Inkonsequenz gekennzeichnet.

Frau B. droht mit Trennung

Der Partner von Frau B. hatte nach langer Abstinenz einen Rückfall. Eine Welt brach für sie zusammen. Sie hatte das Gefühl, dass alles wieder von vorne losginge, was sie meinte, längst hinter sich gelassen und überstanden zu haben. In der Therapiegruppe war sie verzweifelt, gekränkt und vorwurfsvoll. Sie klagte und schimpfte und äußerte wiederholt, ihn herauswerfen und sich trennen zu wollen, wenn er so weitermache. In den nächsten Wochen kam es zu weiteren Konsumvorfällen. Stets wiederholte sich bei ihr dasselbe larmoyante Verhaltensmuster. Sie stellte ihn zwar zur Rede, aber angemessene Konsequenzen, die in der Gruppe gemeinsam angedacht wurden, z. B. ihn aus dem gemeinsamen Schlafzimmer herauszuwerfen, setzte sie nicht um. Wenn man ihr die Inkonsequenz spiegelte, lachte sie immer offen und äußerte, dass sie einfach zu schwach sei.

Ferner mangelt es der Co-Abhängigen an gesunder Aggressivität, Durchsetzungsvermögen und Selbstbehauptung. Gefühle von Unzufriedenheit, Ärger und Wut sind stark gehemmt und unterdrückt. Die Co-Abhängige wird auch in eindeutig negativen Situationen, wenn ihr z. B. jemand schmerzhaft auf den Fuß tritt oder sie beleidigt wird, nicht ärgerlich. Typischerweise entschuldigt sie sich sogar noch für die Situation, redet sie schön oder rechtfertigt das Verhalten des anderen.

Frau M. und die verklemmte Wut

Frau M. führte eine Psychotherapie durch. Sie war stets bemüht, sanftmütig und freundlich zu sein. Durchaus hatte sie selbstbewusste Einstellungen zu sich und ihrem Leben, doch war sie auch unsicher und zweifelte sehr an sich. So kam sie immer zu kurz und verpasse ständig, ihre Interessen zu verfolgen und durchzusetzen.

Auffällig war ein häufiges nervöses Aufstoßen, wenn sie sprach. Mitten im Satz überfiel es sie immer. Ihre Unzufriedenheit und ihr Ärger blieben ihr sozusagen auf halben Weg im Hals stecken, bzw. sie schluckte die negativen Gefühle hinunter. Nach einem kurzen Innehalten relativierte und beschönigte sie das zuvor Gesagte. Sie selber schien das Aufstoßen und ihren emotionalen Wankelmut nicht zu bemerken.

Entsprechend war ihr wichtigstes Thema in der Therapie, den eigenen Ärger ernst zu nehmen, zu sich selber zu stehen, sich durchzusetzen und sich zu verwirklichen. Als sie Scham und Angst überwand, ihre Wut auszudrücken und zu benennen, verschwand auch der Tic.

Der Mangel an Aggressivität und Ärgerausdruck ist durch das ständige Bemühen überlagert, höflich und freundlich zu sein und es anderen recht zu machen. Die Co-Abhängige lächelt fortwährend und tut nichts, ohne jemanden vorher zu fragen und sich mehrfach versichern zu lassen, dass ihr Gegenüber auch wirklich einverstanden sei. Sie ist mit einer Situation nur zufrieden, wenn ihr Gegenüber auch wiederholt beteuert hat, auch außerordentlich glücklich zu sein.

Frau P. lächelt immerzu

Frau P. berichtete immer von den schlimmen Zuständen zu Hause. Scheibchenweise offenbarte sie in den Therapiesitzungen, wie ihr alkoholabhängiger Partner sie suchtmäßig belog, betrog und manipulierte. Ihre Schilderungen der schrecklichen und widerlichen Situation wurden durch ihr ständiges Lächeln kontrastiert. Darauf angesprochen, äußerte sie, nicht anders zu können. Sie müsse immer lächeln und könne es nicht abstellen. Auf die Frage, ob sie über die Situation so etwas wie Ärger verspüre, reagierte sie mit Unverständnis und der Gegenfrage: »Sollte ich das?« Dann erklärte sie nachsichtig, dass Ärger nicht weiterhelfen würde und es wichtig sei, vernünftig zu bleiben und positiv zu denken.

Schließlich kann das Verhalten der Co-Abhängigen durch zwanghaften Perfektionismus und hohe Ansprüche an die eigene Leistungsfähigkeit geprägt sein. Im Gegensatz zu ihrer Wahrnehmung und Bewertung des Süchtigen, dem sie alles durchgehen lässt und für dessen Verhalten sie nie um eine Rechtfertigung verlegen ist, ist sie niemals mit sich und den Ergebnissen ihres Handelns zufrieden. Sie findet immer ein Haar in der eigenen Suppe. Ihr ganzes Tun ist darauf ausgerichtet, sich zu vervollkommnen. An dem Anspruch scheitert sie zwangsläufig, was regelmäßig heftige Selbstzweifel und Versagensgefühle auslöst. Innerlich beschimpft und geißelt sie sich auf das Gröbste und beschuldigt sich selber, faul, blöd, unfähig, hässlich und nicht liebenswert zu sein.

Nicht nur, dass die Co-Abhängige sich für alles und jeden verantwortlich fühlt, sie zieht auch jegliche Verantwortung an sich, derer sie habhaft werden kann. So wie der Süchtige um Verantwortungen und Pflichten einen großen Bogen macht, wie der Teufel das Weihwasser meidet, sucht die Co-Abhängige Verantwortungen und Pflichten, als wenn es wohlschmeckende Trüffel wären, und halst sie sich noch zusätzlich zu der schon beträchtlichen Gesamtbelastung auf, immer frei nach dem lächelnden Motto: »Das mache ich doch gerne!« Die dargestellte sozioemotionale Symptomatik ist in Kasten 2 zusammenfassend aufgelistet.

Kasten 2: Schamkomplex und andere sozioemotionale Störungen

- Scham-, Schuldkomplex, Sprachlosigkeit
- Schein der heilen Welt, glücklichen Familie
- wechselhafte Stimmung zwischen Hoffnung und Larmoyanz
- inkonsequentes Verhalten
- starke Hemmung von Ärger und Aggressivität
- übermäßige Freundlichkeit und Höflichkeit sowie ständiges Bemühen, es anderen recht zu machen
- hohe Leistungsansprüche, Perfektionismus, hohes Selbstideal
- Selbstzweifel, Selbstwertproblematik, Versagensgefühle
- übermäßige Verantwortungsübernahme

Zusätzliche wichtige und typische Auffälligkeiten

Auch wenn es nicht zentral für das Symptombild der Co-Abhängigkeit ist, ist wegen der Wichtigkeit anzuführen, dass häufig depressive, ängstliche, psychosomatische und traumatische Beschwerden vorkommen, ohne eine eigenständige Diagnose zu rechtfertigen. So leidet die Co-Abhängige typischerweise an einer hohen Erschöpfung und Ermüdbarkeit, die durch die Gesamtbelastung der Situation bedingt ist. Weitere depressive Beschwerden treten häufig auf wie Lustlosigkeit, Freudlosigkeit oder Interessenverlust. Auch allgemeine Nervosität und Ängstlichkeit, persönliche und soziale Unsicherheiten und spezifische Ängste sind typisch, ohne das Ausmaß einer Angststörung zu erreichen.

Frau M. hat Angst vor Vögeln

Frau M., die wegen ihrer Co-Abhängigkeit eine Psychotherapie durchführte, erzählte, dass sie seit der Kindheit an komischen Ängsten vor Vögeln leide. Neulich sei sie auf dem Markt gewesen. Als ein Schwarm Tauben über den Platz flog, sei sie innerlich zusammengezuckt und in Panik geraten. Am liebsten wäre sie schreiend weggerannt. Da sie diese Reaktion jedoch von sich gut kennen würde, sei sie stehen geblieben und habe abgewartet, bis die Ängste vorbeigingen. Das würde immer nur wenige Sekunden dauern. Ihr Mann habe immer großen Spaß, und auch sie müsse im Nachhinein immer über sich lachen.

Auf die Frage, ob sie die Vogelängste an etwas aus der Kindheit erinnere, äußerte sie, dass die Vögel über sie kommen würden wie früher Hänseleien von Klassenkameraden wegen ihrer Leibesfülle.

Psychosomatische Auffälligkeiten kommen oftmals vor, z. B. Schlaflosigkeit, Kopfschmerzen, Appetitlosigkeit oder allgemeines Unwohl- und Kranksein. Auch werden nicht selten Suchtmittel riskant oder problematisch konsumiert, oder das Essverhalten ist auffällig. Schließlich weisen Co-Abhängige oft traumatische Erfahrungen in ihrer Biografie auf, z. B. Misshandlungen oder suchterkrankte Eltern, die sich in posttraumatischen Auffälligkeiten des heutigen Verhaltens und Erlebens ausdrücken, wie z. B. Gleichgültigkeit, Misstrauen, Schreckhaftigkeit oder Unruhe und Umtriebigkeit, ohne dass das vollständige Symptombild einer Traumafolgestörung erfüllt ist.

Frau R. versteckt misstrauisch ihr Misstrauen

Frau R. nahm an einer Gruppentherapie teil und war unterschwellig äußerst misstrauisch. Sie versteckte ihr mangelndes Vertrauen hinter betont positiven und optimistischen Ansichten. Ihr Misstrauen drückte sich in dem stereotypen Verhaltensmuster aus, wie sie auf Versuche reagierte, sie empathisch zu verstehen.

Selbst wenn man nur sachlich wiederholte, was sie zuvor gesagt hatte, widersprach sie einem grundsätzlich. Regelrecht panisch reagierte sie, wenn man sie in irgendeiner Form wertschätzte. Dann folgte ein getriebener Wortschwall, bis sie und alle anderen vollkommen schwindelig waren. Auch Versuche, ihr mangelndes zwischenmenschliches Vertrauen behutsam anzusprechen, wurden von ihr in derselben redseligen Rastlosigkeit abgewehrt.

Die Quelle ihres Misstrauens blieb im Dunklen, da sie die Therapie bedauerlicherweise vorzeitig abbrach.

Die zusätzlichen Auffälligkeiten der Co-Abhängigkeit sind in Kasten 3 aufgeführt.

Kasten 3: Zusätzliche wichtige Auffälligkeiten

- depressive Beschwerden (Erschöpfung, Freudlosigkeit, Lustlosigkeit …)
- psychosomatische Beschwerden (Erschöpfung, Schlafstörungen, Appetitlosigkeit, Unwohlsein, häufige kleine Erkrankungen …)
- Ängste, Unsicherheit, Nervosität
- posttraumatische Beschwerden (Misstrauen, Gleichgültigkeit, Unruhe, Schreckhaftigkeit …)
- problematischer Suchtmittelkonsum

Symptomatischer Abgleich Co-Abhängigkeit versus Sucht

Zum Vergleich des hier vorgestellten Co-Abhängigkeitssyndroms mit der herkömmlichen Sucht- oder Abhängigkeitsdiagnose (Abhängigkeitssyndrom nach ICD-10, F1x.2, Dilling et al., 2010) sind die Symptomatiken in Tabelle 2 gegenübergestellt. Für das Co-Abhängigkeitssyndrom wurden die in den vorhergehenden Abschnitten beschriebenen Symptome aufgelistet. Für die Suchterkrankung wurden die entsprechenden Symptome möglichst aus dem Kapitel F1 der ICD-10 ergänzt. Da die ICD-10 die weitergehenden psychosozialen Symptome, Auffälligkeiten und Beeinträchtigungen der Sucht nur unzureichend berücksichtigt, wurden diese Symptome nach den Erfahrungen des Autors ergänzt.

Anhand der Tabelle 2 fällt die offenkundige Übereinstimmung der beiden Symptombilder Co-Abhängigkeit und Sucht sofort auf. Viele

Tabelle 2: Gegenüberstellung co-abhängige und süchtige Symptome des (Co-)Abhängigkeitssyndroms

Co-Abhängigkeit	Sucht
abhängigkeitsspezifische Symptome	
Eingenommensein durch den süchtigen Partner, übermäßiges Verlangen zu helfen	starker Wunsch oder Zwang zum Konsum bzw. Suchtverhalten
Bemühen um Kontrolle der Sucht des Partners	verminderte Kontrollfähigkeit bzgl. des Konsums bzw. Suchtverhaltens
Zunahme der Hilfebemühungen und Kontrolle	Toleranzsteigerung
Vernachlässigung anderer Vergnügen und Interessen und sozialer Bezüge bis hin zur vollständigen Selbstaufgabe	Vernachlässigung anderer Vergnügen und Interessen (und sozialer Bezüge)
zum Partner halten trotz schädlicher Folgen	Konsum/Suchtverhalten trotz eindeutiger schädlicher Folgen
Bagatellisierung, Verleugnung der Sucht	Verleugnung, Bagatellisierung der Sucht
ständiges Nähesuchen zum Partner, Getrenntsein löst Unruhe und Unwohlsein aus, Vermeidung von Getrenntsein	Entzugssymptome bei Nichtkonsum bzw. Substanzgebrauch, um Entzugssymptome zu mildern
Schamkomplex und andere sozioemotionale Störungen	
Scham-, Schuldkomplex, Sprachlosigkeit	Schamlosigkeit, latenter Schuldkomplex
Schein der heilen Welt, glücklichen Familie	Schein der heilen Welt, glücklichen Familie
wechselhafte Stimmung zwischen Hoffnung und Larmoyanz	Breitsein/Dichtsein (unter Suchtmittel), Stimmungsschwankungen (ohne Suchtmittel)
inkonsequentes Verhalten	manipulative Verhaltensweisen
starke Hemmung von Ärger und Aggressivität	Enthemmung (unter Suchtmitteln) und Hemmung (ohne Suchtmittel)
übermäßige Freundlichkeit und Höflichkeit, ständiges Bemühen, es anderen recht zu machen	egozentrische Manipulation anderer Menschen

▶

Tabelle 2 *(Fortsetzung)*: Gegenüberstellung co-abhängige und süchtige Symptome des (Co-)Abhängigkeitssyndroms

Co-Abhängigkeit	Sucht
Schamkomplex und andere sozioemotionale Störungen	
hohe Leistungsansprüche, Perfektionismus, hohes Selbstideal	narzisstische Selbstüberschätzung
Selbstzweifel, Selbstwertproblematik, Versagensgefühle	Selbstwertproblematik, Versagensgefühle
übermäßige Verantwortungsübernahme	Verantwortungsdelegation
zusätzliche wichtige Auffälligkeiten	
depressive Symptome (Erschöpfung, Freudlosigkeit, Lustlosigkeit ...)	depressive Symptome
psychosomatische Beschwerden (Erschöpfung, Schlafstörungen, Appetitlosigkeit, Unwohlsein, häufige kleine Erkrankungen ...)	psychosomatische Entzugssymptome und Beschwerden
Ängste, Unsicherheit, Nervosität	Ängste, Unsicherheit
posttraumatische Beschwerden (Misstrauen, Gleichgültigkeit, Unruhe, Schreckhaftigkeit ...)	posttraumatische Auffälligkeiten
problematischer Suchtmittelkonsum	Suchtverlagerung, Co-Abhängigkeit

Symptome sind identisch wie z. B. die Verleugnungsstrukturen, die Selbstwertproblematik oder depressive Beschwerden. Andere sind analog beschaffen, wie z. B. das übermäßige Verlangen der Co-Abhängigen, zu helfen und zu kontrollieren, und die Steigerungen der Hilfebemühungen auf der einen Seite und das Verlangen der Süchtigen nach dem Suchtmittel und Dosissteigerungen auf der anderen Seite.

Die restlichen Symptome haben immer eine Entsprechung, die manchmal gegensätzlich ausfallen. Z. B. steht der Verantwortungsübernahme der Co-Abhängigen die Verantwortungsdelegation der Süchtigen gegenüber, oder der problematische Suchtmittelgebrauch von Angehörigen entspricht dem häufig zu beobachtenden co-abhängigen Fanatismus von Exsüchtigen, die ihre Sucht überwunden haben.

Alles in allem wird deutlich, dass die Co-Abhängigkeit als eine verhaltensbezogene Abhängigkeitsstörung betrachtet und verstanden werden muss. Sie kann als die andere Seite der Medaille der Sucht aufgefasst werden. Wo jemand an einer Sucht erkrankt ist, findet man stets co-abhängig verstrickte Menschen, die sich um den Süchtigen bemühen, und umgekehrt ist die Voraussetzung für eine co-abhängige Verstrickung immer der nähere zwischenmenschliche Kontakt zu einem Suchtkranken. Sucht kann nur dann gedeihen, wenn co-abhängige Helfer sich kümmern, und Co-Abhängigkeit kann sich nur dann entfalten, falls ein süchtiger Symptomträger sich anbietet. Die Diagnose einer (Co-)Abhängigkeitsstörung ist folglich immer auch die Kennzeichnung eines süchtig co-abhängig gestörten sozialen Systems.

Operationalisierung der Diagnose

Die Diagnose einer co-abhängigen Störung bzw. eines Co-Abhängigkeitssyndroms ist bei Vorliegen der folgenden vier Voraussetzungen oder Leitlinien zu treffen:

1. Die Betroffene ist in Erleben und Verhalten übermäßig durch die Sucht eines nahestehenden Menschen und das zwanghafte Verlangen, ihm helfen und ihn kontrollieren zu wollen, eingenommen. Das Eingenommensein ist durch weitere abhängigkeitsspezifische Merkmale gekennzeichnet: Zunahme der Hilfebemühungen, trotz schädlicher Folgen zum Partner halten, Vernachlässigung eigener Aktivitäten und Interessen, Bagatellisierung/Verleugnung der Sucht des anderen, Trennung löst Unwohlsein aus.
2. Das Verhalten der Person ist durch einen ausgeprägten Scham- und Schuldkomplex geprägt. Weitere sozioemotionale Störungen kommen hinzu: Stimmungsschwankungen zwischen Euphorie und Larmoyanz, inkonsequente Verhaltensweisen, starke Hemmung von Ärger und Aggressivität, ständige Freundlichkeit/Höflichkeit, hohe Leistungsansprüche/Perfektionismus, Selbstzweifel/Selbstwertproblematik, übermäßige Verantwortungsübernahme.
3. Zusätzliche psychische Auffälligkeiten, z. B. depressive Erschöpfung und Freudlosigkeit, soziale Ängste/Unsicherheiten, psychosomatische Beschwerden oder traumatische Gleichgültigkeit und Misstrauen, sind typisch.
4. Die Beschwerden sind nicht nur vorübergehend, bessern sich nicht

oder verschlimmern sich und weisen einen Schweregrad auf, der zu starkem Leiden und/oder beträchtlichen Beeinträchtigungen des gewohnten Lebensvollzugs führt.

Die vierte Voraussetzung definiert alle psychischen Störungen, doch bei der co-abhängigen Angehörigen sind Leidensdruck und Lebensbeeinträchtigungen häufig nicht offen festzustellen. Z. B. reagiert die co-abhängige Angehörige auf Fragen nach ihrer Befindlichkeit ausweichend bis hin zur vollständigen Verleugnung des eigenen Leidens. Mit Tränen in den Augen und aufgesetztem Lächeln behauptet sie, dass es ihr sehr gut gehe. Auch funktioniert die Co-Abhängige bis zuletzt. Beeinträchtigungen sind in Bezug auf Familie, Haushalt und Arbeit oftmals nicht festzustellen. Beeinträchtigungen und Vernachlässigungen von sozialen Kontakten und eigenen Interessen und Aktivitäten liegt dagegen stets vor. Aber auch das wird nicht selten verleugnet.

1.5 Co-Abhängigkeit in Abgrenzung zu anderen Formen zwischenmenschlicher Abhängigkeit

Kann Co-Abhängigkeit auch in anderen Beziehungen – ohne süchtigen Symptomträger – entstehen und vorkommen? Früher hätte ich diese Frage positiv beantwortet, doch bin ich im Laufe der Auseinandersetzung mit der Thematik zu einem differenzierten Nein gelangt.

Im sozialen Umfeld von Menschen mit chronischen psychischen oder körperlichen Erkrankungen findet man manchmal Angehörige mit stark abhängig fürsorglichen Verhaltensweisen. Das Gleiche gilt für viele Eltern von behinderten, hyperaktiven, hochbegabten oder anders auffälligen Kindern. Dass manche Eltern ihre Kinder als hochbegabt oder hyperaktiv etikettieren, obwohl die Kinder unauffällig sind, ist eine weitere, besondere Form abhängiger Verstrickung. Das selbstverleugnende und selbstaufopfernde Verhalten von Müttern, die ihr Leben auf dem »Altar der heiligen Familie« opfern, kann ebenfalls als abhängig eingestuft werden. Außerdem sei auf die spannenden Ausführungen von Anne Wilson Schaef hingewiesen (2001), die unsere modernen, romantisch verklärten Liebesbeziehungen als übersteigert, besitzergreifend und süchtig enttarnt. Schließlich seien folgende individuelle und gesellschaftliche Abhängigkeiten ohne Anspruch auf Vollständigkeit aufgelistet: wirtschaftliche Abhängigkeiten, abhängige Arbeitsbedingungen, Leibeigenschaft und andere Formen von gewaltsamer Unterdrückung, Zwangsprostitution, länger andauernde Entführungen, Sekten, organisierte Kriminalität und Diktaturen.

Einige Fachleute und Autoren haben daher das Konzept der Co-Abhängigkeit erweitert bzw. verallgemeinert (siehe Rennert, 1990, S. 160 – 186), um andere Formen der Abhängigkeit einzubeziehen. Tatsächlich sind die Art und das Ausmaß des Eingenommenseins vergleichbar und können ebenso gestörte Ausmaße der Selbstaufgabe und -verleugnung annehmen. Nicht nur Sucht ist ein System, auch andere Formen zwischenmenschlicher Abhängigkeit können als System mit zweiseitiger Rollenverteilung von Nutznießer und Ausgenutztem betrachtet werden.

Trotz dieser Übereinstimmung möchte ich die eingangs gestellte Frage entschieden verneinen. Die co-abhängige Verstrickung unterscheidet sich von anderen Formen der abhängigen Verstrickung eindeutig in ihrem spezifischen Symptombild. Sich selbst aufopfernde Mütter oder romantisch verklärt Liebende schämen sich natürlich nicht für ihre Liebe und für das Zielobjekt ihrer Liebe. Sie sprechen gewöhnlich immerzu und mit jedem über die Kinder oder den Partner. Oder Angehörige von chronisch erkrankten Menschen können nach meinen Erfahrungen in ihrem Einsatz für die erkrankten Partner sehr deutlich und fordernd werden. Der Unterschied zu dem schamvollen und stillen Leiden von co-abhängigen Angehörigen ist offensichtlich.

Obgleich sich Traumaopfer häufig für ihre Situation und Erfahrungen schämen und sich selber die Schuld daran geben, unterscheiden sie sich von Angehörigen in dem Aspekt der Kontrolle. Traumaopfer erleben massive Ohnmacht und Panik. Die Kontrolle ist gewöhnlich aufseiten des Täters. Dagegen sind das gesamte Denken, Handeln und Streben der Angehörigen von Suchtkranken darauf ausgerichtet, den Süchtigen und sein Verhalten unter Kontrolle zu bringen.

Bei gewalttätigen Formen der Abhängigkeit, wie Leibeigenschaft, Zwangsprostitution oder Diktatur, ist die Motivation des Handelns materieller oder politischer Natur und unterscheidet sich von den Motiven des Süchtigen, in Ruhe seinem Konsum nachzugehen, eindeutig. Die Interaktion ist durch Gewalt, Erniedrigung und Unterwerfung gekennzeichnet. Zwar kann dies auch in einer süchtig co-abhängigen Beziehung hinzukommen, doch definiert es nicht das süchtig co-abhängige Miteinander.

Es ist festzuhalten, dass sich Co-Abhängigkeit in definierenden Merkmalen von anderen Formen der zwischenmenschlichen Abhängigkeit unterscheidet. Der Begriff Co-Abhängigkeit sollte daher ausschließlich für betroffene Angehörige von Süchtigen reserviert sein. Allerdings können sich Co-Abhängigkeit und andere zwischenmenschliche Abhängigkeiten überschneiden, gegenseitig bedingen und verstärken. Dies wird in den Kapiteln 2 und 5 zur institutionellen Co-Abhängigkeit näher thematisiert und erläutert.

1.6 Co-Abhängigkeit in Wechselwirkung mit anderen psychischen Störungen

Nicht selten geht eine co-abhängige Problematik mit anderen psychischen Erkrankungen einher: Depression, Ängste, psychosomatische Syndrome, akute oder posttraumatische Belastungsreaktionen, unsichere oder abhängige Persönlichkeitsstörungen und Süchte, um die aus meiner Sicht wichtigsten Störungsbilder zu nennen. Die Co-Abhängigkeit kann dabei sowohl Ursache als auch Folge der anderen Störung sein, gewöhnlich ist von einer Wechselwirkung auszugehen.

Zum einen suchen sich psychisch vorbelastete oder kranke Menschen oftmals unbewusst süchtige Partner. Sich um den süchtigen Partner zu kümmern, kann oberflächlich helfen, eigene Selbstwertprobleme und Ängste zu überwinden oder depressive Leere zu füllen. Oder das Kindheitstrauma des alkoholkranken Vaters wird mit dem ebenfalls süchtigen Partner wiederholt bzw. reinszeniert. Im folgenden Fallbeispiel trieb der Schrecken eines Traumas Frau O. in die starken Arme eines vermeintlichen Retters.

Frau O. flüchtet

Frau O. lebte in Dänemark und war durch einen Verkehrsunfall, den sie schwer verletzt überlebt hatte, traumatisiert. Die Behandlung im Krankenhaus hatte Monate gedauert. Äußerlich war sie wiederhergestellt, innerlich herrschten immer noch Schock, Ängste und Verzweiflung.

Nach der Krankenhausentlassung packte sie das Nötigste, verließ ihr Land, ließ alles – Beruf, Familie, Freunde, Heimat – hinter sich und flüchtete ohne Sprachkenntnisse nach Deutschland, direkt in die vermeintlich starken Arme eines Mannes, der sich als drogensüchtig herausstellte.

Zum anderen ist die Situation mit einem süchtigen Partner aber ebenso eine hochgradig belastende Erfahrung, die Anstoß geben kann für depressive oder psychosomatische Entwicklungen. Auch geht Sucht oftmals mit verstörenden Erlebnissen oder Gewalterfahrungen einher, die zu Traumatisierungen führen können.

Frau E. hockt schlapp herum

Die schon zuvor erwähnte Frau E. verließ ihre Wohnung nicht mehr. Sie fühlte sich innerlich immerzu leer und müde. Alles war unendlich anstrengend, und sie hatte zu nichts mehr Lust. Sie hockte den ganzen Tag schlapp herum. Ihre Arbeit hatte sie aufgegeben. Die Leere füllte sie, indem sie ihrem spielsüchtigen Mann hinterhertelefonierte, um ihn zu kontrollieren. Zum Reden hatte sie niemanden mehr, die Freunde hatte sie alle mit ihrer schlechten Laune vergrault.

Bei Co-Abhängigkeit und einer weiteren psychischen Störung kommt es häufig, durch das vermischte Symptombild, zu Fehldiagnosen und infolgedessen zu Fehlbehandlungen. Nach meinen Erfahrungen wird vor allem Co-Abhängigkeit in Kombination mit einer Kindheitstraumatisierung durch eine Suchtfamilie häufig nicht erkannt bzw. falsch diagnostiziert, da sich posttraumatische Symptome häufig undeutlich bzw. diffus darstellen und die Betroffenen aus Scham und Verleugnung nicht offen sprechen wie in dem nachstehenden ausführlichen Fallbeispiel von Herrn R.

Herr R. allzeit in Bereitschaft

Herr R. war Ende 40. Er hatte schon diverse stationäre und ambulante Verhaltenstherapien aufgrund der Diagnosen Agoraphobie[3] und Depression durchgeführt. Anlass für die erneute Therapie waren wiederkehrende Ängste, beruflicher Stress und Erschöpfung.

3 Umgangssprachlich wird die Agoraphobie auch synonym mit dem Begriff Platzangst (eigentlich Angst vor weiten Plätzen) verwendet.

Wie zuvor hatte Herr R. wieder eine verhaltenstherapeutisch geführte Klinik aufgesucht. Andere Therapieformen lehnte er grundsätzlich ab, eine Therapie mit tiefenpsychologisch biografischer Herangehensweise hatte er abgebrochen. Doch dann machte er mir als behandelnden Therapeuten in der ersten Sitzung gleich deutlich, dass er im Umgang mit Ängsten und Depression alles wisse und selber gut klarkomme. Tatsächlich war er auf der Station und in den Gruppen eine Bereicherung. Mit hoher therapeutischer Kompetenz, sehr viel Freundlichkeit und Liebenswürdigkeit, reifer Lebenserfahrung und hohem Feingefühl brachte er sich ein, half den Mitpatienten und unterstützte die Therapeuten.

Ich war noch ein junger Psychotherapeut und erst einmal verwirrt und verunsichert. Ich trat die Flucht nach vorne an und sprach meine Beobachtungen und meine Verunsicherung offen an. Meine Offenheit überraschte wiederum Herrn R., und es wurde deutlich, dass er nie gelernt hatte, über sich und sein Erleben zu sprechen, und dieses aktiv vermied, indem er anderen half. Er lebte sozusagen unter einer emotionalen Käseglocke, die ihn schützte. Da die bisherigen Therapien immer symptom- und verhaltensorientiert gewesen waren, war dies nie nähergehend bearbeitet worden.

Erst viel später, als wir eine vertrauensvolle Arbeitsbeziehung hatten, erzählte er so nebenbei, dass sein verstorbener Vater schwerer Alkoholiker und im besoffenen Zustand gegenüber Frau und Kindern regelmäßig gewalttätig gewesen sei. Herr R. sei das Lieblingskind des Vaters und der Einzige gewesen, den der Vater im Suff an sich herangelassen habe, ohne gewalttätig zu werden. Herr R. habe seine Kindheit größtenteils im Flur am Fenster verbracht, um voller Angst auf die Rückkehr des Vaters zu warten und ihn schon im Hausflur abzufangen. Er habe den Besoffenen immer ins Bett gebracht, um den Rest der Familie vor den Gewalttätigkeiten des Vaters zu schützen.

Für Herrn R. war dies eine abgeschlossene Phase seines Lebens, den Kontakt zur Familie hatte er im jungen Erwachsenenalter abgebrochen und darüber sein emotionales Erleben abgespalten. Allerdings hatte er immer Beziehungen zu Frauen gehabt, die entweder alkoholkrank waren oder an anderen psychischen Störungen litten. Das Miteinander war wie eine Einbahnstraße: Er half, und die Frauen nahmen. So hielten die Beziehungen nie lange. Vor nicht kranken Frauen und ihren reifen Wünschen und Erwartungen hatte Herr R. Angst.

Beruflich arbeitete er in leitender Funktion bei der Feuerwehr. Hier machte er im Prinzip dasselbe, was er auch als Kind schon getan hatte: aufpassen und in ständiger Bereitschaft sein. Und da er als Leiter rund um die Uhr telefonische Bereitschaft hatte, konnte er nie abschalten. Beruflich wie privat stand er also ständig unter Strom. Er hatte nie gelernt, sich zu entspannen bzw. sich in Beziehungen fallen zu lassen und darüber Erholung zu finden.

Es ist fast überflüssig darauf hinzuweisen, dass Herr R. all die Jahre fehldiagnostiziert und -behandelt wurde. Er hatte keine Agoraphobie, sondern er litt an diffusen posttraumatischen Ängsten. Seine vermeintliche Depression stellte sich als typisch co-abhängiger Erschöpfungszustand heraus.

An dem Fall co-abhängiger Traumafolgestörung von Herrn R. kann man gut erkennen, dass die für ein Posttrauma typischen emotionalen Einschränkungen wie Gleichgültigkeit, Teilnahmslosigkeit und Betäubtsein bei Herrn R. nur in der Beziehung zu sich selber zu finden waren. Im Kontakt zu anderen Menschen verhielt er sich dagegen (co-abhängig) aufmerksam und mitfühlend. Auch sein enormes Misstrauen anderen Menschen, aber vor allem dem eigenen Empfinden gegenüber, wurde durch sein co-abhängiges Verhalten maskiert, anderen einfühlsam zu helfen und ausschließlich Kontakt zu psychisch kranken Menschen aufzunehmen. Er hatte zwar keine Flashbacks oder Wiedererinnerungen, deren Fehlen typisch für lang zurückliegende komplexe Kindheitstraumata ist, doch konnten seine Beziehungen zu psychisch kranken Frauen und seine Berufstätigkeit als Reinszenierung der traumatischen Schlüsselsituation angesehen werden. Die posttraumatische Vermeidung verbarg sich unter anderem in seiner Wahl der Therapieform, durch die er eine Erinnerung der schmerzhaften Kindheitserfahrungen verhinderte.

In Kapitel 4 werden die co-abhängigen und posttraumatischen Zusammenhänge näher beleuchtet und in Kapitel 7 ein Behandlungsansatz der Traumabewältigung skizziert. Auch das Schicksal von Herrn R. wird hier weiter verfolgt.

1.7 Co-Abhängigkeit bei Kindern

Kinder, die in Suchtfamilien aufwachsen, entwickeln und zeigen gewöhnlich co-abhängige Erlebens- und Verhaltensweisen. Z. B. sind die besondere Frühreife, Ernsthaftigkeit, Eigenständigkeit und Einsamkeit von Kindern aus Suchtfamilien sozioemotionale Folgen der täglichen Konfrontation mit Sucht und können insofern als co-abhängig eingestuft werden. Das Eingenommensein der Kinder ist noch viel stärker als das der Erwachsenen, da sie die familiären Suchtbedingungen in ihrem Bewusstsein als normal einstufen. Es fehlt den Kindern die Vorstellung einer Welt ohne Sucht. Ihr rührendes Bemühen, ein braves und liebes Kind zu sein und helfen zu wollen, bezieht sich nicht nur auf den süchtigen Elternteil, sondern möchte auch den co-abhängigen Elternteil unterstützen. Im vorangegangenen Abschnitt wurde anhand des Falles von Herrn R. das extreme Ausmaß der kindlichen Hilfebemühungen und Verantwortungsübernahme exemplarisch illustriert.

Jedoch ist die Diagnose einer psychischen Störung bei Kindern nicht statthaft, da sie gewöhnlich noch recht unspezifische Auffälligkeiten zeigen. Z. B. kann sich das Suchttrauma, aber auch eine andere Störungsentwicklung durch Sprachstörungen, Leistungsstörungen, hyperkinetische Störungen, Störungen des Sozialverhaltens oder emotionale Störungen äußern (siehe auch Klein, 2001, S. 218 – 219). Kindern sind daher in der ICD-10 das Kapitel 8 *Entwicklungsstörungen* und das Kapitel 9 *Verhaltens- und emotionale Störungen mit Beginn in der Kindheit und Jugend* gewidmet (Dilling et al., 2010). Die Gefahr einer Fehldiagnose ihrer Auffälligkeiten liegt auf der Hand, auch weil weder der süchtige noch der co-abhängige Elternteil das Suchttrauma offenbaren werden. Erst im Jugendalter wird sich nach und nach die eindeutige co-abhängige Symptomatik im Erleben und Verhalten der Betroffenen manifestieren.

Anders als bei erwachsenen Co-Abhängigen, die nicht selten unter einem latenten Posttrauma durch eine Suchtfamilie leiden, ist bei co-abhängigen Kindern von einer akuten Traumatisierung auszugehen. Auch geht das Suchttrauma oftmals mit weiteren traumatischen Erfahrungen und Lebensbedingungen einher, z. B. Misshandlungen und Missbrauch (Vogelsang, 2008; Mellody, 2002, S. 135 – 212). Je jünger das Kind ist, desto höher ist die Wahrscheinlichkeit, dass sich die akute Traumatisierung ebenfalls unspezifisch äußert, z. B. durch Einnässen,

Sprachstörungen, Ängstlichkeit, aggressive und hyperaktive Verhaltensweisen oder durch besonders angepasste und passive Verhaltensweisen. Kinder sind von den Belastungen und Traumata einer Suchtfamilie selbstverständlich viel stärker betroffen, da sie in ihrem Erleben und Verhalten und in ihrer Persönlichkeit weniger gefestigt und verletzbarer sind. Überdies sind sie nicht nur von dem süchtigen Elternteil negativ geprägt, auch der co-abhängige Elternteil hat einen beträchtlichen Anteil am Suchttrauma, was in Kapitel 4 vertieft wird.

2. Institutionelle Co-Abhängigkeit

Sucht ist immer ein System. Wenn man diesen Gedanken konsequent fortführt, erkennt man, dass ganze Einrichtungen, Organisationen oder Institutionen von Abhängigkeit bzw. co-abhängiger Verstrickung geprägt sein können. Es kann kleinere Einheiten treffen, wie z. B. die Fußballmannschaft, in der man nicht dazugehört, wenn man nicht am anschließenden Besäufnis teilnimmt. Es können aber auch große, weitverzweigte Systeme betroffen sein. Um beim Beispiel zu bleiben, ist die Verstrickung von Fußball und Alkohol allgegenwärtig. Im Fernsehen und auch im Stadion wird man mit Alkoholwerbung überschüttet. Inhaltliche Gründe hat die Assoziation nun offensichtlich nicht, Apfelschorle wäre nicht nur für die Sportler gesünder.

Auch im betrieblichen Rahmen würde es sich lohnen, stärker die co-abhängige Problematik einzubeziehen. In einer Arbeitsgruppe, die lange Jahre einen Süchtigen unter sich duldet, dies nicht oder nur unzureichend zum Thema macht und die eingeschränkte Arbeitsleistung des Süchtigen vertuscht und ausgleicht, sind nicht nur die einzelnen Mitarbeiter persönlich mehr oder weniger verstrickt, vielmehr bilden sich co-abhängige Strukturen. Kommunikation, Zusammenarbeit und Abläufe sind durch die Sucht, deren Tabuisierung und Verleugnung und die co-abhängige Verstrickung geprägt und eingeschränkt. Selbst nach Entfernen des süchtigen Symptomträgers bestehen die co-abhängigen Strukturen fort und wirken sich weiter negativ auf Arbeitsklima und -leistung aus. Gewöhnlich wird ein neuer Symptomträger eingesetzt. Dieser kann ebenfalls süchtig sein oder aber auch an einer anderen psychosozialen Problematik, z. B. Depression, leiden.

Das System, das jedoch am stärksten von Sucht betroffen und von seinen Kunden bzw. seiner Klientel (co-abhängig) geprägt ist, ist die Suchthilfe selber. Das ist eine äußerst heikle Sache, die uns Fachfrauen und -männer selber betrifft und nicht neu ist, selten jedoch konsequent zu Ende gedacht wird. Helmut Kolitzus schrieb 2000 in einem Artikel dazu, und ich kann es nicht treffender ausdrücken – ich zitiere:

»Der Suchtkranke hält sich in der Logik seiner Krankheit selbstverständlich für normal, will von der Notwendigkeit, zum Beispiel den Maßkrug wieder loszuwerden, nichts wissen. Diesen Mechanismus kann man als ›Taifun-Syndrom‹ beschreiben: Alle rotieren, weil es ihnen nicht gut geht und sie verständlicherweise Hilfe leisten wollen, um den unwilligen und uneinsichtigen Suchtkranken. Und der befindet sich im ruhigen Zentrum des Wirbelsturms …

Dieses Bild kann man auf die Gesellschaft übertragen. Es ist verblüffend, wie unsere Institutionen und ihre Vertreter in seltsamer Faszination dem Phänomen Sucht verfallen und dem armen, spektakulär narzisstisch leidenden Süchtigen mit allen Mitteln unter die Arme greifen wollen. Das erinnert an die übermäßige Fürsorge, die lange Zeit den (allzu oft suchtkranken) straffällig gewordenen Menschen, den Tätern galt, während man darüber völlig vergaß, dass da noch Opfer sind, die wenig Beachtung oder gar keine Hilfe erfahren. …« (S. 13 – 14)

Aus vollem Herzen kann ich mich Kolitzus anschließen und halte es für einen gesellschaftlichen Skandal, wie sehr Suchthilfe, -prävention und -forschung allein auf die Süchtigen fokussieren. Trotz der klaren und überzeugenden Worte verfolgt Kolitzus in dem zitierten Artikel, aber auch in seinem Buch *Ich befreie mich von deiner Sucht* (2004) die gesellschaftliche Dimension der Problematik nicht weiter.

Die einzige Autorin, die sich mit den institutionellen und gesellschaftlichen Aspekten der Co-Abhängigkeit befasst hat, ist die Amerikanerin Anne Wilson Schaef (1999). Die Erkenntnis und das Bewusstsein, Co-Abhängigkeit auch als ein institutionelles und gesellschaftliches Phänomen zu betrachten und zu verstehen, habe ich von ihr übernommen. Als ich Schaef das erste Mal vor vielen Jahren las, empfand ich ihren Ansatz zwar als logisch und stimmig, aber auch als subjektiv, willkürlich und überzogen. In der Zwischenzeit habe ich meine eigenen Erfahrungen im institutionellen und gesellschaftlichen Umgang mit Sucht gesammelt und habe festgestellt, dass Schaef in ihren Beobachtungen und Bewertungen vollkommen recht hat. Ich musste erst die angehörigenzentrierte Sichtweise kennenlernen und verinnerlichen, um Schaef richtig rezipieren zu können.

In ihrem Buch *Co-Abhängigkeit* (1999) beschreibt sie das Phänomen eines Suchtprozesses, der nicht nur der Sucht und der Co-Abhängigkeit zugrunde liegt, sondern auch auf Einrichtungen, Kultur und

Gesellschaft negativ Einfluss nimmt. In Bezug auf die vier co-abhängigen Merkmale *blockierte Gefühle, Perfektionismus, Unehrlichkeit* und *zwanghaftes Denken* skizziert sie, wie diese die drei exemplarischen gesellschaftlichen Systeme Familie, Schule und Kirche korrumpieren (S. 80–101). Es war Schaef selbstverständlich bewusst, dass vier Merkmale bei Weitem nicht ausreichen, um ein vielschichtiges Phänomen wie institutionelle Co-Abhängigkeit zu erfassen und zu klassifizieren. Bedauerlicherweise hat sie die gesellschaftliche Betrachtung der Co-Abhängigkeit meines Wissens nie systematisch ausgearbeitet. In diesem Kapitel soll dies in Bezug auf die Organisationsdiagnose und die Beschreibung der institutionellen Merkmale erfolgen. In Kapitel 5 werden institutionelle und gesellschaftliche Aspekte, Bedingungen und Faktoren diskutiert und in Kapitel 8 konkrete Maßnahmen, institutionell co-abhängige Verstrickungen zu vermeiden, abzumildern und zu beseitigen behandelt.

Wie auch bei der persönlichen Co-Abhängigkeit unterscheide ich zwischen institutionell co-abhängiger Verstrickung und co-abhängiger Organisationsstörung. Bei der institutionellen Verstrickung liegen konkrete Probleme in Teilbereichen einer Institution vor, weil ein oder mehrere Mitglieder der Institution süchtig sind und andere Mitglieder die Sucht co-abhängig dulden, verschweigen und verheimlichen und die negativen Folgen ausgleichen und vertuschen. Wenn allerdings die gesamten Abläufe einer Institution von den co-abhängigen Verstrickungen in Mitleidenschaft gezogen werden, sodass es zu Störungen der personellen und organisatorischen Entwicklungen, zu Resignation und Ausgebranntsein der Mitarbeiterschaft und zu Einbußen in der Leistungsfähigkeit und Produktivität führt, liegt eine ernsthafte co-abhängige Organisationsstörung vor.

2.1 Institutionelle Diagnose

Als Institutionen verstehe ich erstens alle gesellschaftlichen Gruppen, die ein gemeinsames Interesse verbindet, z. B. eine Familie, ein Freundeskreis, eine Clique, ein Stammtisch, eine Sportgruppe oder ein Chor, zweitens jegliche Form von offizieller Organisation, z. B. Vereine, Initiativen oder Kirchengemeinden, und drittens Einrichtungen, Betriebe oder Unternehmen, die Dienstleistungen anbieten oder Produkte herstellen oder veräußern. Der süchtige Symptomträger kann entweder Mitglied, Mitarbeiter, Kunde oder auch Lieferant der Institution sein. Auch mehrere süchtige Symptomträger sind nicht unwahrscheinlich. Um die diagnostischen Leitlinien verständlich zu formulieren, wird im Folgenden von dem Süchtigen, der Plural ist miteinbezogen, sowie von Mitarbeitern – bei sozialen Gruppen oder Organisationen steht dies für die Mitglieder – gesprochen. Da Sie als Leser nun schon eine Menge zum Thema Co-Abhängigkeit wissen, werden die definierenden Leitlinien der institutionellen Diagnose vorangesetzt, die Merkmale werden in den nachstehenden Abschnitten beschrieben und anhand von konkreten Fallbeispielen illustriert.

Institutionelle Diagnose:

1. Eine Gruppe von Mitarbeitern der betroffenen Institution ist übermäßig stark durch die Sucht mindestens eines Mitarbeiters, eines Kunden oder eines Lieferanten eingenommen. Trotz negativer Folgen für einzelne Mitarbeiter und die Institution wird der Süchtige in Schutz genommen, die Sucht wird bagatellisiert oder dem Rest der Institution und gegenüber anderen Kooperationspartnern verschwiegen und verheimlicht.
2. Das Verhalten der Gruppe ist durch die Überbetonung des Sozialen und des Zusammenhalts und die einseitige Solidarität mit dem Süchtigen, den inkonsequenten Umgang mit ihm, geringe Ansprüche an seine Arbeitsleistung und die Kompensation seiner suchtbedingten Ausfälle gekennzeichnet. Dies geht gewöhnlich mit übersteigerten Leistungserwartungen an andere Mitarbeiter einher.
3. Die institutionelle Atmosphäre ist durch Resignation, Passivität und Unzufriedenheit geprägt. Viele Mitarbeiter sind überarbeitet und ausgebrannt. Die interne Zusammenarbeit und die Abläufe sind gestört, ebenso die Kooperation mit anderen Institutionen.
4. Diese Auffälligkeiten und Einschränkungen sind nicht nur vorübergehend, bessern sich nicht oder verschlimmern sich und weisen einen Schweregrad auf, der zu personellen und organisatorischen Entwicklungsverzögerungen führt mit der Folge, dass die organisatorischen Ziele ungenügend erfüllt werden.
5. Die co-abhängigen Auffälligkeiten werden oftmals durch macht- und hierarchiebedingte oder ökonomische Abhängigkeiten verstärkt.

Die institutionelle Diagnose setzt die Leitlinien der persönlichen Diagnose in Bezug auf die einzelnen Mitarbeiter oder Mitglieder der Institution voraus. Co-abhängige Institutionen sind zunächst durch ihre co-abhängig verstrickten oder gestörten Mitarbeiter oder Mitglieder geprägt, was sich darüber hinaus auf die Strukturen der Institution auswirkt und diese korrumpiert. Die erste institutionelle Leitlinie ähnelt der ersten Leitlinie der persönlichen Diagnose und ist durch die übermäßige Beschäftigung der Mitarbeiter mit dem Suchtkranken und den suchttypischen Verleugnungsstrukturen gekennzeichnet. Die zweite und dritte Leitlinie der institutionellen Diagnose hingegen gehen über die persönlichen Auffälligkeiten und Symptome deutlich hinaus und betonen die sozialen Qualitäten der institutionellen Verstrickung. Schließlich spielen in die institutionelle Co-Abhängigkeit – im Gegensatz zur persönlichen Co-Abhängigkeit – machtbedingte und wirtschaftliche Abhängigkeiten hinein, was im letzten Unterkapitel beschrieben wird.

Abhängigkeitsspezifische Auffälligkeiten

Wie bei der persönlichen Diagnose steht im Mittelpunkt der institutionellen Co-Abhängigkeit die übermäßige Beschäftigung einer Gruppe von Mitarbeitern oder Mitgliedern mit der Sucht mindestens eines Mitarbeiters, Kunden oder Lieferanten, sodass die eigentlichen Ziele der Institution leiden. Kunde und Lieferant werden ebenfalls berücksichtigt, da sie im Sektor der Dienstleistung sowie des produzierenden Gewerbes eine wichtige Rolle spielen. In Bezug auf das System der Suchthilfe liegt die Kundenproblematik auf der Hand: Die Kunden sind das süchtige Klientel.

Die Gruppe der co-abhängigen Unterstützer wird sich bemühen, dem Süchtigen zu helfen, die Sucht zu überwinden, und die Wirkungslosigkeit und Erfolglosigkeit der Bemühungen wird durch Bagatellisierungen und Rechtfertigungen heruntergespielt. Die Gruppe wird sowohl innerhalb der Institution gegenüber anderen Mitarbeitern oder Mitgliedern als auch gegenüber anderen Institutionen die Sucht verheimlichen, bagatellisieren oder verleugnen. Trotz individueller und institutioneller negativer Folgen wird der Süchtige gegenüber Kritik in Schutz genommen. Überdies reicht das soziale Engagement bis in den Feierabend hinein, auch Einschränkungen des Privatlebens werden in Kauf genommen.

Tabelle 3: Gegenüberstellung abhängigkeitsspezifische institutionelle Auffälligkeiten und persönliche Symptome

Institutionelle Auffälligkeiten	Persönliche Symptome
starke Beschäftigung mit dem Süchtigen; übermäßiger Wunsch zu helfen	Eingenommensein durch den süchtigen Partner, übermäßiges Verlangen zu helfen
Hilfebemühungen werden beibehalten trotz Wirkungslosigkeit	Bemühen um Kontrolle der Sucht und Zunahme der Hilfebemühungen und Kontrolle
Eintreten für den Süchtigen trotz negativer individueller und institutioneller Folgen	zum Partner halten trotz schädlicher Folgen
Bagatellisierung, Verleugnung oder Verheimlichung der Sucht	Bagatellisierung, Verleugnung der Sucht
übermäßiges soziales und arbeitsmäßiges Engagement, auch nach Feierabend, Einschränkungen des Privatlebens	Vernachlässigung anderer Vergnügen und Interessen und sozialer Bezüge bis hin zur vollständigen Selbstaufgabe ständiges Nähesuchen zum Partner, Getrenntsein löst Unruhe aus

In Tabelle 3 sind die abhängigkeitsspezifischen Auffälligkeiten aufgelistet. Zum Vergleich sind die analogen persönlichen Symptome in der rechten Spalte aufgeführt. Das anschließende Fallbeispiel veranschaulicht die abhängigkeitsspezifischen institutionellen Auffälligkeiten.

Das wird schon wieder!

N. war drogenabhängig, er konsumierte Speed und Kokain. Er war Lkw-Fahrer in einem Bauunternehmen. Seine ständig geweiteten Pupillen, Unkonzentriertheit, Fahrigkeit und Unruhe fielen dem Chef und den Kollegen durchaus auf. Aber N. war beliebt, er war immer zu Späßen aufgelegt und sagte niemals Nein. Für keine Drecksarbeit war er sich zu schade. Über sein offensichtliches Suchtproblem wurde nur hinter vorgehaltener Hand gesprochen. Der Chef sagte dann immer, dass N. im Augenblick persönliche Probleme habe und dass es schon wieder würde! – Der Chef musste es wissen.

N. hatte manchmal kleine Unfälle mit seinem Lkw. Die Schäden bezahlte die Versicherung. Der Chef sagte N. dann immer, dass er sich zusammenreißen solle. Er redete mit N. über seine persönlichen Probleme bzw. über das, was er als Chef für die persönlichen Probleme von N. hielt. N. hörte immer reuig zu, entschuldigte sich und gelobte Besserung. Manchmal besuchte der Chef auch die Frau von N. und sprach mit ihr über N. und das, was er für dessen persönliche Probleme hielt. Die Frau sagte wenig und weinte viel. Am Ende des Gesprächs seufzte sie immer, dass N. eigentlich ein guter Mensch sei, er habe so viele Talente. Der Chef antwortete ihr stets zuversichtlich: Das würde schon wieder!

Manchmal gingen der Chef, N. und die Kollegen nach der Arbeit noch zusammen einen heben. Das war gut für den Zusammenhalt und die Arbeitsmoral. Der Chef sprach gerne von seiner zweiten Familie, man müsse in dieser schweren Zeit zusammenhalten und sich gegenseitig unterstützen. N. war beliebt, da er häufig eine Runde ausgab und die Kollegen und den Chef mit amüsanten, nicht jugendfreien Geschichten unterhielt.

N. schlief am Lenker des Lkw ein und kam von der Straße ab. Glücklicherweise wurde niemand verletzt, aber der Lkw war Schrott. N. beging Fahrerflucht und lief davon. Die Polizei traf ihn zu Hause an – mit 1,8 Promille Alkohol im Blut und vollgepumpt mit Speed. Er verlor den Führerschein und die Arbeit.

Im Betrieb redete man nun kopfschüttelnd über N. und seine Sucht: Nein, dass es so schlimm um ihn stehe, nein, das habe man nicht gewusst. Und wenn man es gewusst hätte, nein, dann hätte man doch längst etwas unternommen.

Das Fallbeispiel verdeutlicht, dass die Mitarbeiter formal weiter ihre Arbeit erledigen, doch informell wird über N. geredet und sich um ihn gekümmert. Seinem süchtig narzisstischen Gehabe – typisch für Konsumenten von aufputschenden Rauschmitteln – wird eine Bühne geboten, und er wird dafür beklatscht und bestärkt. Verleugnet und bagatellisiert wird neben der Schwere der Suchterkrankung vor allem die Gefährdung, die von N. als berauschten Lkw-Fahrer für andere Verkehrsteilnehmer ausgeht. Die nachträgliche Scheinheiligkeit ist ebenfalls als Teil der gemeinsamen Verleugnung einzustufen. Das Engagement des Chefs ist als hilflos, wirkungslos und unzureichend einzustufen. Er verpasst es, N. aus dem Verkehr zu ziehen und ihm klare Auflagen für eine Weiterbeschäftigung zu stellen, z. B. eine Suchttherapie durchzuführen. Die soziale Moralität des Chefs ist Teil der institutionellen Verstrickung, dieses Merkmal wird im nächsten Abschnitt näher besprochen.

Die Beschäftigung mit dem Süchtigen ist, anders als im Beispiel von N., häufig auch negativ geprägt. Hintenherum wird über den Süchtigen gelästert und getratscht, und er wird für alles, was in der Institution schiefgeht, insgeheim verantwortlich gemacht. In diesem Fall wird der Süchtige genutzt, von eigenen Fehlern und Unzulänglichkeiten oder Mängeln der Institution abzulenken, er wird als »schwarzes Schaf« missbraucht und ist so Teil einer zusätzlichen Verleugnung. Es sei darauf hingewiesen, dass dies keineswegs das Thema Mobbing berührt. Trotz der Lästerei wird der Süchtige gewöhnlich von den Kollegen geschont und geschützt. Nicht selten hat die co-abhängige Aufmerksamkeit sowohl positive als auch negative Anteile, sie ist dann ambivalent oder zwiespältig.

Im speziellen Fall von Einrichtungen der Suchthilfe ist die starke Beschäftigung oder das Eingenommensein mit den Süchtigen schon durch den institutionellen Arbeitsauftrag, dem süchtigen Klientel zu helfen, vorbestimmt. Typisch co-abhängige Auffälligkeiten von Einrichtungen der Suchthilfe sind ein übermäßig selbstloses und unkritisches Engagement für das süchtige Klientel sowie das Fehlen von Hilfeangeboten für Angehörige. Häufig sind Angebote für Angehörige konzeptionell durchaus vorgesehen, viele Suchtberatungsstellen z. B. führen den Begriff der Angehörigen im Namen, und in Broschüren werden vollmundig Unterstützung und Beratung von Angehörigen angekündigt. Doch Papier ist bekanntlich geduldig, de facto spielen die Angehörigen im Beratungsalltag zumeist keine Rolle, wie die folgende Anekdote verdeutlicht.

Stattdessen herzhaftes Lachen

> In einem Angehörigengespräch mit einem drogensüchtigen Patienten und seiner Frau offenbarte sich eine schwere Co-Abhängigkeit und Hilfebedürftigkeit der Frau. Er war recht therapieerfahren und motivierte sie – untypisch für einen Süchtigen –, etwas für sich zu tun und eine Beratung oder Therapie anzufangen. Sie zeigte sich offen und interessiert, und ich schlug spontan vor, in der Drogenberatungsstelle ihrer Heimatstadt anzurufen und nachzufragen, um gleich einen Kontakt zu schaffen und Verbindlichkeit herzustellen.

Ich erreichte eine sehr humorvolle Kollegin, die über mein Anliegen, eine Angehörige zu vermitteln, erst einmal herzlich lachte. Angehörige kämen auch schon mal in die Beratungsstelle, aber diese wären bei ernsthaften Problemen bei ihnen an der falschen Adresse. Ich war zwar über die Antwort und das herzliche Lachen etwas irritiert, insistierte aber, dass ich eine Broschüre der Beratungsstelle vorliegen habe, in der Angehörigen Einzelberatungen angeboten würden und sogar zwei Mitarbeiter mit Telefonnummern als Zuständige in Angelegenheiten der Angehörigen genannt würden.

Nun wurde das Lachen noch herzhafter und ausgiebiger. Ja, ja, sie wisse schon, was in dem Papier versprochen würde. Schreiben könne man ja vieles. Sie sei sich aber nicht sicher, dass die beiden erwähnten Kollegen von ihrer Aufgabe wüssten. Erneutes herzliches Lachen.

Dann wurde die Kollegin ernsthaft. Ich könne die Frau auch gerne vorbeischicken, falls ich darauf bestehen würde, aber sie würde ihr raten, sich den Gang zu sparen. Sie dürfe das im Prinzip nicht offen sagen, doch Angehörige würden bei ihnen nicht wirklich Beratung und Unterstützung erhalten. Ob mir aufgefallen sei, dass die beiden in der Broschüre genannten Kollegen Männer seien, obwohl Angehörige fast nur Frauen seien. Sie halte das alles für einen großen Witz. Nun war es an mir, herzhaft loszuprusten, obwohl wir uns einig waren, dass die Geschichte im Prinzip traurig ist.

Einseitige Solidarität und Überbetonung des Sozialen

Die Interaktion mit dem Süchtigen ist in der co-abhängigen Institution durch übermäßige Solidarität mit dem »armen Kranken« gekennzeichnet. Ihm wird zumeist mit Nachsicht und Verständnis begegnet, und er wird stark geschont. Der mitfühlende Hinweis auf sein »kleines Problem« wird missbraucht, um seine Fehler und Ausfälle zu entschuldigen und seine Schonung zu rechtfertigen. Hinter vorgehaltener Hand wird mitleidig getuschelt, dass er eine schwere Lebensphase – vorgeschobene Gründe hierfür bieten sich in jeder Biografie immer reichlich – durchmache und es dann schon wieder werden würde. Nicht selten sind Süchtige aber auch, so habe ich es erfahren, im Arbeitsalltag sehr bemüht und durchaus erfolgreich. Ein Süchtiger, dem das Selbstvertrauen fehlt, sich abzugrenzen und Nein zu sagen, ist arbeitsmäßig leicht auszunutzen und missachtet suchtmittelgestützt die Grenzen seiner Belastbarkeit. In diesem Fall wird häufig die noch vorhandene Arbeitsleistung zur Bagatellisierung des Suchtproblems und der Rechtfertigung der Untätigkeit der Vorgesetzten und Kollegen genutzt, z. B.: »Ohne ihn könnten wir nicht, da muss man auch mal eine kleine Marotte nachsehen können.«

Grundlage für die Nachsicht und Schonung ist gewöhnlich eine übertriebene und moralisierende Überbetonung sozialer und menschlicher Einstellungen. Der kollegiale Zusammenhalt und die Loyalität gegenüber der Institution wird stark betont. Wirtschaftliche, qualitative und andere Aspekte der Arbeit werden dadurch in den Hintergrund gedrängt. Die institutionelle Überbetonung des Sozialen erinnert an den grenzenlosen und rigiden Zusammenhalt von co-abhängigen Familiensystemen, ohne den ein Abhängigkeitssystem keinen Bestand hätte.

Entsprechend stabilisiert die Überbetonung des Sozialen das co-abhängige System, indem es die nicht süchtigen Mitarbeiter oder Mitglieder zum Schweigen bringt. Ein offenes Ansprechen der Sucht und der negativen institutionellen Folgen wird durch die soziale Moral – analog der Wirkung des persönlichen Schamkomplexes – tabuisiert. Die soziale Haltung ist einseitig, da sie tatsächlich nur auf den Süchtigen angewendet wird. Dass andere Mitarbeiter Verantwortung und Arbeit des zunehmend leistungsunfähigen Süchtigen übernehmen müssen, ist zweifelsohne wenig sozial. In Tabelle 4 sind die institutionellen Auffälligkeiten aufgelistet und den entsprechenden persönlichen Symptomen zugeordnet.

Frau F. und Frau V.

Zwei Mitarbeiterinnen einer Behörde, Frau F. und Frau V., teilten sich das Büro. Frau F. war medikamentensüchtig und süchtig nach Aufmerksamkeit und Beziehung. Häufig meldete sie sich krank. Selbst wenn sie zur Arbeit kam, war sie selten im Büro anzutreffen. Sie war viel unterwegs, um ihre reichlichen Kontakte in der Behörde zu pflegen. Der Vorgesetzte war ein Freund aus Kindheitstagen. Da er sich der Familie von Frau F. verbunden fühlte, hatte er sie in seine Abteilung geholt.

Frau V. war seine beste Mitarbeiterin, fleißig, kompetent, loyal, engagiert und mitmenschlich. Frau V. war nach seiner Ansicht die Richtige, um das Büro mit Frau F. zu teilen und sich ein wenig um sie zu kümmern. Damals, als er Frau F. in seine Abteilung geholt hatte, hatte er

Tabelle 4: Gegenüberstellung institutionelle Überbetonung des Sozialen und persönliche Symptome

Institutionelle Auffälligkeiten	Persönliche Symptome
einseitiges Mitleid und übermäßige Solidarität mit dem Süchtigen, Überbetonung des Sozialen und des Zusammenhalts	Scham-, Schuldkomplex, Sprachlosigkeit
unkritische Haltung gegenüber dem Süchtigen und geringe Ansprüche an seine Arbeitsleistung	ständiges Bemühen um Freundlichkeit und Höflichkeit, es anderen recht zu machen Schein der heilen Welt, der glücklichen Familie
übermäßige Nachgiebigkeit und Inkonsequenz gegenüber dem Süchtigen, keine disziplinarischen Maßnahmen	inkonsequentes Verhalten starke Hemmung von Ärger und Aggressivität Selbstzweifel, Selbstwertproblematik, Versagensgefühle
Kompensation der suchtbedingten Fehler und mangelnden Leistungen des Süchtigen überzogene Leistungsansprüche an andere Mitarbeiter	hohe Leistungsansprüche, Perfektionismus, hohes Selbstideal
übermäßige Verantwortungsübernahme	übermäßige Verantwortungsübernahme

gegenüber Frau V. Andeutungen gemacht und sie vorbereitet: Er kenne Frau F. schon lange, sie sei etwas schwierig, aber im Grunde genommen ein guter Mensch. Sie brauche ein wenig positive Zuwendung, dann würde es schon.

Die Kollegen aus dem Amt legten wichtige Angelegenheiten nur in das Fach von Frau V. Auf ihrem Schreibtisch türmten sich die Aktenberge. Der Schreibtisch von Frau F. hingegen war stets aufgeräumt. Drei unbearbeitete und drei bearbeitete Akten, die immer ordentlich in der jeweiligen Ablage lagen und die in gewissen Zeitabständen erneuert wurden, symbolisierten, dass hier gearbeitet würde. Wenn Frau V., ganz gegen ihre sonstigen Gewohnheiten, mal leise über ihre Arbeitslast stöhnte, wurde ihr mitfühlend kollegial auf die Schulter geklopft und sie bekam zu hören: »Sie sind halt das beste Pferd im Stall!«

In dem Fallbeispiel von Frau F. und Frau V. ist das Merkmal der Überbetonung der Solidarität mit dem Süchtigen und der sozialen Einstellungen offensichtlich. Oftmals ist es allerdings besser getarnt und äußert sich in einer deutlich verkappteren Art und Weise. Welche institutionell co-abhängigen Stilblüten die Überbetonung des Sozialen treiben kann, soll das folgende Fallbeispiel aus der Suchthilfe illustrieren.

Kafka lässt grüßen – Der Fall P.

P. war aus der Kindheit durch Gewalt und Vernachlässigung traumatisiert und schwer drogensüchtig. Er nahm alles, was er zwischen die Finger bekam. Doch seine Vorzugsdroge waren Benzodiazepine, die er sich unter Vortäuschung einer Paranoia bei einem Psychiater besorgte. P. absolvierte schon seine dritte stationäre Drogentherapie. Die ersten beiden waren daran gescheitert, dass er in die zerrüttete Familie zurückkehrte.

Das wichtigste Ergebnis der dritten Therapie war das Ziel von P., an einem anderen Ort fern der Familie eine neue Existenz aufzubauen. Angesichts seiner vielfältigen Auffälligkeiten und Beeinträchtigungen bewarb er sich in einem stationär Betreuten Wohnen.

Zur amtsärztlichen Begutachtung begleitete ich ihn als behandelnder Therapeut. Das Gespräch führte er zunächst allein mit dem Arzt. Wider Erwarten wurde ich nach kurzer Zeit hereinzitiert. Der Arzt bot mir keinen Stuhl an, er ließ mich als behandelnden Therapeuten stramm stehen. Seine Stimme bebte vor Empörung, als er mich fragte, ob die Paranoia in der Therapie nicht erkannt und behandelt worden sei. Ich erklärte ihm, dass P. zwar auf dem Hintergrund seiner traumatischen Familiengeschichte einige ernsthafte Ängste und Unsicherheiten habe, aber keineswegs an einer Schizophrenie leide. Auch wies ich auf die Masche von P. hin, sich bei einem Psychiater unter dem Vorwand paranoider Ängste Benzos zu besorgen. Er könne dazu nach meiner Ansicht gut selber Stellung beziehen.

Doch der Amtsarzt war nicht mehr aufzuhalten. P. schenkte er keine Beachtung mehr und warf mir und dem Rest der Klinik vor, dass wir P. monatelang haben unnötig und unmenschlich leiden lassen. P. brauche unbedingt eine medikamentöse Behandlung. Meine fachlichen Einwände und wiederholten Versuche, P. an dem Gespräch zu beteiligen, wischte er stur vom Tisch. Seine Meinung war gemacht. In seinen Augen war P. ein »armes Schwein« und wir »sadistische Fachidioten«.

Weitere personelle und organisatorische Störungen

Die in diesem Abschnitt vorgestellten Merkmale sind wichtig, um zwischen einer co-abhängigen Problematik oder Verstrickung von Teilbereichen einer Institution und einer gravierenden Organisationsstörung zu unterscheiden. Folgende drei Auffälligkeiten müssen für eine Organisationsdiagnose vorliegen bzw. haben Anteil an der Definition einer institutionell co-abhängigen Störung:

1. massive Störungen der Arbeitsatmosphäre und -zufriedenheit
2. starke Störungen sowohl in der Zusammenarbeit und den internen Abläufen wie auch der Kooperation mit anderen Institutionen
3. erhebliche personelle und organisationelle Entwicklungsverzögerungen.

Die Arbeitsatmosphäre einer co-abhängigen Institution ist stark ambivalent durch oberflächliche Zufriedenheit, aber auch Resignation, Passivität, Klagen und Vorwürfe gekennzeichnet. Manche Mitarbeiter äußern sich verkappt positiv oder hoffnungsvoll über ihre Arbeitszufriedenheit, z. B. »Im Vergleich mit anderen geht es uns doch gut!« oder »Im Augenblick gibt es ja Schwierigkeiten, aber wenn wir die überwunden haben, dann …«. Andere Mitarbeiter sind (hinter vorgehaltener Hand) unzufrieden und klagen ständig über die Situation und die Zustände, haben aber keine echte Absicht, etwas zu ändern und sich zu engagieren. Bei vielen Mitarbeitern kommen beide Formen der resignativen Zufriedenheit und vorwurfsvollen Unzufriedenheit vor.

Störungen in der internen Kommunikation und Zusammenarbeit sind bei einer ernsthaften institutionellen Co-Abhängigkeit immer festzustellen. Sie beginnen bei der Bagatellisierung, Verheimlichung und Verleugnung der Suchtproblematik. Mit der Verschärfung der Situation können sie sich nach und nach auf das gesamte Miteinander und alle Abläufe ausbreiten. Es kommt gehäuft zu Kommunikationsirrtümern: Gesagtes wird falsch verstanden und Absprachen unterschiedlich bewertet. Das Miteinander ist oberflächlich, betont höflich und freundlich, aber unterschwellig gereizt bis feindselig. Jeder ist damit beschäftigt, keine Fehler zu machen und die Schuld beim anderen zu suchen. Manche Mitarbeiter missachten mehr oder weniger bewusst institutionelle Regeln, andere wiederum versteifen sich auf einige Regeln und halten diese stereotyp hoch, z. B. »Das haben wir schon immer so gemacht!« Die Mitarbeiter sprechen nicht mehr oder nur das Nötigste miteinander. Dagegen wird viel übereinander gesprochen, z. B. »Hast du gehört, was die gesagt hat!« Die internen Störungen wirken sich auf die Kooperation mit anderen Institutionen negativ aus.

Schließlich stellt sich in co-abhängig strukturierten Institutionen eine Verzögerung von personeller und organisatorischer Entwicklung ein. Die Entwicklungsverzögerung kann sich z. B. durch eine extreme Fluktuation unter einem Teil der Mitarbeiterschaft – meistens den Mitarbeitern, die die Situation realistisch, also nicht co-abhängig, einschätzen und die ihre persönlichen Konsequenzen ziehen – ausdrücken. Es kann aber auch sein, dass keine personelle Fluktuation stattfindet, weil die alten Mitarbeiter auf ihren Posten kleben. Fortbildungen werden nicht mehr besucht. Innerhalb der Institution wird der Status quo zwanghaft gewahrt. Neuerungen, Anpassungen oder Entwicklungen werden herausgezögert, blockiert oder offen abgelehnt.

Im extremen Fall kann die Verzögerung von personellen und organisationellen Entwicklungen in einem völligen Organisationsstillstand münden. Man hat die Einrichtung oder Organisation unbewusst aufgegeben und agiert nur noch resignativ. Co-abhängige Mitarbeiter haben eine sehr hohe Arbeitsmoral und kommen oftmals noch krank zur Arbeit. Ab einem gewissen Störungsgrad kann dies allerdings ins Gegenteil kippen. Der Krankenstand steigt stark an. Die Mitarbeiter beschäftigen sich vorwiegend mit ihren Konflikten, bilden Bündnisse und bekämpfen sich gegenseitig. Nicht mehr die Inhalte der Arbeit stehen im Vordergrund, vielmehr sind die Mitarbeiter damit beschäftigt, sich und ihr Handeln zu rechtfertigen und anderen vorzuwerfen, schuld an der Misere zu sein. Institutionelle Leistungen werden infolgedessen nur noch ungenügend erbracht.

Es ist erstaunlich, dass süchtig und co-abhängig beherrschte Institutionen oftmals noch jahrelang funktionieren, bis sie auffallen und jemand eingreift. Doch noch verwunderlicher ist es, dass viele betroffene Institutionen eigenständig den Karren aus dem süchtigen und co-abhängigen Morast ziehen, festen Boden unter den Füßen finden und wieder erfolgreich ihren Geschäften nachgehen. Die erläuterten zusätzlichen institutionell co-abhängigen Auffälligkeiten sind in Tabelle 5 einzusehen und mit den persönlichen Symptomen zu vergleichen.

Tabelle 5: Gegenüberstellung zusätzliche personelle und Organisationsstörungen und persönliche Symptome

Institutionelle Auffälligkeiten	Persönliche Symptome
Störungen der Arbeitszufriedenheit der Mitarbeiterschaft (Resignation, Klagen etc.) Ausgebranntsein von Mitarbeitern, hoher Krankenstand	wechselhafte Stimmung zwischen Hoffnung und Larmoyanz depressive Symptome (Erschöpfung, Freudlosigkeit, Lustlosigkeit …) psychosomatische Beschwerden (Erschöpfung, Schlafstörungen, Appetitlosigkeit …)
Störungen der Zusammenarbeit und internen Abläufe und der Kooperation mit anderen Institutionen	sozioemotionale Störungen (Freundlichkeit, Höflichkeit, aggressive Hemmung, Verantwortungsübernahme)
personeller und organisatorischer Entwicklungsstillstand Chaos, Führungslosigkeit, Auflösungserscheinungen der Einrichtung	Depression, Ängste, psychosomatische Syndrome, akutes oder Posttrauma (Misstrauen, Gleichgültigkeit, Unruhe, Schreckhaftigkeit …)
große Anzahl süchtiger Mitarbeiter	eigene Suchtentwicklung

2.2 In Kombination mit macht- und ökonomisch begründeter Abhängigkeit

Oben wurde Ihnen aufgezeigt, dass Co-Abhängigkeit von anderen Formen der Abhängigkeit, z. B. Beziehungen, in denen die Abhängigkeit durch Macht, Gewalt oder ökonomische Bedürftigkeit begründet ist (Prostitution, Entführung, Leibeigenschaft, organisierte Kriminalität etc.), abzugrenzen ist. Diese Trennung ist auf institutioneller Ebene nur noch theoretisch denkbar, aber in der Praxis stehen co-abhängige Probleme und machtbezogene und ökonomische Interessen in einer engen und gegenseitigen Wechselwirkung, die in einer Organisationsdiagnose unbedingt ganzheitlich zu berücksichtigen sind. Ich nenne dies macht- und ökonomisch begründete institutionelle Co-Abhängigkeit.

Zu den Machtaspekten

Der gemeinsame Nenner eines süchtig co-abhängigen Machtsystems ist die kompromisshafte und balancierte Befriedigung der unbewussten oder heimlichen Interessen der Mitarbeiter oder Mitglieder einer Institution. Machtinteressen sowie süchtige und co-abhängige Interessen können in einer Person vereint sein, wenn z. B. eine Leitung ein Suchtproblem hat, kann sie ihre Leitungsbefugnisse missbrauchen, die Aufdeckung ihrer Problematik und deren Folgen unterdrücken und sich ferner co-abhängig um andere süchtige Mitarbeiter kümmern, die wiederum die Leitung stützen. Meistens werden sich aber die Interessen auf verschiedene Personen verteilen. Z. B. könnte ein Leiter süchtig sein und durch einen co-abhängigen Mitarbeiter gestützt werden, der als Ausgleich insgeheim an der Leitung beteiligt wird oder sogar diese hinter der Kulisse übernimmt. Oder aber ein süchtiger Mitarbeiter wird von der Leitung geschützt. Die co-abhängige Inschutznahme wird durch Loyalität und Unterwerfung gegenüber der Leitung bezahlt, die darüber ihre Machtposition gegenüber Rivalen oder dem Rest der Mitarbeiterschaft stärkt wie in dem folgenden Fallbeispiel.

Der machtpolitische Nutzen der Suchtprobleme von Frau C.

Frau G. arbeitete in einem großen Kaufhaus als Verkäuferin in der Sportabteilung. Sie war jung, kompetent und sehr ehrgeizig. Der Abteilungsleiter schätzte sie, aber er hatte unbewusst Angst vor ihren Ambitionen und ihrer Zielstrebigkeit. Zu häufig war sie anderer Meinung als er, zu häufig hatte sie ihm widersprochen und zu häufig hatte sie zu guter Letzt recht behalten. Frau G. arbeitete mit Frau K. zusammen. Die beiden Frauen waren Busenfreundinnen und unterstützten sich solidarisch. Der Abteilungsleiter hatte sich vor Kurzem um Frau K. bemüht, doch sie hatte ihn hoffnungslos abblitzen lassen.

Frau C. war depressiv und hatte ein Medikamentenproblem, was außer dem Abteilungsleiter niemand wusste. Sie war dem Abteilungsleiter ergeben, galt aber unter den Kolleginnen als zickig und bequem. Niemand wollte mit ihr arbeiten. Ihretwegen gab es in der Schuhabteilung immer wieder Konflikte. Der Abteilungsleiter versetzte Frau K. in die Schuhabteilung und Frau C. in die Sportabteilung, vordergründig um die Probleme in der Schuhabteilung zu lösen, aber hintergründig um das Netzwerk der beiden ihm unbequemen Frauen zu schwächen.

Süchtig co-abhängig verstrickte Machtintrigen unterscheiden sich von Verträgen oder Bündnissen dadurch, dass sie nicht bewusst und offen besprochen, ausgehandelt und abgeschlossen werden. Auch muss die Intrige gegenüber anderen verheimlicht und getarnt werden. In Kauf genommene Folgen eines solchen Paktes sind Reibungsverluste, die Erstarrung des Systems und Leistungseinbußen, die aber ein gewisses Ausmaß nicht übersteigen dürfen, damit das System nicht zu sehr auffällt.

Zu den ökonomischen Aspekten

Ebenso wie Machtinteressen spielen auch ökonomische Abhängigkeiten häufig in co-abhängige Verstrickungen hinein. Unternehmen, gleichgültig, ob sie mit Dienstleistungen oder Produkten handeln, sind immer ökonomisch abhängig davon, dass der Kunde ihr Angebot in Anspruch nimmt, sonst kann das Unternehmen nicht am Markt bestehen. Die Besitzer und Mitarbeiter des Unternehmens sind wiederum wirtschaftlich als Person oder als Familie auf den Bestand und die Prosperität des Unternehmens angewiesen.

Der Süchtige ist in seinen süchtigen Bedürfnissen recht einfach zu manipulieren. Wenn er Suchtdruck hat, zahlt er beinah jeden Preis für sein Suchtmittel. Und da es Süchtige reichlich gibt – z. B. 3,3 Mio. Alkoholiker (Papst & Kraus, 2008) –, kann man mit ihnen gutes Geld verdienen. Doch Süchtige wirtschaftlich auszunutzen, ist nicht ohne Weiteres als persönlich co-abhängig einzustufen, da aufseiten der Ausnutzenden kein Leiden, Eingenommensein oder Schamkomplex vorzufinden und das Handeln durch monetäre Vorteile motiviert ist. Nichtsdestotrotz ist institutionell eine co-abhängige Komponente zu konstatieren, da die Sucht gefördert wird und die Institutionsstrukturen sich (co-abhängig) an die Interessen und Eigenheiten von Süchtigen anpassen müssen. Im Fall einer ökonomisch begründeten institutionellen Co-Abhängigkeit sind häufig Kunden und Lieferanten die süchtigen Symptomträger, es können aber auch süchtige Mitarbeiter sein, die über die Vergabe von monetären oder Sachmitteln entscheiden.

Da die Kunden im System der Suchthilfe gewöhnlich süchtig sind, bietet es sich an, die ökonomisch begründete institutionelle Co-Abhängigkeit anhand eines fiktiven Beispiels aus der Suchthilfe zu verdeutlichen. Im Beispiel kommen auch Machtmittel co-abhängig zum Einsatz.

Wenn einem das Wasser bis zum Hals steht

Eine ambulante Rehabilitationsstelle für Alkoholiker hat Belegungsprobleme und kommt infolgedessen in wirtschaftliche Not. Eile ist geboten. Zum Erhalt der Einrichtung und der Arbeitsplätze müssen die Behandlungsplätze zügig belegt werden. Der Träger hat schon mit Schließung der Einrichtung gedroht: Die Belegungsmisere sei das Problem der Leitung und der Mitarbeiter der Einrichtung. Eine negative Bilanz könne man sich nicht leisten, auch um andere Angebote des Trägers nicht zu gefährden. Angst um die Arbeitstellen herrscht unter den Mitarbeitern.

Hinzu kommt noch, dass in einer Therapiegruppe einige Patienten gemeinsam rückfällig geworden sind, die ohnehin schon unmotiviert mitgearbeitet haben und denen der disziplinarische Ausschluss aus der Therapie angedroht worden ist. Nach der Gelben Karte kommt bekanntlich die Rote Karte. Ein Rauswurf der rückfälligen Patienten würde das Ende der Therapiegruppe bedeuten.

Die Einrichtungsleitung beschließt folgende Sofortmaßnahmen: Die rückfälligen Patienten werden in die Entgiftung geschickt. Um sicherzugehen, dass sie dort heil ankommen, fährt die Leitung die Patienten im eigenen Auto in ihrer Freizeit dorthin. Bewerber, bei denen man mangels Motivation entschieden hat, sie abzulehnen, oder die noch in der Vorbereitung zur Behandlung stehen, erhalten kurzfristig Therapiezusagen. Die Leitung frisiert die Kostenanträge, indem sie die Motivation der Bewerber schönredet, und nutzt ihre guten Kontakte, damit die Anträge bevorzugt und beschleunigt positiv entschieden werden.

Die Leitung kennt ihr Team, und sie weiß, dass sich einige Mitarbeiter stark von ihren Grundsätzen und Idealen leiten lassen. Diese würden das Vorgehen ablehnen, sich mit aller ihnen zur Verfügung stehenden Macht dagegen auflehnen und womöglich das ganze Team hinter sich bringen. Entgegen ihren sonstigen Gepflogenheiten und ihren demokratischen Überzeugungen entscheidet und handelt die Leitung im Alleingang. Das Team wird nur in Kenntnis gesetzt. Diskussionen erstickt die Leitung im Keim mit der Drohung: »Dann können wir die Einrichtung gleich schließen!«

Die Maßnahme wirkt wie gewünscht. Die Therapiegruppe ist wieder voll belegt, der Träger ist zufrieden und lobt das schnelle und effektive Vorgehen. Über die Rückfälle und alles andere ist der Träger natürlich nicht informiert worden. Die Mitarbeiter kämpfen mit unvorbereiteten, unmotivierten und rückfälligen Patienten.

Wie würden Sie anstelle der Einrichtungsleitung entscheiden? Das Beispiel verdeutlich das moralische Dilemma des Trägers, der Einrichtungsleitung und der Mitarbeiter: Arbeitsplätze versus Qualität der Leistung. Die Einrichtungsleitung entscheidet sich aus ökonomischen Gründen eindeutig co-abhängig, und sie nutzt ihre Machtposition aus, sich durchzusetzen.

Eine Dienstleistung oder ein Produkt wird obendrein für einen süchtigen Kunden dann interessant, wenn es die Sucht betreffenden Vorteile beinhaltet. Die Werbeslogans der Tabakwerbebranche sind ein gutes Beispiel hierfür. Sie zielen auf die Nikotinsüchtigen, denen z. B. Freiheit, Attraktivität, Sportlichkeit und Gesundheit durch den Erwerb und Konsum der Glimmstengel suggeriert wird. Dieserart werden gezielt süchtig narzisstische Wunschfantasien angesprochen und gepflegt. Es wird mit enormem Aufwand Werbung betrieben, die die offensichtlichen Nachteile – Abhängigkeit, Unsportlichkeit und Krankheit – des Produkts subtil infrage und auf den Kopf stellt. Die Kosten zahlt der Raucher. Der Qualitäts- und Kostenvergleich wird so zur Nebensache.

Wie süchtige Bedürfnisse gezielt angesprochen, befriedigt und ausgenutzt werden, kann auch prägnant am Beispiel von Spielhallen und Geldspiel- bzw. Glücksspielautomaten veranschaulicht werden. Wie bei der Tabakindustrie ist hier ein ganzer Produktions- und Dienstleistungszweig auf die süchtigen Interessen der Zocker ausgerichtet.

Ein co-abhängig süchtiges Produktdesign

Das Design vieler Spielhallen und von Geldspiel- bzw. Glücksspielautomaten dient meines Erachtens ganz der Befriedigung von süchtigen Bedürfnissen und Interessen. Die Interessen von Menschen, die (nicht süchtig) Spaß am Spielen suchen, bleiben weitgehend unberücksichtigt. Ein Design für eine nicht süchtige Zielgruppe würde ganz anders ausfallen, wie in der nachfolgenden Tabelle 6 aufgezeigt wird.

Im Gegensatz dazu werden bei vergleichbaren Freizeitangeboten, z. B. Bowlinghallen, Billardsälen oder Dartkneipen, die persönlichen und geselligen Bedürfnisse der (nicht süchtigen) Kundschaft in hohem Ausmaß und anderer Form berücksichtigt. Die Gerätschaften – Bowlingbahnen, Billardtische und Dartscheiben – sind überdies nicht auf Gewinnoptimierung und die Befriedigung süchtiger Größenfantasien ausgelegt. Dem geneigten Leser sei empfohlen, den Unterschied konkret vor Ort auszuprobieren und zu erfahren.

Tabelle 6: Suchtdesign von Spielhallen und Geldspielautomaten

Design	Süchtige Interessen	Nicht süchtige Interessen
Spielhallen sind gewöhnlich anonym gestaltet. Die äußere Scheibe ist getönt, der Innenraum ist uneinsehbar. Das Licht ist oft abgeblendet. Spielautomaten lassen nur einen Nutzer zu.	Der Zocker will nicht gesehen werden. Er geht seiner Sucht am liebsten allein, ungestört und heimlich nach.	Helle und freundliche Spielhallen, in denen man sich treffen kann und gemeinsam Spaß hat.
Spielgeräte stehen eng nebeneinander.	Zocker bedienen gerne mehrere Geräte gleichzeitig, was den süchtigen Kick erhöht.	Ein Gerät für mehrere Leute, die gemeinsam Spaß haben wollen.
Die Spieldauer von Automaten wird immer weiter verkürzt.	Sucht bekommt nie genug. Die süchtige Ungeduld und Agitiertheit fordert möglichst kurze Spiele. Das Spiel ist noch nicht zu Ende, da ist der Zocker schon mit dem nächsten Spiel beschäftigt.	Die Spieldauer sollte nicht zu kurz sein, damit sich Entspannung, Erholung und die geselligen Bedürfnisse entfalten können.
Der Wetteinsatz und die Gewinnchance wird immer weiter erhöht. Mit Spielsystemen der Automaten werden gesetzliche Bestimmungen zu Grenzen des Einsatzes und der Gewinnchance unterlaufen. Große Vermögensverluste sind möglich. (Meyer & Bachmann, 2000, S. 9–15)	Je höher der Einsatz und die Gewinnchance, desto größer ist der Kick für den Zocker. Der große Wurf treibt ihn süchtig an.	Der Spaß am Spiel steht im Vordergrund, der Einsatz und die Gewinnchance dürfen die monetären Möglichkeiten des Spielers nicht übersteigen. Möglichst viel Spaß für wenig Geld ist das Ziel.
Die Spielsysteme suggerieren Kontrolle und Kompetenz.	Die süchtigen Größenfantasien werden durch diese Illusionen genährt.	Glücksspiele bieten besondere Entspannung, da Zufall und Glück im Prinzip ein unanstrengender Zeitvertreib sind. Wer sein Können beweisen möchte, spielt Geschicklichkeitsspiele oder treibt Sport.

3. Daten und Fakten

Die wissenschaftliche Datenlage zum Thema Co-Abhängigkeit ist äußerst dürftig. Die wenigen Studien und Daten, die ich gefunden habe, beschäftigen sich außerdem mit Detailfragen. Veröffentlichungen zu Beziehungsmustern erwachsener Kinder von Alkoholikern (Schumann, 2000) oder der Partnerzentrierung von Angehörigen (Galliker et al., 2004) sind sicherlich sinnvoll. Doch werden sie der Ernsthaftigkeit und Schwere der Symptomatik des co-abhängigen Leidens nicht annähernd gerecht. Aber entscheidend ist, dass kein übergreifendes Forschungskonzept bzw. systematisches Forschungsvorgehen zum Thema existiert. Grundlegende Voraussetzungen, das co-abhängige Phänomen zu erforschen, sind nicht gegeben. Die wenigen Studien bleiben im leeren Raum stehen und stoßen keine neue Forschung an. So wird subtil – von den wenigen um das Thema bemühten Autoren sicherlich ungewollt – das Thema bagatellisiert und marginalisiert.

Für ein planvoll und systematisch wissenschaftliches Vorgehen müssten meines Erachtens folgende vier empirische und praxisorientierte Ansätze parallel und verzahnt aufgebaut und verfolgt werden:

1. Das Phänomen der Co-Abhängigkeit müsste konzeptionell geklärt werden. Dieses Buch gibt diesbezüglich vielfältige Anstöße.
2. Es müssten klinische und wissenschaftliche Erhebungsverfahren entwickelt werden.
3. Grundlegende epidemiologische Daten müssten systematisch erfasst werden.
4. Es müssten angemessene Präventions-, Beratungs- und Behandlungsstrukturen für Angehörige aufgebaut werden, um die Betroffenen zu erreichen, ihnen bedarfsgerecht zu helfen und sie anwendungsorientiert erforschen zu können.

Forschung benötigt zweifelsohne eine ausreichende finanzielle und personelle Ausstattung. Hierfür wäre wiederum zunächst ein Konsens der Sozial- und Gesundheitspolitik, der Suchthilfeverbände und -träger, der Kostenträger und der Wissenschaft notwendig. Angesichts der dürftigen

Datenlage möchte ich dieses Unterkapitel auch nutzen, um diesbezüglich weitere kritische Denkanstöße zu geben.

3.1 Prävalenz

Für Kolitzus ist Co-Abhängigkeit »im Verein mit Sucht das größte sozialmedizinische Problem unserer Gesellschaft« (2004, S. 7). Doch gibt es im Prinzip keine epidemiologische Studie zur Prävalenz des Phänomens. Zu den Angehörigen habe ich verschiedene Schätzungen gefunden, allerdings keine wissenschaftliche Studie, auf der sie basieren. Die Autoren zitieren sich interessanterweise gegenseitig, oder die Zahlen werden einfach ohne Literaturhinweis behauptet. Ich habe das Daten-Durcheinander leider nicht vollständig auflösen und die Schätzmethoden nicht ermitteln können. Folgend sind die »seriösesten« Zahlen, die ich finden konnte, aufgeführt:

- Nach Kolitzus (2000, 2004) gibt es 8 Mio. Angehörige. Woher seine Zahl stammt, verrät er nicht.
- Nach dem REITOX-Bericht 2007 (Pfeiffer-Gerschel et al., S. 47) gibt es 2,65 Mio. Kinder aus alkoholbelasteten Familien, 30 000 – 40 0000 Kinder drogenabhängiger Eltern, 5–6 Mio. erwachsene Kinder suchtkranker Eltern und 5 – 7 Mio. Angehörige, die durch eine Alkoholabhängigkeit eines Familienmitglieds betroffen sind. Zur Prävalenz der Angehörigen konnte ich bedauerlicherweise keine primäre Studie finden. Die gefundenen Literaturangaben waren nicht aufschlussreich.
- Im EMCDDA-Report[4] durch den REITOX-Knotenpunkt von 2008 (Pfeiffer-Gerschel et al., S. 58) wird die Zahl von 2,65 Mio. Kindern aus Alkoholikerfamilien wiederholt, aber die Zahl der Kinder drogenabhängiger Eltern ist in diesem Report auf 40 000 – 60 000 angestiegen. Nach dem Report ist jedes fünfte bis sechste Kind (17,6 %) durch Abhängigkeit in der Familie betroffen. Eine Zahlenangabe zu den betroffenen erwachsenen Angehörigen fehlt eigentümlicherweise.

4 European Monitoring Centre for Drugs and Drug Addiction.

Die Anzahl der Kinder in Suchtfamilien wurde anscheinend anhand der Gesamtzahl der Alkohol- und Drogenabhängigen und deren durchschnittlichen Kinderanzahl geschätzt. Sicherlich gingen in die Schätzung Eltern mit einem Abhängigkeitssyndrom ein. Doch wurden auch Eltern mit schädlichem oder riskantem Gebrauch berücksichtigt? Ich habe es nicht herausgefunden. Sowohl die Zahl von acht Mio. als auch die Zahl von fünf bis sieben Mio. betroffenen Angehörigen werden in Artikeln, Infobroschüren oder Internetrepräsentanzen genutzt. Bemerkenswert ist, wie diese Zahlen von allen unkritisch übernommen und zur Wahrheit hochstilisiert werden, ohne dass die wissenschaftliche Grundlage der Daten geklärt ist. In der Sucht ist alles vielmals exakt vermessen und bestimmt, aber bei den Angehörigen ist man mit »Gerüchten« zufrieden.

Überdies bleibt vollkommen unklar, warum in den REITOX-Berichten nur Kinder von alkohol- und drogenabhängigen Eltern berücksichtigt wurden. Medikamentensucht, Spielsucht, Magersucht, Bulimie, Internet- und andere Verhaltenssüchte werden unkommentiert missachtet. Auch fragt man sich, wer in die Angehörigenzahlen eingeht. Abhängigkeitskranke haben gewöhnlich Eltern, Partner und Geschwister, die als Familienmitglieder betroffen sein können. Darüber hinaus bleibt offen, ob auch Freunde und Arbeitskollegen mitgezählt wurden, zu denen oftmals eine ähnlich enge Beziehung wie zu Familienmitgliedern besteht.

Einige kritische Anmerkungen und Fragen

Im Zusammenhang mit Sucht und Suchtmittelkonsum ist alles exakt ausgezählt und vermessen. Es gibt genaue Erhebungen und Schätzungen, wie häufig die verschiedenen Suchtformen in welchem Schweregrad vorkommen oder wie viel ein Suchtmittel vom Durchschnittsmann und der Durchschnittsfrau konsumiert wird. Auch für die verschiedenen Altersgruppen findet man zu Prävalenz und Durchschnittsverbrauch alles, was man sich wünscht. Die Statistiken werden jährlich aktualisiert und die Messmethoden fortwährend verfeinert. Im Fall der Deutschen Suchthilfestatistik stammt diese Tradition schon aus dem 19. Jahrhundert (DHS und DG-SUCHT, 2009).

Zur Prävalenz von Angehörigen, die von Sucht betroffen sind, gibt es nur vage Schätzungen. Doch habe ich ernsthafte Zweifel, dass man ohne einen gewissen wissenschaftlich methodischen Aufwand zu einem befriedigenden Ergebnis kommen kann. Schon die Frage, wer co-abhängig betroffen ist und in die Zählung eingehen sollte, birgt ungeahnte Schwierigkeiten.

Die Zahl der co-abhängig betroffenen Personen interessiert als erste Prävalenz. Sicher ist, dass für eine Bestimmung der Häufigkeit der co-abhängigen Verstrickung die Kinder, Partner und Eltern mitgezählt werden müssen. Aber nicht jeder, der von Sucht betroffen ist, ist auch co-abhängig verstrickt.

Doch wie unterscheidet man die co-abhängig verstrickten Angehörigen von den nicht verstrickten Angehörigen? Es benötigt hierfür geeignete Erhebungsinstrumente. Des Weiteren ist zu fragen, ob auch andere Familienmitglieder und Bekannte, zu denen ein enges Verhältnis besteht, mitgezählt werden sollten. Der Kontakt zu Großeltern, Tanten und Onkel, guten Freunden, Nachbarn, Arbeitskollegen oder Mitgliedern z.B. eines Sportvereins, eines Schützenvereins oder eines Stammtisches können dieselbe soziale Bedeutung und Funktion wie nahe Familienbeziehungen haben. Auch in diesen Beziehungen kann es zu ernsthaften co-abhängigen Verstrickungen kommen. Wie soll man diese zählen oder schätzen?

Des Weiteren kommen die professionellen Helfer hinzu, die sich ebenfalls co-abhängig verstricken können. Co-abhängig agierende Suchtberater, Suchttherapeuten und Suchtärzte gehören für mich auch in die Zählung hinein. Auch Laienhelfer, Seelsorger, Pädagogen, Lehrer etc., die beruflich mit Sucht konfrontiert sind und sich verstrickt haben, sind mitzuzählen. Doch wie erreicht man diese und diagnostiziert sie?

Die zweite Prävalenz, die zu erheben ist, ist die Anzahl der co-abhängig erkrankten Personen. Doch wird das Krankheitsbild bislang offiziell nicht anerkannt. Selbst viele Fachleute können mit dem Begriff der Co-Abhängigkeit wenig anfangen. Es braucht eine allgemein gültige Operationalisierung der Diagnose, bevor man zählen kann. Im Kapitel 1 wurde Ihnen ein Entwurf hierzu vorgestellt. Sobald die klinische Diagnosestellung auf den Weg gebracht ist, müssen darüber hinaus zuverlässige Erhebungsinstrumente entwickelt werden. Wie erreicht man ferner die Co-Abhängigen, um sie zu diagnostizieren und zu zählen, wenn sie im Stillen und Vergessenen leiden und keine Anlaufstellen haben?

Die bisherigen Schätzungen basieren auf den Prävalenzen von Sucht. Das birgt eine weitere Schwierigkeit, nämlich das Ausmaß des Suchtkonsums bzw. die Schwere der Abhängigkeitsproblematik der Symptomträger. Zweifelsohne sind Angehörige von Suchtkranken mit einem Abhängigkeitssyndrom zu berücksichtigen. Aber was ist bei schädlichem und riskantem Gebrauch der Suchtkranken? Auch in diesen minderschweren Suchtfällen können die Auswirkungen auf die Angehörigen beträchtlich sein, sodass sie sich co-abhängig verstricken oder sie co-abhängig erkranken können. Eine entsprechend differenzierte wissenschaftliche Betrachtung ist notwendig.

Das sind nur einige wenige Schwierigkeiten, die sich eine seriöse epidemiologische Studie zum co-abhängigen Problem stellen müsste. Sicherlich sind die Fragen und Schwierigkeiten nicht unüberwindbar, doch müsste ein ganz anderer wissenschaftlicher Aufwand betrieben werden, als er in den bisherigen, zweifelhaften Schätzungen vorgenommen wurde.

Eine eigene nicht repräsentative Schätzung

Ich möchte anhand einer kleinen selektiven Stichprobe eine Schätzung der Co-Abhängigkeit vornehmen, nicht um zu repräsentativen Zahlen zu kommen, vielmehr um Ihnen die angesprochenen Aspekte zu illustrieren, die bei einem ernsthaften epidemiologischen Vorgehen zu berücksichtigen sind. Die zehn Suchtsysteme, die in die kleine Schätzung eingehen, sind typische süchtig co-abhängige Fälle (s. Tabelle 7, S. 94 und 95). Wie in Kapitel 1 eingeführt wurde, werden die Betroffenen als co-abhängig verstrickt (beratungsbedürftige Problematik) oder co-abhängig erkrankt (behandlungsbedürftige Störung) diagnostiziert.

In dieser kleinen Stichprobe kommen auf jeden süchtigen Fall ca. eine co-abhängig erkrankte und zwei bis drei co-abhängig verstrickte Angehörige. Das Verhältnis zwischen Sucht und Co-Abhängigkeit liegt demnach bei eins zu drei bis eins zu vier. Die Stichprobe ist selbstverständlich selektiv und nicht repräsentativ, aber es entspricht meinen therapeutischen Erfahrungen, dass sich ungefähr drei bis vier co-abhängig verstrickte oder erkrankte Personen um einen Süchtigen kümmern. Die Fälle sollen aber vor allem auch die inhaltlichen Defizite der bisherigen Schätzungen aufdecken und aufzeigen, was eine genauere Erhebung berücksichtigen muss:

Tabelle 7: Eine Stichprobe zum Verhältnis Sucht und Co-Abhängigkeit

Süchtig co-abhängige Fälle	Anzahl co-abhängige Verstrickungen und Störungen
Herr N. ist seit Jahrzehnten Alkoholiker und hat körperlich und psychisch stark abgebaut. Zu seinen Eltern hat er keinen Kontakt mehr. Die Frau hat sich scheiden lassen. Die heranwachsende Tochter lebt wegen psychosozialer Probleme in einem Betreuten Wohnen. Sein Bruder kümmert sich um seine juristischen und finanziellen Angelegenheiten und lässt ihn auch auf Drängen der Schwägerin in dem Restaurant wohnen, welches die beiden führen, obwohl der Anblick von Herrn N. und seine Eskapaden die Gäste abschreckt.	Tochter psychosoziale Problematik auf dem Hintergrund einer co-abhängigen Suchttraumatisierung (1), Schwester, Schwager und Exfrau (trotz Trennung) co-abhängig verstrickt (3)
Herr A. wird von der Mutter, der Schwester und der Ehefrau versorgt. Das Dreiergespann verbringt den größten Teil des Tages gemeinsam und berät täglich neu, wie sie Herrn A. helfen können. Zwei Kinder kommen darüber zu kurz. Der Vater von Herrn A. duldet die Zustände, geht arbeiten und schweigt.	Mutter, Ehefrau und Schwester co-abhängig gestört (3), Vater und die Kinder co-abhängig verstrickt (3)
Herr M. wurde von seiner Frau verlassen. Er hat zwei Kinder. Der Sohn hat psychogen bedingte Leistungsprobleme in der Schule, die Tochter ist unauffällig. Er arbeitet in einem kleinen Handwerksbetrieb. Der Chef und die zwei Kollegen trinken gerne einen mit. Sein Vater und Bruder saufen ebenfalls, die Mutter verleugnet die familiäre Suchtproblematik standhaft.	Sohn und Mutter co-abhängig gestört (2), Chef und Kollegen co-abhängig verstrickt (3) und riskanter Konsum, Vater süchtig Frau und Tochter Co-Abhängigkeit überwunden
Frau T. ist alkohol- und medikamentenabhängig und lebt in einem stationär betreuten Wohnen. Ihr Mann, der seit ca. 30 Jahren zu ihr hält, kümmert sich rührend um sie. Das Paar hat seit vielen Jahren keinerlei sozialen Kontakte mehr.	Ehemann co-abhängig gestört (1)
Die Eltern von Herrn P. verleugnen seine Sucht standhaft. Er und seine Frau haben parallel eine Therapie begonnen. Die Eltern von ihr unterstützen das Paar.	Seine Eltern co-abhängig gestört (2), Ehefrau und ihre Eltern co-abhängig verstrickt (3)

Tabelle 7 *(Fortsetzung)*: Eine Stichprobe zum Verhältnis Sucht und Co-Abhängigkeit

Süchtig co-abhängige Fälle	**Anzahl co-abhängige Verstrickungen und Störungen**
Herr H. wohnt in einem Betreuten Wohnen. Die Familie hat sich komplett distanziert. Im Heim wird sein Konsum geduldet. Früher hat er harte Drogen konsumiert, Alkohol und Cannabis erscheint den Mitarbeitern als geringeres Übel.	Zwei Bezugsmitarbeiter und Leitung co-abhängig verstrickt (3), Familie unbekannt Institutionelle co-abhängige Verstrickung
Herr U. lebt seit Jahren weitgehend trocken. Er ist in Therapie, doch ein bis zwei Mal im Monat hat er Rückfälle. Seine Frau hält zu ihm und möchte eine Familie mit ihm gründen. Die Situation bleibt jahrelang unverändert bestehen, bis sie zu alt für den Kinderwunsch ist.	Ehefrau und zwei Mitarbeiter co-abhängig verstrickt (2) Therapiestelle co-abhängig verstrickt
Frau S. ist magersüchtig. Der Freund und die Eltern haben sie zu einer therapeutischen Maßnahme gedrängt. Sie wird von dort disziplinarisch entlassen, weil sie die Gewichtskontrollen zum wiederholten Mal manipuliert. Ihre jüngere Schwester kommt seit Jahren wegen der Magersucht zu kurz.	Freund, Eltern und Schwester co-abhängig verstrickt (4) (Therapieeinrichtung nicht co-abhängig)
O. ist spielsüchtig. Die Eltern haben ihn deshalb herausgeworfen. Ein alter Freund holt ihn zu sich in eine andere Stadt und verschafft ihm eine Stelle. O. hinterzieht Geld auf der Stelle und beklaut zwei neue Freunde. Der alte und die neuen Freunde decken ihn und überlegen zusammen, wie ihm zu helfen sei.	Alter Freund co-abhängig gestört (1), neue Freunde co-abhängig verstrickt (2)
M. wohnt in einer Jugendeinrichtung und nimmt harte Drogen. Zu den Eltern besteht kein Kontakt, die Mutter säuft, und der Vater hat sich nie gekümmert. Eine Verwaltungsangestellte hat Mitleid und kümmert sich um ihn, auch in ihrer Freizeit. Die Leitung will ihn mit dem Bezugsmitarbeiter für zwei Monate zur kalten Entgiftung ins Ausland schicken. Der Bezugsmitarbeiter lehnt dies ab und besteht auf eine therapeutische Maßnahme oder die Entlassung.	Mutter süchtig, Vater unbekannt Institutionelle Verstrickung, Verwaltungsangestellte co-abhängig gestört (1), Leitung co-abhängig verstrickt (1) (Bezugsmitarbeiter nicht co-abhängig)
insgesamt:	Co-abhängige Störung: 11 Co-abhängige Verstrickung: 25 Institutionelle Verstrickung: 3

1. Nicht jeder von Sucht betroffene Angehörige ist co-abhängig verstrickt oder gestört.
2. Selbst bei chronifizierten und scheinbar sozial isolierten Suchtfällen sind noch co-abhängig Betroffene zu finden. Hilfeeinrichtungen und deren Mitarbeiter können die co-abhängige Rolle übernehmen.
3. Eine getrennte Partnerin kann ihre co-abhängige Problematik mitnehmen und an ein Kind weitergeben, selbst wenn der Kontakt zum Süchtigen unterbrochen ist.
4. Freunde und Kollegen können sich ebenfalls co-abhängig verstricken.

Diese vier Gesichtspunkte gingen in die bisherigen Schätzungen vermutlich nicht ein. Sie unterschätzen die Prävalenz der Co-Abhängigkeit unter aller Wahrscheinlichkeit und differenzieren nicht zwischen Betroffenheit, co-abhängiger Verstrickung und Störung. Wenn man die Anzahl von 3,3 Mio. Alkoholerkrankten nimmt (Papst & Kraus, 2008, 12-Monate-Prävalenz Alkoholabhängigkeit und schädlicher Gebrauch nach DSM-IV) und mit dem Faktor drei multipliziert, kommt man auf geschätzte 10 Mio. co-abhängig betroffene Angehörige nur im Bereich Alkohol. Wenn man von einem Verhältnis zwischen Abhängigkeits- und Co-Abhängigkeitsstörung von eins zu eins ausgeht, ist des Weiteren von ca. 3 Mio. co-abhängig Erkrankten im Bereich Alkohol auszugehen. Doch wie schon gesagt: Diese Zahlen sind selbstverständlich genauso wenig repräsentativ und valide wie alle bisherigen Schätzungen. Sie sollen nur die Größenordnung und Bedeutung der gesellschaftlichen Problematik aufzeigen.

3.2 Ambulante Behandlungsquote

In der deutschen Suchthilfestatistik werden alljährlich mit großem Aufwand Statistiken aus ambulanten und stationären Suchteinrichtungen zusammengebracht. In der neuesten Suchthilfestatistik 2007 (DHS und DG-SUCHT, 2009) wurden 77 % der ambulanten Einrichtungen und 60 % der stationären und teilstationären Einrichtungen erreicht und gingen in die Auswertung ein. Auf fast 50 Seiten werden auf hohem wissenschaftlichen Niveau geballt Zahlen, Daten und Fakten zum Thema Sucht geliefert. Den Angehörigen ist – ich habe es exakt ausgemessen und berechnet – $^{1}/_{18}$ Seite gewidmet, was ca. $^{1}/_{900}$ des gesamten Textes (0,1 %) ausmacht. Da die Erwähnung der Angehörigen sehr kurz ist, soll der Absatz im Ganzen zitiert werden:

> »Insgesamt suchten 6 % Personen aufgrund einer Problematik eines Angehörigen die Suchthilfeeinrichtung auf. Bei Männern waren es 2 %, bei Frauen 17 %. Die Mehrheit (57 %) gab als Hauptgrund Alkohol-Probleme des Angehörigen an. Häufig wurden mit 21 % auch Probleme in Bezug auf Cannabis genannt. 14 % der Angehörigen kamen aufgrund sonstiger Drogen, zu denen z. B. Kokain und Opiate zählen. Pathologisches Glücksspielverhalten schilderten 3,4 % der Angehörigen als Hauptproblematik. Außerdem gaben von den Angehörigen 2,4 % eine Essstörung als Problematik bei ihrer Bezugsperson an. Medikamente (0,9 %) und Tabak (0,3%) spielten kaum eine Rolle.« (S. 18)

Haben Sie genau gelesen? Die Angehörigen suchen laut der Formulierung in der Suchthilfestatistik Hilfeeinrichtungen aufgrund der süchtigen Problematik der Symptomträger auf, nicht etwa weil sie selber ein Problem haben, z. B. eine co-abhängige Verstrickung. Nur 6 % der Personen, die ambulante Einrichtungen aufsuchen, sind hilfesuchende Angehörige. Es muss aber davon ausgegangen werden, dass der tatsächliche Aufwand der Suchtberater für die Angehörigen deutlich unter diesem Prozentsatz liegt, da die Angehörigen überwiegend nur kurze Beratungskontakte erhalten. Die längeren Beratungs- und Behandlungsprozesse sind für die Süchtigen reserviert.

Die geringe Beratungsquote von Angehörigen zeigt es auf: Die Suchthilfe missachtet aktiv und wider besseren Wissens den Hilfebedarf der Angehörigen. In den Kapiteln 6 und 8 wird das Thema näher diskutiert, und es werden konkrete Maßnahmen und Strategien besprochen, den Missstand zu beheben.

3.3 Zur Geschlechterasymmetrie

107 000 Klienten suchten 2007 eine ambulante Beratungs- oder Behandlungseinrichtung der Suchthilfe auf (DHS und DG-SUCHT, 2009). 6 % der Klienten waren Angehörige, also ca. 5900 Personen. Bei den Männern lag die Quote bei 2 %. Von insgesamt ca. 81 000 männlichen Klien-

ten nahmen ca. 1600 Männer als Angehörige Beratung in Anspruch. Bei den Frauen fiel die Quote mit 17 % deutlich höher aus, was bei insgesamt ca. 25 000 Klientinnen ca. 4300 ratsuchende Frauen als Angehörige bedeutete.

Der Unterschied zwischen den Geschlechtern weist zwar in die erwartete Richtung. Es sind überwiegend Frauen, die Hilfe als Angehörige in Anspruch nehmen. Doch fällt der Unterschied deutlich kleiner aus, als ich ihn aus meiner Berufserfahrung erwartet hätte. Bei meinen drogensüchtigen Patienten kommen die Mütter viel eher zu Elterngesprächen. Die Väter weigern sich häufig oder haben sich schon länger nicht mehr um den Patienten gekümmert. Auch ist es mein Eindruck, dass Väter tendenziell klarere und abgegrenztere Haltungen haben und sie sich seltener in der Sucht verstricken.

Auch ist zu berücksichtigen, dass mehr Männer als Frauen süchtig sind, das Verhältnis liegt bei drei zu eins, doch variieren die Zahlen zwischen den Suchtformen erheblich. Die Partner von Süchtigen müssen also überwiegend Frauen sein. Kolitzus vertritt außerdem die Meinung, dass Frauen eher bei einem süchtigen Partner bleiben und mit ihm die Sucht durchstehen. Männer sollen sich schneller von einer süchtigen Partnerin trennen (2000, S. 15).

Als Folge davon sind Kinder eher durch süchtige Väter und co-abhängige Mütter betroffen. Aus Gründen der Geschlechtsrollenentwicklung identifiziert sich die Tochter stärker mit der co-abhängigen Mutter und ihrer fürsorglichen Haltung und nimmt selber später mit höherer Wahrscheinlichkeit eine co-abhängige Entwicklung. Der Sohn identifiziert sich eher mit dem süchtigen Vater und entwickelt als Heranwachsender mit höherer Wahrscheinlichkeit eine eigene Sucht.

Allerdings kenne ich auch viele Fälle, in denen die Rollen andersherum verteilt sind, also der Mann co-abhängig von der Sucht der Frau eingenommen ist. Auch beide Elternteile können co-abhängig in der Sucht z. B. eines Kindes oder eines Großelternteils verstrickt sein. Wie so häufig mangelt es an Forschung und verlässlichen Zahlen zum Thema. Als Behandler muss man überdies flexibel sein und die Fälle so annehmen, wie sie individuell auftreten. Viel interessanter als die relative Geschlechterverteilung erscheint mir die Erforschung der Zusammenhänge zwischen den verschiedenen Geschlechterkonstellationen, Mann oder Vater co-abhängig sowie Frau oder Mutter co-abhängig, und den Unterschieden im sozialen Hintergrund und in den sozialen Folgen.

3.4 Zum co-abhängigen Risiko von Kindern aus Suchtfamilien

Man findet reichlich Literatur zum Thema des Traumas und des Leidens von Kindern aus Suchtfamilien (Lambrou, 2008; Woititz, 2008; Mellody, 2002; Klein, 2001; Rennert, 1990; Klein, 2005; Zobel, 2008). Es wird überwiegend eine angehörigenzentrierte Sichtweise eingenommen. Nichtsdestotrotz mangelt es der Praxis der Suchtprävention und auch der Forschung aus einer angehörigenzentrierten Perspektive an zweierlei. Erstens wird unbeirrt ausschließlich das Risiko der Kinder hochgehalten, später selber süchtig zu werden. Es wird nicht berücksichtigt, dass durch Suchtfamilien traumatisierte Kinder ebenfalls ein erhöhtes Risiko haben, später in der co-abhängigen Rolle zu verbleiben, sich süchtige Partner zu suchen und ernsthaft an Co-Abhängigkeit zu erkranken. Zweitens stehen im Zentrum der Betrachtungen und Bemühungen vor allem die traumatischen Auswirkungen der Sucht und deren negativen Begleitumstände. Dem Anteil der co-abhängigen Bezugsperson an dem Trauma wird weniger Beachtung geschenkt und im Hinblick auf die co-abhängige Vorbild- oder Modellfunktion weitgehend missachtet. Auf diese beiden Aspekte soll im Folgenden eingegangen werden.

Eine lobenswerte Ausnahme in der wissenschaftlichen Missachtung der Angehörigenproblematik ist eine Studie von Schuckit et al. (1994), in der der Zusammenhang zwischen der Alkoholerkrankung der Eltern und der späteren Heirat eines alkoholkranken Partners untersucht wurde. Die Ergebnisse zeigten einen deutlichen Effekt für die Töchter von alkoholkranken Eltern, nicht aber für die Söhne auf. In der untersuchten Stichprobe heirateten Töchter von alkoholkranken Eltern später mit ca. doppelter Wahrscheinlichkeit einen Alkoholiker (12 %) als Frauen ohne alkoholkranke Eltern (5 %). Dieser Effekt war unabhängig davon, welcher Elternteil erkrankt war.

Allerdings muss an der Studie kritisch betrachtet werden, dass Fragebögen eingesetzt wurden. Suchtprobleme unterliegen einer starken Verleugnungstendenz, besonders auch bei den betroffenen Angehörigen. Fragebogenerhebungen sind stark sensibel für Effekte der »sozialen Erwünschtheit«, sodass zu vermuten ist, dass einige Teilnehmer die Suchtprobleme ihrer Eltern und ihrer Ehepartner in der Beantwortung verleugnet haben. Danach könnten die Ergebnisse den tatsächlichen Effekt unterschätzen.

Nach einer Längsschnittstudie von Drake & Vaillant entwickeln 28 % der erwachsenen Kinder aus Suchtfamilien ebenfalls eine Suchterkrankung (zitiert nach Klein, 2003). Ebenso interessant und bemerkenswert finde ich den Befund, dass die Mehrheit von 72% der betroffenen Kinder später nicht an einer Sucht erkrankt. Dies zeigt einerseits, wie stark individuelle und soziale Aspekte als Schutzfaktoren Belastungen und Nachteile kompensieren können. Andererseits möchte ich vermuten, dass viele dieser nicht suchterkrankten Gruppe unerkannt an einer co-abhängigen Störung erkranken. Der Prozentsatz dürfte, so kann angenommen werden, in ähnlicher Größenordnung wie bei den später Süchtigen ausfallen, nämlich bei ca. 30 %. Auch ein geschlechtsspezifischer Effekt ist zu vermuten: Die Jungen übernehmen überwiegend die süchtige Rolle und die Mädchen die co-abhängige Rolle.

Des Weiteren wurde herausgefunden, dass Kinder, bei denen die Eltern die Sucht frühzeitig überwinden oder die nur einem suchtkranken Elternteil ausgesetzt sind, eine bessere Prognose haben (nach Klein, 2003, S. 216). Doch auch hier wurde die Co-Abhängigkeit als Größe nicht einbezogen. Ich möchte zwei Thesen wagen. Erstens ist bei Kindern aus Familien, in denen nur ein Elternteil süchtig und der andere co-abhängig ist, eher das Risiko einer späteren co-abhängigen Entwicklung – und weniger das Risiko einer Suchtentwicklung – erhöht, da die co-abhängige Person stärker für die Kinder da ist und so als co-abhängiges Vorbild dient. Der Geschlechtereffekt dürfte auch hier hineinspielen. Zweitens wird vor allem das Risiko einer co-abhängigen Störung, aber auch einer Suchterkrankung in Familien, in denen sich ein Elternteil aus der co-abhängigen Verstrickung befreit, geringer ausfallen. In diesem Fall dient der Elternteil als Modell für die Kinder, sich gegenüber der Sucht abzugrenzen, und die Kinder werden unweigerlich in die gesunde Entwicklung miteinbezogen.

Ein Fazit: Die vorgebrachten Fragestellungen und Thesen zeigen auf, dass es sich erstens unbedingt lohnt, die Angehörigen und ihre Problematik in die Forschung einzubeziehen, um endlich verlässliche und die Wirklichkeit abbildende Zahlen zu gewinnen. Zweitens reicht es nicht aus, durch Suchtfamilien traumatisierte Kinder vor einer späteren eigenen Suchtentwicklung präventiv zu schützen, auch dem Risiko einer co-abhängigen Entwicklung muss gezielt entgegengewirkt werden.

3.5 Weitere Befunde zu Kindern aus Suchtfamilien

Dass es auch anders geht, beweist die amerikanische Forschung. Reichhaltige wissenschaftliche Fakten fand ich in einem übersichtlichen Text, der von der National Association for Children of Alcoholics (NACOA, 02/2010) auf Grundlage wissenschaftlicher Veröffentlichungen in den USA erstellt wurde, sowie in einem Fachbuchbeitrag von Klein (2001, S.216–222). Im Folgenden eine zusammenfassende Darstellung der wichtigsten wissenschaftlichen Befunde:

- Familien mit Alkoholproblematik sind von den nachstehenden Familienproblemen geprägt: Konflikte in der Familie, emotionale und körperliche Gewalt, geringer Zusammenhalt in der Familie, häufige Trennungen und Scheidungen, hoher Grad an sozialer Isolation, Geldsorgen und häufige Wohnortwechsel.
- Es besteht ein Zusammenhang zwischen Sucht und Kindesmisshandlungen. Alkoholmissbrauch steht in Verbindung mit körperlichen Misshandlungen. Kokaingebrauch hängt mit sexuellem Missbrauch zusammen.
- Kinder drogenabhängiger Eltern werden mit höherer Wahrscheinlichkeit in Pflegefamilien oder Heimen untergebracht.
- Kinder suchtkranker Eltern weisen häufiger ein mangelndes Selbstwertgefühl, Selbsthass und Schuldgefühle auf und entwickeln häufiger Depressionen, Angststörungen und Persönlichkeitsstörungen als Kinder aus nicht süchtigen Familien.
- Kinder suchtkranker Eltern zeigen oftmals Verhaltensauffälligkeiten, z.B. Hyperaktivität, Störungen des Sozialverhaltens, Delinquenz, Impulsivität und Aggressivität. Es mangelt ihnen an Empathie für andere Personen, sie haben ein eingeschränktes Empfinden für sozial angemessenes Verhalten und eine geringe soziale Anpassungsfähigkeit.
- Kinder aus alkoholkranken Familien haben häufiger schwerwiegende körperliche und seelische Gesundheitsprobleme und halten sich häufiger und länger in Krankenhäusern auf als nicht von Sucht betroffene Kinder. In der Psychiatrie befindliche Kinder haben zu ca. 50% suchtkranke Eltern.
- Kinder suchtkranker Eltern weisen Leistungsprobleme über alle

Fächer in der Schule auf. Sie müssen häufiger ein Schuljahr wiederholen, haben öfter Probleme mit Schulschwänzerei und werden häufiger von der Schule verwiesen.

- Konsum von Alkohol und anderen Drogen während der Schwangerschaft kann zu Geburtsfehlern, neurologischen Defiziten oder Alkoholembryopathie führen. Von negativen vorgeburtlichen Alkohol-Effekten ist schon bei moderatem Alkoholkonsum auszugehen. Das Gefährdungspotenzial wird hierzulande wegen des permissiven Umgangs mit Alkohol als besonders hoch angesehen.

Klein (2005) fand ferner in einer beachtenswerten Studie und Bestandsaufnahme der Situation von Kindern aus alkoholbelasteten Familien in Deutschland heraus, dass die Problembelastung von Kindern unbehandelter Alkoholiker höher ausfällt als die von Kindern behandelter Alkoholiker. Kinder von alkoholkranken Eltern mit weiteren psychischen Störungen weisen demnach die schwersten Auffälligkeiten und Beeinträchtigungen auf.

Die Befundlage verdeutlicht, wie ernsthaft und komplex die co-abhängige Problematik und ihre Folgen für die betroffenen Kinder sind. Neben den gravierenden emotionalen und sozialen Traumafolgen ist Co-Abhängigkeit mit körperlichen, neurologischen, kognitiven, lern- und bildungsbezogenen, psychiatrischen und wirtschaftlichen Schäden und Beeinträchtigungen verbunden. Die Kinder leiden aktuell unter ihrer co-abhängigen Situation, und sie nehmen die Last des Traumas in ihr späteres Leben mit. Auf dem Hintergrund des Traumas können sich dann weitere Probleme entwickeln, die nur unter Berücksichtigung des co-abhängigen Hintergrunds angemessene Behandlung erfahren können.

3.6 Eine kleine Auszählung an Veröffentlichungen

Die Zeitschrift SUCHT, Zeitschrift für Wissenschaft und Praxis, ist das herausragende deutsche Organ für die Veröffentlichung von wissenschaftlichen und praxisbezogenen Themen im Bereich Sucht. Es darf angenommen werden, dass die in der Zeitschrift behandelten Themen die wissenschaftliche Suchtforschung und die Praxis der Suchthilfe im deutschsprachigen Raum widerspiegeln. Ich habe die Themen der Jahrgänge 2000–2009 gesichtet und nach den im Titel benannten Suchtstoffen bzw. Suchtverhalten ausgezählt. Berücksichtigt wurden Beiträge der Rubriken *Originalarbeit, Übersichtsarbeit, Themenschwerpunkt, Forum für Praxis und Gesundheitspolitik, Kommentare, Zur Diskussion und Buchbesprechungen*[5].

Von 531 ausgezählten Artikeln wurden 483 zu Suchtsubstanzen oder Suchtverhalten (91,0%) veröffentlicht. Die vier Themen Drogen (N = 137, 25,8%), Alkohol (N = 127, 23,9%), gemischte Süchte und Sucht im Allgemeinen (N = 128, 24,1%) und Tabak (N = 53, 10,0%) dominierten inhaltlich die Zeitschrift (siehe Abbildung 1). Medikamente (N = 5, 0,9%), Spielen (N = 26, 4,9%), Essen (N = 2, 0,4%) und andere Suchtverhaltensweisen (N = 5, 0,9%) spielten nur eine marginale Rolle. 31 Artikel waren zu sonstigen sozialen und gesundheitsbezogenen Themen (5,8%) geschrieben, und 13 Artikel waren unklar bzw. nicht zuzuordnen (2,4%). Das Thema Angehörige wurde in 4 Artikeln behandelt (0,8%). Die Titel der Beiträge lauten:

- Kinder aus suchtbelasteten Familien im Kontext zu Hilfen zur Erziehung (Hinze & Jost, 2005)
- Sind Frauen von Männern mit Alkoholproblemen besonders partnerzentriert? (Galliker et al., 2004)
- Sozioökonomische Bedingungen ratsuchender Angehöriger von Alkoholabhängigen (Galliker et al., 2001)
- Beziehungsmuster erwachsener Kinder aus Alkoholikerfamilien (Schumann, 2000)

Das Leiden und die Probleme von Millionen Angehörigen wurden in den letzten zehn Jahren in der Zeitschrift SUCHT durch ganze vier Artikel angesprochen. Das Ergebnis hat meine schon kritischen Erwartungen weit unterboten. In den letzten vier Jahren gab es keinen Beitrag zum Thema Angehörige. Die vier gefundenen Artikel zum Angehörigenthema benennen das zentrale Angehörigenthema, die Co-Abhängigkeit, nicht. Die angesprochenen Aspekte »Beziehungsmuster«, »Sozioökonomische Bedingungen« und »Partnerzentrierung« werden der Ernsthaftigkeit, der Schwere und der vielschichtigen Symptomatik des co-abhängigen Leidens nicht annähernd gerecht. So wird die Proble-

5 Editorial, Leserbriefe und Nachrichten wurden nicht in die Zählung einbezogen.

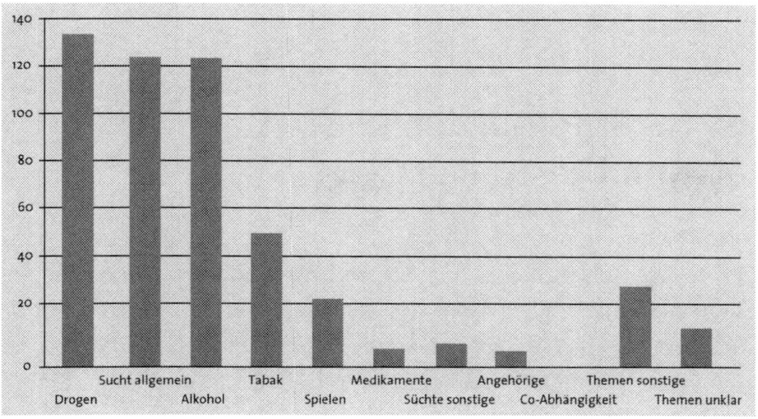

Abbildung 1: Anzahl Themen in Zeitschrift SUCHT (Jg. 2000–2009, N = 531)

matik subtil bagatellisiert, auch da die Artikel nicht in systematische Forschungsbemühungen eingebunden sind. Weder führen sie erfolgreiche Forschungsbemühungen fort, noch stoßen sie neue Forschungsvorhaben an. Sie bleiben wirkungslos im luftleeren Raum stehen.

Die Zeitschrift SUCHT ist eine interdisziplinäre Fachzeitschrift und offizielles Organ der DHS und der DG-Sucht (Deutsche Gesellschaft für Suchtforschung und Suchttherapie e.V.). Die DHS hat im Bereich der Sucht eine Vorreiterrolle und bestimmt maßgeblich fachliche und gesundheitspolitische Standards. Das Jahr 2000 wurde von der DHS zum »Jahr der Angehörigen« ausgerufen. An den kämpferischen Anspruch des ehemaligen Geschäftsführers der DHS (Hüllinghorst, 2000), der schon in der Einleitung zitiert wurde, sich von der Fixierung auf die Abhängigen zu lösen und für die Hilfe der Angehörigen zu kämpfen, sei hier nochmals erinnert. In Bezug auf die hauseigene Fachzeitschrift ist dieser Anspruch bislang folgenlos geblieben – oder anders formuliert: Ein Fall von institutioneller Co-Abhängigkeit!

4. Störungsbedingungen und Ressourcen

Die Ausführungen dieses Kapitels und des Kapitels 7 gehen auf die theoretischen Grundlegungen des personzentrierten Ansatzes zurück (Eckert et al., 2006; Rogers, 1994; Biermann-Ratjen et al., 1992; Eckert et al., 1997; Finke, 1994). Der Zusammenhang, ein Buch zum Thema Co-Abhängigkeit aus personzentrierter Sichtweise zu schreiben, bietet sich aus inhaltlichen Gründen an, da der personzentrierte Ansatz eine hoch differenzierte und vielschichtige Betrachtung und Behandlung des Phänomens erlaubt.

Ein komplexes Phänomen wie Co-Abhängigkeit kann nicht auf einige wenige Gründe heruntergebrochen werden. Es hat immer vielfältige Voraussetzungen und Ursachen, die Bedingungen stehen in komplexer Wechselwirkung zueinander, und die Dynamik kann sich von Einzelfall zu Einzelfall stark unterscheiden. Als humanistischer Psychologe bin ich davon überzeugt, dass es Aufgabe und Verantwortung der Betroffenen ist, die Gründe und Bedingungen ihres Leidens selbst zu ergründen. Sie sind die eigentlichen Experten. Als Psychotherapeut kann ich sie begleiten, dieses Expertenwissen zu bergen, zu sammeln und zu ordnen. Die folgenden Ausführungen sind der Versuch, das zusammenzufassen und zu verallgemeinern, was ich von betroffenen Angehörigen gelernt habe. Als Suchthelfer verstehe ich mich selbstverständlich auch als Selbstbetroffener. Im Wesentlichen liegen nach meinen Erfahrungen die folgenden vier Bedingungskomplexe der Entwicklung einer Co-Abhängigkeit zugrunde:

1. Sozialisation als Prinzessin und Froschwerdung (Selbstwertproblematik und -störung als persönliche Disposition)
2. nicht alltäglicher und komplexer Stress durch die Konfrontation mit Sucht und deren negativen Begleiterscheinungen
3. kindliche Traumatisierungen durch eine Suchtfamilie und durch Misshandlungen und Missbrauch
4. menschliche Handlungs- und Entscheidungsfreiheit.

Jeder dieser Bedingungskomplexe für sich kann eine co-abhängige Entwicklung bedingen. Oftmals treffen aber mehrere Komplexe aufeinander, treten in eine Wechselwirkung und verstärken sich gegenseitig in ihren Effekten. Als weiterer wichtiger Risikofaktor ist zu erwähnen, dass überwiegend Frauen von Co-Abhängigkeit betroffen sind, was in der Auflistung im ersten Bedingungskomplex der weiblichen Sozialisation zur Prinzessin enthalten ist. Selbstverständlich trifft dieser Bedingungskomplex in Zeiten, in denen Männer die traditionell Frauen zugeordneten Rollen Haushalt, Kindererziehung und Fürsorge entdecken, auch zunehmend auf Männer zu.

Vergegenwärtigen möchte ich Ihnen im Vorhinein, dass viele, die unter sehr ungünstigen Umständen aufwachsen und in verzweifelten Situationen mit ihren süchtigen Angehörigen stecken, nicht an Co-Abhängigkeit erkranken. Die folgenden Schilderungen werden sich mit der Krankheitsgenese beschäftigen, doch es wird immer wieder angedeutet, an welchen Stellen von Co-Abhängigkeit Gefährdete und auch Betroffene aus ihrer Misere ausbrechen können, ohne jemals Beratung und Therapie in Anspruch zu nehmen. Im letzten Unterkapitel wird dieses erstaunliche Phänomen der Nicht-Erkrankung, obwohl alle Risikofaktoren zutreffen, und der ebenso überraschende gegensätzliche Fall – eine Erkrankung, obgleich kein Risikofaktor vorliegt – als Folge der individuellen Handlungsfreiheit jedes Menschen beleuchtet.

4.1 Der Schliff zur Prinzessin

Nachfolgend wird idealtypisch und plakativ skizziert, wie auf Grundlage spezieller Sozialisationsbedingungen eine Persönlichkeitsdisposition entsteht, auf deren Hintergrund sich später eine co-abhängige Verstrickung oder Störung entwickeln kann. Aus Gründen der verallgemeinernden Darstellung und der verständlichen Illustration nutze ich das Märchen des Froschkönigs und die darin enthaltene Symbolik als Ersatz für Fachsprache. Letztere ist selbstverständlich neutraler, sachlicher und präziser. Doch als Psychotherapeut steht für mich das Leiden der Betroffenen im Vordergrund. Fachsprache ist nach meiner Ansicht nur bedingt tauglich, die Tragik und Dramatik von Co-Abhängigkeit und Sucht nachvollziehbar zum Ausdruck zu bringen. Die Märchensprache hat hier viele Vorteile. Für Suchtunerfahrene mögen die

Schilderungen und Erläuterungen vielleicht dick aufgetragen und übertrieben wirken. Ich kann Ihnen versichern, es fehlt Ihnen nur die nötige Vorstellungskraft. Die menschlichen Abgründe und Niederungen, die Sucht und auch Co-Abhängigkeit mit sich bringen, werden durch die Ausführungen allerhöchstens im Ansatz gestreift.

Alle Froschliebhaber, echte Frösche und Prinzessinnen bitte ich um Nachsicht und Toleranz: Die vorkommenden Personen und Figuren sind nicht real bzw. nur symbolisch dem Märchen entlehnt. Die Angehörigen und Co-Abhängigen sind im Folgenden durch die Figur der Prinzessin repräsentiert. Selbstverständlich können auch Jungen und Männer eine co-abhängige Entwicklung nehmen. In diesem Fall müsste das vorliegende Unterkapitel »Die Dressur zum kleinen Helden« heißen. Kleine Helden werden zwar im Konkreten anders erzogen als Prinzessinnen, doch die allgemeine Stoßrichtung und die Erziehungsmethoden sind dieselben, sodass die folgenden Ausführungen meines Erachtens ohne Weiteres auf Jungen und Männer übertragen werden können.

Von der Last, Prinzessin zu sein

Im Märchen des Froschkönigs wird die Figur des Königs und strengen Vaters leicht übersehen, dabei spielt sie eine entscheidende Rolle, ohne die das Märchen keinen Spannungsbogen aufbauen und nicht seinen letztlich heilsamen und glücklichen Lauf nehmen könnte. Als die Prinzessin sich sträubt, den Frosch mit ins Bettlein zu nehmen, herrscht der König und Vater sie an: »Was du versprochen hast, musst du auch halten.« Was sagt er im übertragenen Sinn damit? Es ist offensichtlich absurd, einem Frosch gegenüber ein Versprechen abzugeben und ihn mit ins Bett zu nehmen. Obendrein ist es ein ziemlich ekelhaftes Unterfangen und widerspricht jeglichem inneren Wollen und Wünschen. Doch die Prinzessin muss ihre prinzessinhafte Lektion lernen. Über allem steht der königliche Verhaltenskodex, der in dem märchenhaften Fall vorgibt, dass ein Versprechen, sei es noch so absurd, gehalten werden muss.

Ein Mädchen, das zur Prinzessin erzogen wird, lernt von Geburt an, sich in ihrem Handeln und Erleben an einem äußeren Bezugsrahmen oder Verhaltenskodex zu orientieren. Der Kodex beinhaltet genaueste Vorgaben, Gebote und Verbote für jede erdenkbare Lebenslage. Er ähnelt dem Inhalt von Benimmratgebern und wird gewöhnlich mithilfe von bedingter Liebe und Liebesentzug durchgesetzt. Bedingte Liebe ist das wirkungsvollste erzieherische Mittel. Das Kind wird nicht unbedingt für sein Sosein angenommen und geliebt, vielmehr hängt die elterliche Liebe im Sinne des Wortes bedingt von bestimmten Bewertungsbedingungen ab. Ist das Kind nicht gefügig, wird es durch Liebesentzug bestraft. Liebesentzug als Bestrafung ist im weiteren Sinn eine Form psychischer Gewalt. Die Eltern haben diese Bewertungsbedingungen meistens als psychologisches Erbe von ihren Eltern übernommen. Bei der co-abhängigen Prinzessin beinhaltet der Verhaltenskodex unter anderem Höflichkeit, Freundlichkeit und Mitmenschlichkeit bis zur Selbstaufgabe. Außerdem lernt die Prinzessin als Teil des Kodex, eigene spontane Impulse, Bedürfnisse, Wünsche und Gefühle, vor allem Unzufriedenheit und Ärger zu unterdrücken und zu verleugnen.

Nicht bei jedem Mädchen ist der prinzessinnenhafte Schliff oder die Indoktrinierung von Erfolg gekrönt. Manches Mädchen küsst in der Hoffnung, dem emotionalen Gefängnis des königlichen Hofs zu entkommen, einen Frosch und wird eine co-abhängige Fröschin, aber darauf wird im nachstehenden Unterkapitel noch näher eingegangen. Viele Mädchen lassen sich überhaupt nicht beeindrucken und gehen unbeirrt ihren Weg. Das eine oder andere Mädchen lehnt sich auf, wird eine Künstlerin, verarbeitet die Unterdrückungsdoktrin in dem künstlerischen Werk, entwickelt eine eigenständige Identität als Frau und wird berühmt darüber. Einige Mädchen gehen an dem Dilemma der Anpassung und des Widerstands kaputt und werden süchtig. Ganz, ganz selten klappt die Geschichte auch, und das Mädchen heiratet einen echten Prinzen. Dass sich mancher Prinz als ein verkleideter Frosch entpuppt, ist nun wiederum eine andere Geschichte.

Frau P. – von der Contenance einer Prinzessin (Teil 1)

Frau P. sah aus, wie man sich eine Prinzessin vorstellt: langes, blondes, glänzendes Haar, stets sauber und adrett gekleidet, aufrechte Haltung, jederzeit ein sanftes und freundliches Lächeln im Gesicht. Nie kam ein falscher Ton über ihre Lippen. Ihr Ausdruck war durch Überlegtheit, Präzision und Sanftmut charakterisiert. Gesten, Haltungen und Manieren waren moderat und vorbildlich, Freiherr von Knigge würde vor Neid erblassen. Das, was sie sagte, war von Freundlichkeit und hehren Motiven geprägt. Anderen hörte sie zugewandt, geduldig und mitfühlend zu.

Mir war irgendwann der Fauxpas passiert, sie in einem Zusammenhang, den ich schon längst vergessen habe, zu fragen, wozu sie denn Lust habe. Nur für einen äußerst kurzen Moment schwankte ihre Contenance, und sie lächelte leicht nervös. Doch ihre Antwort war einwandfrei, freundlich und souverän, auch frei von jeglicher Missbilligung ob meiner unschicklichen Grenzüberschreitung: Prinzessinnen kennen keine Lust.

Selbst wenn sie in der Therapie über Probleme und Konflikte mit ihrem medikamentenabhängigen Mann sprach – sie hätte solch grobe Worte wie Problem, Konflikt, Medikamentenabhängigkeit niemals in den Mund genommen –, blieb sie stets freundlich und fair. Ein sanftes Lächeln begleitete ihre Rede und nahm selbst belastenden Themen die Schwere.

Alles in allem war sie beeindruckend repräsentativ. Ich empfand sie als etwas langweilig, unnahbar und steril.

Der biografische Hintergrund ihrer Geschichte ist schnell zusammengefasst: In ihrem Elternhaus hatte alles seinen Platz, seine Zeit und seine Ordnung gehabt: Besteck, Essen, Kinder, Nase putzen, Vasen, Regenschirme, ins Bett gehen, Spielen, Puppen, Zähne putzen etc. Gewisse belanglose Dinge des Lebens hatten keinen Raum erhalten: Spontaneität, Fantasie, Meckern und Motzen, mit Sand werfen oder lautes Lachen.

Der Verhaltenskodex wird im Verlauf der Sozialisation und Entwicklung der Persönlichkeit nach und nach als Teil des Selbstkonzepts verinnerlicht. Bei psychisch gesunden Menschen machen Benimmregeln nur einen kleinen Teil des Selbstkonzepts einer Person aus. Im Wesentlichen sollte es eigene Wahrnehmungen und Bewertungen zu sich selbst und von den Beziehungen zu den wichtigsten Bezugspersonen beinhalten. Voraussetzung hierfür ist es, dass die Person vor allem in jungen Jahren vielfältige Erfahrungen mit sich und anderen sammeln und eigenständig auswerten kann, ohne dass ständig jemand sich anmaßt, an dem Kind herumzumäkeln und ihm vorzugeben, was es denken, fühlen und glauben soll.

Dieses Verhältnis ist bei der Prinzessin sozialisationsbedingt eher umgekehrt: Viele und übermächtige äußere Bewertungsmaßstäbe auf der einen Seite stehen auf der anderen Seite einem schwachen Selbstbewusstsein bzw. einer unterentwickelten Fähigkeit, eigene Maßstäbe anzulegen, gegenüber. Ein Mangel an Selbstbewusstsein ist spätestens dann ein Nachteil, wenn die Prinzessin auf eigenen Beinen stehen muss. Sie kann sich nicht flexibel auf die eigenen Wahrnehmungen und Bewertungen verlassen und neue Erfahrungen lernend und gewinnbringend für sich auswerten und in ihr Selbstkonzept integrieren. Vielmehr muss sie auf die verinnerlichten, elterlichen Verhaltensregeln mit ihren erstarrten und obsoleten Geboten und Verboten zurückgreifen. Die Anpassungsfähigkeit der Prinzessin ist dadurch herabgesetzt, sie ist nur auf ein Leben als Prinzessin mit allen Annehmlichkeiten und Pflichten des königlichen Hofes vorbereitet. Das wirkliche Leben mit seinen Härten, aber auch Freiheiten türmt sich wie ein unbekannter, mächtiger Berg vor ihr auf.

Mögen hätte ich schon gewollt, aber dürfen habe ich mich nicht getraut[6]

Mit den profanen Härten des Lebens lernt die Prinzessin relativ schnell umzugehen, ihr Pflichtgefühl treibt sie an. Doch bleiben immer der Anspruch, etwas Besseres zu sein, und die Erinnerung an das angenehme Leben am königlichen Hof. Im übertragenen Sinn steht dieser Anspruch für die übermäßige und entmündigende Sicherheit und Geborgenheit der Herkunftsfamilie. Die Herausforderungen des profanen Lebens entsprechen nicht den Ambitionen und dem Niveau der Prinzessin. Die Bewältigung und Meisterung des Alltags ist in ihren Augen nicht die angemessene Selbstverwirklichung für eine Hochgeborene und führt infolgedessen nicht zu echtem Stolz und Selbstbestätigung.

Die Freiheiten des täglichen Lebens bergen obendrein große Probleme. Ständig müssen Entscheidungen getroffen werden. Der Alltag – das heißt das ganze Leben – muss selber mit Struktur und Inhalt gefüllt werden. Jeder Tag birgt vielfältige Möglichkeiten und Chancen, sich neu zu entscheiden und Erfüllung zu finden oder auch zu scheitern. Die Prinzessin aber war es gewohnt, dass die Eltern ihren Tag und ihr Leben strukturierten. Nun auf eigenen Beinen stehend ist sie mit der

6 Karl Valentin

Entscheidungsfreiheit überfordert und hat vornehmlich furchtbare Angst, falsche Entscheidungen zu treffen.

Das Fachwort für das, was die Prinzessin erfährt, lautet Inkongruenz. Dies ist der Widerspruch oder die Nichtübereinstimmung von ihrem tatsächlichen Erleben in der Situation und ihrem indoktrinierten Selbstkonzept. Typische Inkongruenzen von Prinzessinnen lauten:

- Das Leben am Hof ist zwar langweilig, doch angenehm und sicher.
- Ich fühle mich zwar eingesperrt, aber alle lieben und bewundern mich.
- Das Leben kennt keine Gnade, doch eine Prinzessin trägt ihren Kopf stets oben und ihre Bürde ohne Klagen.
- Schwielen an den Händen gehören sich eigentlich nicht für mich, doch was sein muss, muss sein.
- Auch wenn es wehtut, lächle stets.
- Reiß dich zusammen und verlier niemals Kontrolle und Contenance!
- Sich zu ärgern oder zu streiten führt in die menschliche Niederung. Bleib stets höflich und freundlich!

Inkongruenzen können Angst auslösen und für das Selbst bedrohlich sein. Ein Zuviel an Inkongruenz löst eine mehr oder weniger große innere Unzufriedenheit und eine persönliche Krise aus, je nachdem, wie stark und bedeutsam die Situation für die Person ist. Im Fall der Prinzessin betreffen die Inkongruenzen die gesamte Person und die gesamte Grundlage ihres Lebens, ihre Krise ist also als persönlich sehr bedeutsam einzustufen. Nun hat die Prinzessin zwei Möglichkeiten. Zum einen kann sie die Krise als Chance nutzen und ihr Selbstkonzept aufräumen. In diesem Fall wird sie indoktrinierte Inhalte über Bord werfen und sie durch neue, eigene Wahrnehmungen und Bewertungen ersetzen. Das ist ein langer und mühseliger, doch lohnenswerter Prozess. Aus der Prinzessin wird nach und nach eine eigenständige Frau, die lernt, auf Herausforderungen des Lebens flexibel und selbstbestimmt zu reagieren.

Zum anderen kann es aber auch sein, dass sie vor lauter Angst das Gegenteil tut und in der Krise an dem elterlichen Verhaltenskodex zwanghaft festhält. Sie klammert sich an ihn wie an dem berühmten Strohhalm, um nicht unterzugehen und sich zu verlieren. Das Festhalten an den Kodex funktioniert nur durch die Verzerrung und Verleugnung von neuen, inkongruenten Erfahrungen. Es reicht nicht nur, sich am Strohhalm festzuklammern, auch die Augen werden fest geschlossen. Diese Strategie führt zwar nicht zu Lernen und Entwicklung, ist aber kurzfristig sehr angstmindernd und entlastend.

4.2 Die Prinzessin küsst sich zur Fröschin

Die Dressur zur Prinzessin schafft die Basis dafür, dass sich später in der Verstrickung mit einem Süchtigen eine co-abhängige Störung entwickeln kann, was im Folgenden erläutert wird. Die in der zuletzt beschriebenen Abwehrstrategie, nichts zu hören, nichts zu sehen und nichts zu sagen, enthaltene Vermeidung begründet weiter wachsende Widersprüche zwischen Selbstkonzept und tatsächlichem Erleben der Prinzessin. Ein Teufelskreis entsteht, bis die bedrohlichen Inkongruenzen zu stark werden. Doch eine Ausflucht vor dem persönlichen Zusammenbruch gibt es noch: die Prinzessin küsst einen Frosch – anstatt ihn an die Wand zu werfen –, rettet sich in die co-abhängige Störung und wird selber zur Fröschin. Entweder hatte sie den Frosch vorsorglich schon zuvor gesucht und gefunden, oder sie macht sich nun auf die Suche. Frösche, die sie in ihrer Verblendung hoffnungsvoll als verwunschene Königssöhne sieht, gibt es viele, und die Suche ist schnell von Erfolg gekrönt.

Die co-abhängige Störung birgt wiederum eine kurzfristige Lösung der bisherigen persönlichen Widersprüche, nämlich die Hoffnung, dass jetzt alles wieder gut werden wird. Doch über kurz oder lang entstehen mit der Erfahrung, dass die Hoffnung trügt und der Frosch trotz der bemühten Küsserei ein Frosch bleibt, neue und verschärfte persönliche Widersprüche. Typische Inkongruenzen der co-abhängigen Fröschin lauten:

- Eigentlich ist er stark, schön und gescheit. Ich muss froh sein, einen solchen Mann gefunden zu haben.
- Es ist ganz schön schwierig, doch ich muss stark sein, sonst verlässt er mich.
- Er ist gar nicht so schlecht, wie alle denken. Er braucht mich. Zusammen werden wir es schaffen, seine Sucht zu überwinden.
- Wenn ich ihn richtig lieben würde, würde er bestimmt aufhören.

- Wenn er aufhören würde zu trinken/spielen/etc., dann könnte ich allen zeigen, was in ihm steckt.
- Er hat versprochen aufzuhören. Das hat er schon viele Male, doch dieses Mal ist es anders. Ich spüre das. Das Leben ist so schön.
- Er hat wieder angefangen. Ich war so froh, dass ich nicht mehr aufgepasst habe. Ich muss besser aufpassen und mich mehr bemühen.

Ein weiterer nicht unwesentlicher Nachteil ist, dass die co-abhängige Fröschin in Verhalten und Erleben noch unflexibler, einseitiger und rigider wird. Die Bewusstwerdung der Rigidität wird wiederum durch die psychische Abwehr mithilfe von Erfahrungsverzerrung und -verleugnung abgewehrt.

Frau P. und wenn eine Prinzessin seufzt (Teil 2)

Frau P. nutzte die in der Kindheit gelernte Fähigkeit, auf Äußerlichkeiten Wert zu legen, indem sie sie zu ihrem Beruf machte. Sie studierte Mediengestaltung. Auch fand sie einen höchst repräsentativen Königssohn aus einem fernen Land. Alles war perfekt und hatte seine Ordnung, abgesehen davon, dass er noch keine Ausbildung oder Arbeit hatte, was durch seine mangelnden Sprachkenntnisse gerechtfertigt war.

Erst nach vielen Jahren, als sie nicht mehr wegsehen konnte, wurde ihr bewusst, dass er auf dem Hintergrund einer traumatischen Migrationsgeschichte eine Medikamentenabhängigkeit entwickelt hatte. Welch überraschende Ähnlichkeit mit dem Trauma des Froschkönigs, fern der Heimat verhext worden zu sein! Frau P. brach nicht zusammen. Sie überwand ihre Enttäuschung und Verzweiflung mit Würde und reagierte vernünftig und überlegt. Das tat zwar ihrer Psychohygiene wenig gut, aber es half ihm weiter. Sie konnte ihn überzeugen, eine Therapie zu beginnen, und er stellte seinen Konsum, abgesehen von den üblichen anfänglichen Rückfällen, dauerhaft ein.

Aber warum fing Frau P. selber eine Therapie an? Sie beantwortete die Frage anfangs damit, ihren Mann besser verstehen und ihm helfen zu wollen, Sucht und Trauma zu überwinden. Sie hatte viele gute Fragen nach den Gründen seiner Sucht und dem richtigen Verhalten, ihn zu unterstützen. Ich wies sie als Therapeut wiederholt behutsam darauf hin, dass die Suche nach den Gründen seiner Sucht seine Aufgabe und Verantwortung sei und ich auch keine Patentrezepte auf ihre Fragen habe, sie aber gerne begleiten wolle, eigene Antworten für ihre Lebenssituation zu finden. Trotz aller Freundlichkeit konnte ich dann sehen, wie sie innerlich vor Ungeduld verkrampfte. Das eine oder andere Mal konnte sie ein Seufzen nicht zurückhalten: Es müsse doch einen Grund geben! Die wahren Motive für ihre eigene Therapie konnte sie sich noch nicht eingestehen.

Vom übermäßigen Bedürfnis, gebraucht zu werden

Wie der süchtige Frosch psychisch und körperlich fixiert auf den stets wiederkehrenden Kick oder die Belohnung durch das Suchtmittel oder -verhalten ist, wird das Handeln der co-abhängigen Fröschin motivational durch das Bedürfnis beherrscht, gebraucht zu werden. Die Erfahrung, gebraucht zu werden oder jemandem geholfen zu haben, gibt der Fröschin ihren Kick oder die Bestätigung, mit der sie tagtäglich ihr schwaches Selbstwertgefühl und ihre Selbstunsicherheit aufpäppelt und deren Zuführung sie wie die Aufnahme von Luft, Wasser und Nahrung zum Überleben braucht. Doch der Kick des Gebrauchtwerdens ist nur ein Ersatzmittel, eine Krücke oder eine Illusion, wie auch jedes Suchtmittel oder -verhalten einen falschen Ersatz darstellt. Deswegen ist diese Form der Ersatzbelohnung niemals wirklich befriedigend und führt nicht zu einer echten Entspannung und einem selbstzufriedenen Durchatmen im täglichen Überlebenskampf. Der süchtige Frosch kann durch den mithilfe von Suchtmitteln oder Suchtverhalten erzeugten Rausch eine kurze Zeit abschalten und entspannen. Ähnliches gilt für die co-abhängige Angehörige, wenn sie mal wieder alles gegeben hat und der berauschte Frosch ihr zum 1001. Mal versichert, wie sehr er sie braucht, und ihr mit Inbrunst verspricht, mit der Sucht nun endlich aufzuhören. Dann stellt sich bei der Fröschin rauschhafte Euphorie ein.

Aber wie der Rausch nur eine Illusion darstellt und das Aufwachen aus ihm zu einem Kater und Entzug führt, hilft auch die hoffnungsfrohe Euphorie nur vorübergehend, die nagenden und wohlbegründeten Selbstzweifel beiseite zu schieben, aber nicht wirklich zu überwinden. Sobald sich die Euphorie abschwächt, melden sich Selbstzweifel, Selbstunsicherheit, Versagensgefühl und Verzweiflung lautstark zurück, durch die zwischenzeitliche euphorische Selbst- und Erfahrungsverleugnung mit neuem Futter genährt. Das ist die co-abhängige Version des Entzugs.

Doch wie kommt es zu der Fixierung auf das Bedürfnis nach Gebrauchtwerden und die damit verbundene Ersatzbestätigung? Alle

Menschen haben ein allgemeines Bedürfnis nach Liebe und Anerkennung. Dieses psychische Bedürfnis ist ebenso grundlegend wie die körperlichen Bedürfnisse, zu atmen, zu essen und zu trinken. Erfährt ein Kind ausreichend bedingungslose Liebe oder Akzeptanz seiner wachsenden Persönlichkeit durch die Eltern oder andere Bindungsfiguren, dann etabliert sich ein positives Selbstwertgefühl als Teil des Selbstkonzepts. Durch ein gesundes und starkes Selbstbewusstsein und -vertrauen wird der erwachsene Mensch später relativ unabhängig gegenüber Bestätigung und auch Kränkung von außen und ist in der Lage, eigenständig und selbstbestimmt seine Ziele zu verfolgen, seine Erfolge zu feiern, aber auch Rückschläge seines Strebens wegzustecken.

Dies gilt nicht für die Prinzessin, die auf tägliche äußere Huldigungen angewiesen ist. Huldigungen sind auch eine Art von Ersatzbefriedigung. Jedes Kind mit gesundem Selbstbewusstsein hätte sich nicht auf den unvorteilhaften und absurden Kuhhandel mit dem fremden Frosch eingelassen. Doch die Prinzessin hat nie gelernt, Nein zu sagen, und verkennt das Angebot des Frosches als eine ihr zustehende Huldigung. Ungeübt in den praktischen Dingen des Lebens, macht sie sich über die Folgen des Kuhhandels bzw. Froschhandels keine Gedanken.

Wenn jedoch das Kind bzw. – um in der Metapher zu bleiben – die Kugel in den Brunnen gefallen ist, die Prinzessin den Frosch geküsst hat, sie selber eine Fröschin geworden ist und sich so in die co-abhängige Störung gerettet hat, verschärft sich die Selbstlage immens. Die Zufuhr äußerer Bestätigung muss zur Aufrechterhaltung des Selbst, das ohne äußere Zuwendungen bzw. Huldigungen psychisch verhungern würde, ersetzt werden. Doch Frösche haben wenig Handlungsfreiheit. Die Fröschin, die mal eine hoffnungsvolle Prinzessin war, schultert sich nach Froschart den süchtigen Frosch und schleppt ihn mit sich herum, wie im Frühling in jedem Tümpel zu beobachten ist. Die einzige Anerkennung oder Belohnung, die ihr nun noch bleibt, ist die Bestätigung, wie stark sie ist und wie sehr er sie braucht. Sie wird abhängig von ihrem Bedürfnis nach Gebrauchtwerden.

Frau P. – gute Freundinnen sind besser (Teil 3)

Zurück zu der Frage: Warum fing Frau P. nun eine eigene Therapie an? Ihr wahrer Antrieb offenbarte sich erst im Verlauf der Therapie nach und nach. Ihr Leben war irgendwie leer und langweilig. Es drängte etwas in ihr nach oben, das zu unterdrücken ihr immer mehr Mühe kostete. Sie war hungrig nach Leben und Abenteuern. So würde ich es heute benennen, und ich glaube, sie würde dem uneingeschränkt zustimmen. Sie war dem Dünkel, etwas Besseres zu sein, und ihrer Einsamkeit überdrüssig geworden. Sie kam regelmäßig in die Therapie, und ich hatte nie Sorge, dass sie abbrechen würde. Sie hatte trotz ihrer anfänglichen Zurückhaltung und mancher (gezielter sowie unbeabsichtigter) Entgleisung und Unschicklichkeit meinerseits spürbar Spaß an den zunehmend munteren Gesprächen.

Nachdem ein Vertrauensverhältnis hergestellt war, ging es viel um Ärger, Neid, Missgunst, Unzufriedenheit und andere sogenannte negative, aber lebenszugewandte Gefühle und Empfindungen, die sie in Bezug auf ihre Lebenssituation und -geschichte aus den verschütteten Untiefen ihres Selbst barg. Später tauchten dann noch gewagtere Gefühlsthemen auf: Mut, insgeheime Wünsche, Lust und Leidenschaft, also alles Themen, die sich für eine Prinzessin nicht ziemen, die aber in einem Froschleben von zentraler Bedeutung sind!

Es muss ergänzt werden, dass ich mit der Zeit als Therapeut Verbündete fand. Frau P. hatte ihre Einsamkeit überwunden und Freundinnen gefunden, mit denen sie viele Wünsche und Absichten nicht nur besprechen und reflektieren, sondern praktizieren konnte. Andere probierte sie mit ihrem Partner aus.

4.3 Die Beliebigkeit der (co-)abhängigen Rollenverteilung

Menschen haben vielerlei Gründe, aus ihrem Leben mithilfe von Suchtmitteln oder Suchtverhalten auszusteigen. Ausstieg und Flucht heißt immer auch Aufbruch, Suche und Hoffnung. Süchtige Lebensflüchtlinge benötigen Hilfe, haben aber auch Angst vor Hilfe. Ihre Not ist ambivalent. Süchtige treffen bei ihrer Flucht auf spezielle Helfer, deren Motivation zur Hilfe ebenfalls ambivalent bzw. deren Hilfeangebot auch irgendwie Teil einer Lebensflucht ist. Der Süchtige braucht die Hilfe und die lebensmüde Helferin das Gebrauchtwerden. Bis hierhin ist die Fluchtdynamik als normal oder gesund einzuschätzen. In vielen Fällen glückt das gemeinsame Vorhaben: Es wird eine rettende Insel gefunden oder gleich ein neues Land entdeckt.

In anderen Fällen allerdings etabliert sich ein Teufelskreis aus Konsum und Hilfe und verfestigt sich nach und nach. Dann wird aus dem Aufeinanderangewiesensein als Flüchtlinge eine gegenseitige Abhängigkeit: Der Süchtige missbraucht die Hilfe und die lebensmüde Helferin das Gebrauchtwerden. Jeder klammert sich an den anderen und erwartet Rettung vom anderen. Man geht gemeinsam unter und hält den anderen für den Schuldigen: »Wenn sie mich nicht immer so unter Druck setzen würde, dann würde ich endlich …« bzw. »Wenn er endlich aufhören würde, dann könnte ich endlich …«

Ich frage Sie: Was war zuerst, der süchtige Konsum oder die co-abhängige Hilfe? Es ist die Frage nach dem Huhn und dem Ei. Das eine geht nicht ohne das andere. Die abhängige Rollenverteilung ist beliebig. Die Rollenverteilung kann durchaus wechseln. Die Co-Abhängige ist zum einen stets gefährdet, eine Sucht zu entwickeln. In ihrer permanenten Überlastung und ihrem Unvermögen, abzuschalten und zu entspannen, ist sie gefährdet, sich ein Beispiel am Süchtigen zu nehmen und durch eigenen Konsum positive Stimulation und Vergessen anzustreben. Zum anderen kann aus einem Exsüchtigen, der seine Abhängigkeitskrankheit nur unzureichend überwunden hat, ein co-abhängiger Eiferer werden. Die Entwicklung einer Co-Abhängigkeit ist in einem solchen Fall als eine Form der Suchtverlagerung zu bewerten. Das folgende Fallbeispiel veranschaulicht die Beliebigkeit und den Wechsel der abhängigen Rollen.

A. und F., ein abhängiger Rollentausch

A. war 25 Jahre alt und kurz vor Abschluss ihres Studiums. Sie wurde von ihrem deutlich älteren Freund F. in die Therapie gebracht, weil sie seit fünf Jahren Sex verweigerte. Als Jugendliche war sie außerdem magersüchtig gewesen, die Symptome würden in letzter Zeit vermehrt zurückkehren. Zwangsverhalten und Depression kämen hinzu. Sie sei extrem leistungsorientiert und habe alle Prüfungen mit eins abgeschlossen. Die Freizeit habe sie die letzten fünf Jahre mit F. gemeinsam vor dem Fernseher verbracht. Freunde gäbe es nicht.

Auch A. ist äußerlich und in ihrem Verhalten wie eine Prinzessin: immer ordentlich und adrett gekleidet, aufrechte Haltung, ein mildes Lächeln und sehr kontrolliert. Doch das Prinzessinhafte verschwand schnell. Nach wenigen Sitzungen war ich mit einem aufmüpfigen Mädchen und einer pubertierenden Jugendlichen in Personalunion konfrontiert. Diese Personalunion schwieg große Teile der Sitzungen bockig. Ich mochte ihr Schweigen und lernte, mich in ihr widerwilliges und vielschichtiges Schweigen einzufühlen.

Doch auch wenn wir anfangs wenig redeten, zeigte A. überraschend schnelle Fortschritte: Sie fing an, wieder Sport zu treiben, nahm Kontakt zu alten Freundinnen auf, suchte sich einen Job, trennte sich von F., suchte sich eine eigene Wohnung und ging mit Männern aus. Schließlich entschied sie sich, das Studiumsende hinauszuzögern, um die Freiheiten des Studentendaseins noch ein wenig auszukosten. Als wir dort ankamen, war ihr aufmüpfiges Schweigen verschwunden. Ich dachte schon darüber nach, wie wir unsere erfolgreiche Zusammenarbeit abschließen könnten.

Doch A. fing unerwartet an, sich Sorgen um F. zu machen. Wie sie zuvor würde er die Wohnung nicht mehr verlassen und saufen. Sie habe wieder Kontakt aufgenommen, weil er ihr leidtäte. Er habe ihr damals geholfen, sich von den Eltern abzunabeln und die Magersucht zu überwinden, nun fühle sie sich für ihn verantwortlich. Sie war nur noch mit F. beschäftigt. Die Behandlung ihrer co-abhängigen Suchtverlagerung währte ebenso lange wie die erste Phase der Therapie. Bis sie schließlich selber bemerkte, wie abhängig ihre Beziehung war und wie wenig gut ihr diese tat. Sie reflektierte, all die Jahre nur aus Dankbarkeit bei F. geblieben zu sein. Sie beendete nicht nur die Beziehung endgültig, sondern auch die Therapie.

4.4 Eine nicht alltägliche, irrationale und komplexe Belastung

Sucht ist eine irrationale, komplexe und ganz und gar nicht alltägliche Notsituation. Sucht ist eine Subkultur unserer Gesellschaft und hat eigene Gesetzmäßigkeiten, die die normalen und rationalen Regeln eines friedlichen und partnerschaftlichen Miteinanders von uns Menschen außer Kraft setzen. Angehörige sind dieser Situation zunächst einmal schutz- und hilflos ausgeliefert. Auch professionellen Helfern geht es trotz vieler Jahre der Ausbildung nicht anders, wenn sie im Suchtbereich tätig werden. Ich kenne Kollegen, die mit den zum Teil rauen Bedingungen im Suchtbereich und der Verlogenheit der Klientel nicht zurechtkamen und wieder aus der Suchthilfe ausschieden, und noch mehr Kollegen, die sich aus denselben Gründen eine Tätigkeit im Suchtbereich nie vorstellen könnten.

Kennen Sie die Belastungen einer Angehörigen, die auf einmal unvorbereitet mit Sucht konfrontiert ist? Sucht taucht plötzlich und unerwartet auf. Der Süchtige vertuscht gewöhnlich geschickt seine Problematik, und die Angehörige bemerkt viele Jahre nichts. Wenn dann der Süchtige die Fassade nicht mehr aufrechterhalten kann und sein Suchtproblem vollkommen außer Kontrolle gerät, fängt für die Angehörige der Stress erst richtig an.

Ihr Stress ist mannigfaltig. Erstens kümmert sie sich um den suchtkranken Partner. Viele Angehörige sagen, dass dies wie die Betreuung eines zusätzlichen Kindes sei, nur viel schwieriger, unwägbarer und ohne erkennbare Entwicklung. Sie ist zweitens täglich den Launen, Exzessen, Widerwärtigkeiten und Misshandlungen seines Suchtproblems ausgesetzt. Drittens kümmert sie sich um alle Erfordernisse des täglichen Lebens, z. B. Haushalt, Kinder, Finanzen oder Einkaufen, denn der Süchtige ist gewöhnlich spätestens dann, wenn seine Fassade zusammenbricht, ein Totalausfall. Viertens geht sie möglicherweise noch arbeiten, um Geld zu verdienen. Auf den Punkt gebracht: Die alltägliche Arbeitsbelastung einer Angehörigen entspricht ungefähr dem kombinierten Stress einer alleinerziehenden Mutter mit einem Vollzeitjob und einem Rund-um-die-Uhr-Schwerstpflegefall zu Hause – das Ganze ohne Kinderbetreuungshilfe.

Spezifischer co-abhängiger Stress

Der Stress einer Angehörigen, die mit Sucht konfrontiert ist, gibt eine eindeutige Richtung vor: Co-Abhängigkeit. Löst der Suchtstress eine co-abhängige Erkrankung aus, ist er spezifisch und begründet die Störungsentwicklung.

Sucht ohne Rausch zu erleben ist die Hölle

Eine Frau ist glücklich, einen neuen Partner gefunden zu haben, der zu ihrem Kind noch zwei weitere mit in die Beziehung bringt. Nach einigen Monaten heiratet man, zieht zusammen und bildet eine moderne Patchwork-Familie.

Doch das Geld reicht seltsamerweise von Beginn an nicht aus. Das Konto ist immer überzogen, zufrieden mit ihrem privaten Glück, gleicht sie es von ihren Ersparnissen aus. Auch ist er recht locker und bequem, weshalb sie sich in ihn verliebt hat, was im gemeinsamen Alltag aber lästig ist. Häufig überlässt er ihr die Kinder und den Haushalt und ist viel unterwegs. Manchmal hegt sie den Verdacht, dass er eine kostspielige Geliebte habe.

In der letzten Zeit kommen häufiger Briefe von Inkassofirmen zu Rechnungen, die er längst beglichen haben müsste. Wenn sie ihn darauf anspricht, redet er von Fehlern der Bank. Dann entdeckt sie, dass ihr Dispokredit weit überzogen ist und Sparbücher der Kinder fehlen. Anfangs wiederholt er die Geschichte vom Bankirrtum, doch bleibt sie nun hartnäckig, woraufhin er wutentbrannt die Wohnung verlässt und einige Tage verschwindet. Sie hat Angst um ihn und macht sich unendlich Sorgen. Als er wiederkommt, beichtet er reuig sein kleines Spielproblem und verspricht ihr, nie mehr eine Spielhalle zu betreten und eine Therapie zu beginnen. Erleichtert gleicht sie das Konto durch einen kleinen Kredit aus, denn ihr Erspartes ist aufgebraucht. Sie beginnt, in der Freizeit zu putzen, um den Kredit abzustottern.

Jedoch entdeckt sie, dass er schon vor Monaten wegen Geldhinterziehung gekündigt worden ist und die Arbeitszeit in Spielhallen abgesessen hat. Forderungen des Arbeitgebers verschlagen ihr ob der Höhe des Betrags die Sprache. So viel Geld besaß sie noch nie in ihrem Leben. Ein Strafverfahren wird zudem eingeleitet. Auch die versprochene Therapie hat er nicht begonnen, was er nach gewohntem Muster zugibt: Ausflüchte, Lautwerden, Türen schlagen, tagelanges Fernbleiben und dann Reue und Liebesbekundungen. Er spielt immer noch regelmäßig, was ebenso zu zunächst Streit und schließlich Beteuerungen seinerseits führt.

Die Kinder kommen wegen des Stresses zu kurz. Ihr Sohn ist ständig unterwegs, meidet sie und ist in der Schule leistungsmäßig bedenklich abgesackt. Spätestens wenn sie sich spätabends nach ihrem Zweitjob erschöpft auf das Sofa sinken lässt, um mal eine Pause zu machen, meldet sich ihr schlechtes Gewissen wegen der Vernachlässigung der Kinder. Sie kann sich nicht mehr daran erinnern, wann sie das letzte Mal zusammen etwas Schönes unternommen haben.

Auch war sie schon lange nicht mehr beim Volleyball. Ihre Freundinnen haben längst aufgegeben, sie zwecks gemeinsamer Unternehmungen oder für ein gemütliches Kaffeetrinken zu kontaktieren. Arbeitskollegen beklagen sich ständig über Fehler, die ihr zunehmend unterlaufen. Auch lässt sie sich vermehrt krankschreiben. Dabei hatte sie ihren Beruf immer geliebt. Er unternimmt einen Suizidversuch und wird blutverschmiert von den Kindern im Bad gefunden. Er holt sie aus der Psychiatrie ab. Mehrfach klingelt die Polizei, die ihn sucht. Warum weiß sie nicht, weder die Polizei noch er sagen es ihr …

Der co-abhängige Sog des fiktiven Falls ist schwindelerregend. Eine Belastung jagt die andere. Die Frau hat keine Zeit und Muße, über ihre Situation und sich nachzudenken, sie reagiert nur noch auf die dramatische Zuspitzung der Ereignisse. Die Co-Abhängigkeit nimmt, wie ein feindlicher Aggressor ein Land erobert, sie nach und nach in Besitz. Sie weiß am Schluss nicht mehr, wo oben und unten ist, wo ihr der Kopf steht und wer sie eigentlich ist. Sie verliert sich im Suchtstress. Die Behandlung wird sich entsprechend auf den spezifischen Suchtstress und die Co-Abhängigkeit konzentrieren. Es geht therapeutisch darum, dass sich die Frau aus den Verstrickungen der verfahrenen Situation befreit.

Auch der Fall, dass Suchtstress eine andere Erkrankung auslöst, ist sehr wohl vorstellbar. Die Beispielsperson könnte z. B., nachdem sie von seinem Suchtproblem erfuhr, konsequent reagieren, sich vom Süchtigen und seinen Eskapaden distanzieren und sich und die Kinder vor den negativen Auswirkungen der Sucht schützen. Nichtsdestotrotz könnte sie wegen des überstandenen Stresses zeitverzögert psychosomatisch oder depressiv dekompensieren und eine Behandlung benötigen. In diesem Fall ist die Frau als nicht co-abhängig einzustufen. Eine Behandlung wegen Co-Abhängigkeit ist nicht erforderlich.

Unspezifischer Stress

Jeder Lebensstress, dem gegenüber sich eine Person ohnmächtig ausgeliefert fühlt, kann eine Reihe von Erkrankungen unspezifisch auslösen: Erschöpfungssyndrome, Depression, Ängste, psychosomatische Störungen, Süchte etc. Welches Störungsbild sich im konkreten Fall entwickelt, ist in solchen Fällen nicht durch die Qualität des Stresses begründet, vielmehr durch andere situative Faktoren und persönliche Dispositionen bedingt. Auch Co-Abhängigkeit kann durch unbewältigten und übermäßigen Stress unspezifisch ausgelöst werden, wie im folgenden Fallbeispiel illustriert wird.

Ein Beispiel co-abhängiger Stresskompensation

Eine andere Frau fühlt sich am Arbeitsplatz überfordert und erfährt durch die Kollegen und die Leitung viel Kritik und Ablehnung. Da ihr die sozialen Kontakte und auch das Selbstbewusstsein fehlen, die Kränkungen wegzustecken, könnte sie sich einen schwächeren Partner suchen, um die erfahrene Ablehnung in einer asymmetrischen Beziehung zu kompensieren. Der neue Partner stellt sich aber als süchtig heraus. In ihrer Lage ist die Frau nicht stark genug, sich abzugrenzen oder sich zu trennen. Ganz im Gegenteil stürzt sie sich auf den Partner, um ihn mit dem unbewussten Ziel, ihr angekratztes Selbstwertgefühl aufzupolieren, aus der Sucht zu retten. Sie entwickelt eine Co-Abhängigkeit.

Die beispielhafte Frau hätte aber auch eine Depression oder ein anderes Störungsbild entwickeln können, um die Auseinandersetzung mit den Konflikten auf der Arbeit und den eigenen Anteilen daran zu vermeiden. Die co-abhängige Störungsentwicklung ist durch zufällige Gegebenheiten der Situation bedingt. Die zufällige Sucht des neuen Partners kommt der Person gelegen. In diesem Fall steht die Aufarbeitung der tief greifenden Selbstwertproblematik, die der Entwicklung zugrunde liegt, im Vordergrund einer psychotherapeutischen Behandlung. Die co-abhängige Verstrickung würde en passant mitbehandelt.

4.5 Vom kindlichen Trauma einer Suchtfamilie

Es gibt durchaus Literatur zur Problematik, als Kind in einer Suchtfamilie aufzuwachsen (Zobel, 2008; Lambrou, 2008; Woititz, 1990). Die traumatischen Auswirkungen der Suchtumstände auf die Kinder werden differenziert behandelt und diskutiert. Mellody (2002) hat zudem umfassend aufgezeigt, wie sich auf dem Hintergrund von körperlichen, emotionalen, sexuellen, intellektuellen und spirituellen Misshandlungen eine co-abhängige Störungsentwicklung ergeben kann. Die benannten Autoren fokussieren allerdings allesamt zu sehr auf die Folgen der Sucht für die Kinder. Das inkonsequente Erziehungsverhalten der co-abhängigen Bezugspersonen hat ebenso Anteil am Trauma der Kinder. Ein Suchttrauma bei Kindern entsteht aus der ungesunden und tragischen Interaktion sowohl von Sucht als auch Co-Abhängigkeit, wie im Folgenden aufgezeigt wird.

Traumatisierende Bedingungen und ihre traumatischen Folgen

In einer Suchtfamilie gibt es vielschichtige traumatisierende Bedingungen, die mit den beiden abhängigen Rollen Süchtiger und Co-Abhängiger zusammenhängen. In der eher typischen Rollenverteilung ist der Vater der Süchtige und die Mutter hält co-abhängig die Familie zusammen. Die Geschlechterverteilung fällt nicht selten auch entgegengesetzt aus. In Familien, in denen beide Elternteile süchtig sind, übernehmen andere Familienmitglieder oder außenstehende Personen die co-abhängige Rolle, z. B. ältere Geschwister, die Großeltern, Tanten und Onkel, gute Freunde, Pastoren, Sozialarbeiter, Lehrer etc. Durch die traumatisierenden Bedingungen können unmittelbare, akute Traumafolgen bei den Kindern und mittelbare, posttraumatische Folgestörungen bei den späteren Heranwachsenden und Erwachsenen ausgelöst werden. In Tabelle 8 habe ich ohne Anspruch auf Vollständigkeit die aus meiner Sicht als Praktiker wichtigsten Traumabedingungen und -folgen aufgelistet.

Der interessierte Fachleser sei darauf hingewiesen, dass die Tabelle 8 und die nachstehenden Ausführungen vornehmlich auf der Bindungstheorie und dem Konzept der Bindungssicherheit bzw. -unsicherheit der Entwicklungspsychologie nach Bowlby und Ainsworth beruhen (Bowlby, 1976, 1986, 1987; Ainsworth et al., 1978; einen guten Überblick geben Spangler & Zimmermann, 1995).

Die Tabelle 8 verdeutlicht, wie mannigfaltig die traumatisierenden Bedingungen und die unmittelbaren Reaktionen und mittelbaren Traumafolgen ausfallen können. Wenn man sich die komplexen Zusammenhänge und die Wechselwirkungen von Bedingungen und Folgen vergegenwärtigt, wird verständlich, warum sich das Störungsbild viele Jahre später sehr unterschiedlich symptomatisch äußern kann und es so häufig zu Fehldiagnosen kommt. Die meisten psychischen Diagnosen werden nach einem oder zwei kurzen anamnestischen Gesprächen gestellt. Nach meinen Erfahrungen braucht es zur Erfassung und sicheren Diagnosestellung einer Doppeldiagnose Posttrauma und Co-Abhängigkeit viele Wochen oder Monate der therapeutischen Zusammenarbeit, falls der Behandler die Problematik überhaupt bemerkt und richtig einschätzt.

Sucht soll in diesem Buch keinen Raum erhalten, und das soll auch

Tabelle 8: Süchtige und co-abhängige Rollen, traumatisierende Bedingungen und Traumafolgen bei den Kindern

	Traumatisierende Bedingungen	**Unmittelbare Reaktionen**	**Mittelbare Traumafolgen**
Süchtiger	Sucht und Begleitumstände	Ekel, Pein, Scham, Furcht	Sucht, Co-Abhängigkeit
	Gewalt	Schock, Furcht, Betäubtsein	Gleichgültigkeit, Hass, Gewalt
	Vernachlässigung, Alleingelassensein	Angst, zu frühe Selbstständigkeit und Eigenverantwortung	Gleichgültigkeit, Einsamkeit, Misstrauen, Ängste, Depression, Bindungsunsicherheit
	schuldhafte Verwöhnung	Wohlgefühl, Freude	Suchtmittelgebrauch, Suchtverhalten
	Bagatellisierung, Verleugnung	Unsicherheit, Ärger, Trauer	Selbstinkongruenz, Bagatellisierung, Verleugnung
Co-Abhängige	keine oder unzureichende Inschutznahme der Kinder vor Sucht und Gewalt	Ärger, Angst	Misstrauen, Bindungsunsicherheit und Beziehungsunfähigkeit
	schuldhafte Verwöhnung und Überversorgung, Selbstverleugnung, -aufgabe	Sicherheit, Wohlfühlen, Freude	Schuldgefühle, Depression, Egozentrik oder Selbstaufgabe, Suchtmittelgebrauch, Suchtverhalten, (Co-)Abhängigkeit
	Illusion der »heilen Welt«, falsche Hoffnung, Euphorie	Freude, Hoffnung	Selbstinkongruenz, falsche Hoffnung, Euphorie
	Vernachlässigung, Alleingelassensein	Angst, frühe Selbstständigkeit und Eigenverantwortung	Gleichgültigkeit, Einsamkeit, Misstrauen, Ängste, Depression, Bindungsunsicherheit
	Bagatellisierung, Verleugnung	Unsicherheit, Ärger, Trauer	Selbstinkongruenz, Bagatellisierung, Verleugnung
Interaktion	Streit, Gewalt, Hass	Ärger, Schock, Furcht, Betäubtsein	Gleichgültigkeit, Hass, Gewalt
	Sprachlosigkeit, Tabus, harsche Verbote	Unsicherheit, Angst, Scham	Sprachlosigkeit, Misstrauen

im Folgenden beherzigt werden, indem ausschließlich die Bedeutung der co-abhängigen Rolle beleuchtet wird. Die Co-Abhängige ist ebenso wie der Süchtige an den traumatisierenden Bedingungen Vernachlässigung sowie Bagatellisierung und Verleugnung beteiligt. Auch für die Bedingungen, die sich auf das Miteinander der süchtigen und der co-abhängigen Rolle beziehen, Streit, Hass und Gewalt sowie Sprachlosigkeit und Tabuisierung, ist eine anteilige Verantwortung der co-abhängigen Rolle festzustellen.

Drei Bedingungen sind vorwiegend mit der co-abhängigen Rolle verbunden: 1. mangelnde Inschutznahme der Kinder vor Sucht und Gewalt, 2. schuldhafte Überversorgung und Selbstaufgabe und 3. Illusion der heilen Welt bzw. falsche Hoffnung. Diese drei ausschließlich mit der co-abhängigen Rolle verbundenen traumatisierenden Bedingungen und ihre Folgen werden nachstehend vertieft.

Mangelnde Inschutznahme

Die Co-Abhängige ist stark verstrickt in die Beziehung zum Süchtigen und eingenommen von ihren Bemühungen, ihn zu retten und den Schein der heilen Welt zu wahren. Sie ist durch die Arbeitsbelastung und Verantwortung, die der Süchtige ihr überlässt bzw. die sie an sich nimmt, stark überfordert. So übersieht und versäumt sie, das Kind – der Einfachheit halber wird im Folgenden von einem Kind gesprochen – in Schutz zu nehmen. Sie könnte sich in ihrer elterlichen Verantwortung zwischen die Sucht und deren negativen Begleiterscheinungen auf der einen Seite und dem Kind und seinen Bedürfnissen auf der anderen Seite stellen. Sicherlich tut sie es auch das eine oder andere Mal, doch sie hält es nicht lange durch. Den konsequenten Schritt, mit dem Kind zu gehen oder den Süchtigen hinauszuwerfen, schafft sie nicht und will sie in ihrer Verstrickung auch nicht vollziehen.

Dass das Kind nun der Sucht ungeschützt ausgesetzt ist, ist nur die eine Seite des Traumas. Dass die Mutter es nicht schützt, ist der andere Teil, der nicht zu unterschätzen ist, auch wenn der mangelnde Schutz nicht invasiv daherkommt. Nicht in Schutz genommen, fühlt sich das Kind in einer extremen Situation allein gelassen. Das löst in der Situation unmittelbar Ärger gegenüber der Mutter und auch Angst aus, allein, klein und schutzlos zu sein. Wiederholt sich die Situation häufig, entwickelt sich daraus unter anderem ein fundamentales Misstrauen, dass die Welt ein unsicherer Ort und auf andere Menschen kein Verlass ist. Die Folge ist eine tief greifende Beziehungsunsicherheit und -unfähigkeit. Die heranwachsende oder erwachsene Person vermeidet andere Menschen und Beziehungen, indem sie z.B. eine Ersatzbeziehung zu einem Suchtmittel aufnimmt, oder lässt sich nur oberflächlich auf andere Menschen ein, indem sie sich z.B. co-abhängig einen Süchtigen als Partner sucht. Auch dem Anliegen, dass andere Menschen ihr helfen wollen, misstraut die Person. Es kommt ihr zu nah und löst Angst und Misstrauen aus. Deshalb ist die Behandlung von suchttraumatisierten Kindern bzw. den späteren Erwachsenen so schwierig und ein psychotherapeutischer Balanceakt.

Die mangelnde Inschutznahme des Kindes durch die Co-Abhängige kann im traurigen Extremfall dazu führen, dass die Eltern-Kind-Rollenverteilung umgedreht wird und das Kind die Co-Abhängige vor den Übergriffen des Süchtigen zu retten versucht und dabei noch mehr Misshandlungen und Gewalt erfährt. Manch ritterlicher Sechsjähriger nimmt so eine Erwachsenenverantwortung auf sich, anstatt z.B. draußen Fußball mit Gleichaltrigen zu spielen oder auf Bäume zu klettern, und lernt so frühzeitig die tragische, co-abhängige Verantwortungsübernahme.

Schuldhafte Überversorgung und Selbstaufgabe

Selbstverständlich nimmt die Co-Abhängige mehr oder weniger bewusst wahr, dass die Kinder in der Situation unter die Räder kommen. Es löst verständliche Schuldgefühle aus. Diese werden durch übertriebene Verwöhnung und Überversorgung ausgeglichen, wenn es die Situation mal zulässt. Dem Kind werden Geschenke gemacht, es darf in Mamas Bett übernachten, es darf krankfeiern, ohne wirklich krank zu sein, oder das Bett wird gemacht und das Zimmer aufgeräumt, obwohl das Kind bereits groß genug dafür ist und seit vielen Jahren allein gelassen längst gelernt hat, für sich selber zu sorgen. Die unmittelbaren Folgen dieser Zuwendungen sind sehr positiv zu werten. Es löst Freude, Wohlfühlen und ein wenig Sicherheit, doch nicht hoffnungslos allein und verlassen zu sein, beim Kind aus.

Es ist im Prinzip die richtige Maßnahme, wenn es nicht Teil eines rigiden familiären Musters wäre. Der nächste Krach zwischen den Eltern und die nächste familiäre Krise mit allen Folgen der Vernachlässigungen und Misshandlungen kommt bestimmt. Das Kind erlebt ein Auf und Ab zwischen Krise und Misshandlungen sowie Verwöhnung und Überversorgung, die familiäre Situation mündet nie in ein ruhiges und sicheres Fahrwasser. Trotz aller Freude über die Zuwendungen vertiefen sich das schon angesprochene zwischenmenschliche Misstrauen und die Beziehungsunsicherheit. Durch die überfordernde Vernachlässigung und die unterfordernde Verwöhnung mangelt es dem Kind zudem an einer gesunden Auseinandersetzung mit den Normen, Werten und Überzeugungen der Eltern, an denen es wachsen und reifen und eine eigenständige Identität entwickeln könnte.

Schließlich lernt das Kind, die Situation auszunutzen, wenn die Sterne günstig stehen, und es lernt die zwischenmenschliche Kunst, andere für seine Zwecke zu manipulieren. Es richtet sich in den Freiheiten der Vernachlässigung und den Bequemlichkeiten der Überversorgung ein. Dies stellt unter anderem eine wichtige disponierende Grundlage für eine eventuelle eigene spätere Suchtentwicklung dar. Überdies spürt es die schuldhafte Motivation der Zuwendungen und der damit verbundenen Selbstaufgabe und -aufopferung der Co-Abhängigen unterbewusst. Die Zuwendung wird also nicht als Folge von unbedingter elterlicher Liebe und Annahme aufgenommen. Dies löst ebenso Schuldgefühle beim Kind aus, dass die Co-Abhängige sich trotz der Widrigkeiten der Situation so sehr bemüht. Die komplexen und immensen Folgen schuldbegründeter zwischenmenschlicher Verstrickung seien hier nur angedeutet. Eine Spätfolge kann eine depressive oder co-abhängige Entwicklung sein.

Illusion der »heilen Welt« und falsche Hoffnung

Die Co-Abhängige hält ihr Schicksal aus, weil sie sich durch die Bestätigung des Gebrauchtwerdens positiv ersatzbefriedigt und weil sie der positiven, doch falschen Hoffnung anhängt, alles würde schließlich und endlich gut werden. Die Illusion der »heilen Welt« und der »glücklichen Familie« ist ihr Religionsersatz, an den sie fest glaubt bzw. an dem sie sich wie an dem berühmten letzten Strohhalm festhält. Die Hoffnung stirbt halt zuletzt. Deswegen zieht sie auch keine Konsequenzen aus ihrer Leidenssituation und bleibt untätig, gleichgültig, wie häufig sie leere Drohungen ausstößt, wie z. B. dass sie sich trennen würde, wenn er nicht aufhört.

Das Kind erfährt tagtäglich diese Doppelbödigkeit. Es hat ambivalent Angst und Hoffnung, dass der co-abhängige Elternteil tatsächlich irgendwann ernst mit den Drohungen macht. Es wird von Anfang an mit der täglichen Dosis falscher Hoffnung indoktriniert und lernt das Gebet der »heilen Welt« wie das Vaterunser. Es reagiert unmittelbar in der konkreten Situation selber mit Hoffnung und Freude, angesteckt von der Hoffnung und Euphorie des co-abhängigen Elternteils, nur weil der Süchtige einen guten Tag hatte und seine Finger vom Suchtmittel gelassen hat. Und es fährt auf der emotionalen Achterbahn mit, wenn ein Tag später die falsche Hoffnung wie ein Kartenhaus zusammenbricht, weil er doch wieder konsumiert hat oder seinem Suchtverhalten nachgegangen ist. So übernimmt das Kind die verzerrten und verlogenen Sichtweisen der Co-Abhängigen als psychologisches Erbe. Die Lüge und der Selbstbetrug sind von Anfang an fester und bedeutsamer Bestandteil des Selbstkonzepts und des Weltkonzepts des Kindes. Metaphorisch ausgedrückt baut das Kind sein Leben von Beginn an als ein Kartenhaus auf Sand auf.

Ein Fazit

Auch wenn die co-abhängige Rolle zumeist nicht an den aggressiven Misshandlungen beteiligt ist, sollte die große und vielschichtige Bedeutung der co-abhängigen Rolle für die Traumatisierung und Schädigung der Person des Kindes und seiner Integrität deutlich geworden sein. Der co-abhängige Elternteil vergeht sich durch Passivität, Untätigkeit, Überversorgung und Verleugnung am Kind.

4.6 Von Freiheit, Selbsterhaltung und Ressourcen

Nehmen Sie einmal an, dass alle geschilderten Bedingungskomplexe bzw. Risikofaktoren auf Sie zutreffen: Sie wurden zur Prinzessin erzogen, Ihr Vater soff, Ihre Mutter missbrauchte Medikamente, Sie wurden als Kind regelmäßig misshandelt und Ihr Mann ist spielsüchtig, weswegen Sie jede Menge Stress haben. Das ist keine schöne Vorstellung und es stellt sich die Frage: Werden Sie co-abhängig erkranken? Meine Antwort ist eindeutig: vermutlich eher nicht! Sicher sind Sie schon stark in Ihre Lebenssituation co-abhängig verstrickt und leiden darunter erheblich. Auch tragen sie ein erhöhtes Risiko, an Co-Abhängigkeit zu erkranken. Ich würde Ihr statistisches Risiko bei ca. 30% bis 50% einstufen.

Sind Sie erstaunt über meine niedrige Schätzung? Falls dies auf Sie zutrifft, ist Ihnen der typische methodische oder perspektivische Fehler bei der Frage nach der Genese psychischer Störung unterlaufen. Machen Sie sich nichts daraus, selbst Fachleute unterliegen dem Wahrnehmungsfehler vielfach. Fachleute haben gewöhnlich nur mit erkrankten Menschen und mit ihren kaputten Biografien zu tun und ziehen daher falsche Schlüsse aus den selektiven Zusammenhängen, die sich ihnen präsentieren. Z. B. wird aus der Beobachtung, dass Süchtige oftmals süchtige Eltern hatten, der irrige Umkehrschluss gezogen, dass die Kinder von süchtigen Eltern später mehrheitlich auch an einer Sucht erkranken. Oder die Beobachtung wird fälschlicherweise verallgemeinert: Alle Süchtigen haben süchtige Eltern.

Richtig ist jedoch: Es ist ein allgemeiner Befund der Forschung, dass Risikofaktoren zwar die Wahrscheinlichkeit einer psychischen Erkrankung um ein Vielfaches erhöhen, dennoch erkrankt die Mehrheit der Betroffenen nicht. Das Risiko von in Suchtfamilien aufgewachsenen Kindern, später an einer Sucht zu erkranken, liegt bei ca. 30% und damit ungefähr sechsfach so hoch wie bei Kindern aus unbelasteten Familien (Klein, 2001, S. 216). Doch die Chance eines späteren nicht süchtigen Lebenswandels fällt selbst bei den suchtbetroffenen Kindern mit ca. 70% deutlich größer aus. Überdies gehen in die Statistiken oftmals Schutzfaktoren nicht ein. Z. B. ist das Risiko von Kindern, deren Eltern die Sucht überwinden, nicht erhöht.

Es ist ein erstaunliches Phänomen, dass selbst unter ungünstigsten Bedingungen aufgewachsene Menschen mehrheitlich nicht erkranken und ebenso Menschen, auf die kein Risiko- oder Belastungsfaktor zutrifft, dennoch erkranken können. Ich bin der Meinung, dass dieses Phänomen zum einen auf die innere Entscheidungs- und Handlungsfreiheit und den Selbsterhaltungswillen von uns Menschen zurückgeht. Selbst in den schlimmsten Lebenslagen können uns diese internen Instanzen nicht genommen werden, doch manchem unter günstigen Voraussetzungen aufgewachsenen Menschen mangelt es an Willensstärke, seine Freiheiten konstruktiv zu nutzen. Zum anderen entwickeln gerade unter ungünstigsten Voraussetzungen aufgewachsene Menschen erstaunliche kreative Ressourcen, die als Schutzfaktoren wirken und eine Erkrankung verhindern können.

Schiffer (1999) stellt in einem überaus lesenswerten Buch einen Präventionsansatz vor, wie eine ressourcenorientierte Erziehung zu

Fantasie, Aufsässigkeit und Eigensinn Kinder und Jugendliche vor Sucht schützt. Auch wenn Schiffer es – in »guter« suchtzentrierter Manier von Suchtfachleuten – nicht einbezieht, kann sein Ansatz natürlich auch auf die Prävention von Co-Abhängigkeit übertragen werden. Anhand der Romanfigur Huckleberry Finn von Mark Twain illustriert Schiffer sein Präventionskonzept. Die literarische Figur Huckleberry bestätigt auf das Wunderbarste die These, dass weniger Risikofaktoren für eine Sucht- oder co-abhängige Entwicklung verantwortlich sind als vielmehr das unmittelbare Vorhandensein oder Fehlen von Ressourcen (Flassbeck, 2005, S. 220–222). Da ich es nicht trefflicher formulieren kann, soll nachstehend aus dem Buch von Schiffer zitiert werden, um zu illustrieren, wie Ressourcen trotz des Vorliegens aller Risikofaktoren eine Person schützen können.

> »Huckleberry ist in Mark Twains Geschichten um Tom Sawyer der Bürgerschreck – faul, verwahrlost, ohne festen Wohnsitz; der Vater ein gewalttätiger Säufer, von der Mutter ist schon gar nicht mehr die Rede. Nach unseren heutigen Vorstellungen wäre demnach Huckleberry Finn hochgradig gefährdet. Offensichtlich kommt der Huck jedoch gut über die Runden. (ebd. S. 9)
>
> Das Problem unserer Patienten mit den eben genannten Krankheiten ist eine leere, öde innere Welt ohne lebendige Fantasie. Deswegen mussten bislang Suchtmittel herhalten, um diese innere Öde aufzubessern.
>
> Die Fantasie des Huckleberry Finn ist alles andere als öde und schlaff. Sein inneres Erleben ist für ihn immer wieder Grund, auf seine äußere Welt zuzugehen, diese auszuprobieren, so wie es ihm selbst gerade in den Sinn kommt. Er kann mit seiner Welt etwas anfangen. Fabelhaft: Schwimmen, Rudern, Tauchen, Klettern, Schnitzen, Fluchtburgen bauen, Zündeln, Raufen, Rennen, Springen – Huck erfährt seine Welt mit all seinen Sinnen und nach seinen Bedürfnissen. Er geht an die Welt heran, wie es ihm Spaß macht. Auf diese Weise kann er dann auch ohne Suchtmittel [und ebenso ohne co-abhängige Verstrickung gegenüber seinem Vater, Anm. durch den Autor] überleben, wenn er viele Dinge aushalten muss, die ihm ganz und gar nicht Freude bereiten.« (S. 15)

Die Gegensätzlichkeit zur oben vorgestellten Dressur zur Prinzessin ist offensichtlich. Im Kapitel 7 werden Sie eine Menge Ähnlichkeiten zwischen Schillers Präventionsansatz und meinen therapeutischen Leitlinien und Leitthemen der Behandlung wiederfinden. Kennen Sie den Originalroman *Die Abenteuer des Huckleberry Finn* von Mark Twain? Falls dies nicht auf Sie zutrifft: Lesen Sie ihn! Falls Sie ihn doch kennen, lesen Sie ihn nochmals mit dem Wissen, welches Sie zur co-abhängigen Thematik erworben haben. Denn in einem möchte ich Schiller widersprechen: Huckleberrys Geschichte erzählt nicht nur davon, wie jemand nicht süchtig wird, vielmehr zeigt sie auf, wie ein junger Mensch mit viel Mut und Fantasie der co-abhängigen Verstrickung seiner Gesamtsituation entkommt und sich weder von seinem süchtigen Vater noch von anderen sich verantwortlich fühlenden Erwachsenen, durch die Figuren der Tante Polly und des Richters Thatcher repräsentiert, unterkriegen lässt. In einer nicht unwichtigen Nebengeschichte geht es auch darum, wie die Romanfigur Jim, ein Freund von Huckleberry, sich aus der Sklaverei, also einer macht- und ökonomisch begründeten Abhängigkeit, befreit.

Der Roman bereitet mir dasselbe diebische Vergnügen, wie ich es auch in der therapeutischen Arbeit mit co-abhängigen Angehörigen verspüre, wenn sie sich aus ihrer Verstrickung lösen und sich auf das Abenteuer einlassen, sich selbst, die Welt und das Leben zu entdecken. Doch dieses Thema wird erst in Kapitel 7 vertieft.

5. Institutionelle und gesellschaftliche Aspekte

Die institutionelle Co-Abhängigkeit ist durch die übermäßige Beschäftigung mit der Sucht eines Mitarbeiters oder Mitglieds und die Bagatellisierung und Verheimlichung der Suchtproblematik gekennzeichnet. Auf Grundlage einer Überbetonung des Sozialen und einer übermäßigen Solidarität wird der Süchtige geschützt und geschont. Der Ausfall muss durch andere Mitarbeiter kompensiert werden. Als Folge der co-abhängigen Verstrickung kommt es zu Störungen des Arbeitsklimas und der Organisationsstrukturen und -abläufe, sodass die Institution ihre Ziele nur unzureichend erfüllen kann. Dieses Kapitel behandelt spezielle institutionelle Bedingungen, Faktoren, Wechselwirkungen und Gesetzmäßigkeiten der co-abhängigen Verstrickung. Es werden folgende Thesen bezüglich institutioneller und gesellschaftlicher Aspekte abschnittsweise erläutert und diskutiert.

1. Co-abhängige Verstrickung tritt zwangsläufig auf, sobald man in Kontakt mit einem Süchtigen tritt und versucht zu helfen. Dies gilt ebenfalls für jede Institution, die von Sucht betroffen ist.
2. Nicht zu helfen, ist unmenschlich, doch zu helfen ist im Suchtfall häufig co-abhängig und wenig hilfreich. Diesem Dilemma kann man nicht ausweichen, man muss sich ihm in der Auseinandersetzung mit Sucht stellen.
3. Produkte unserer industriellen Gesellschaft sind oftmals nicht notwendig und sinnlos, haben aber ein Suchtpotenzial. Werbung bzw. durch Werbung erzeugte Images überspielen die inhaltliche Leere, erhöhen unnötig das Suchtrisiko und schaffen co-abhängige Verstrickungen.
4. Sucht zieht Süchtige und Co-Abhängige magisch an. Aus einem institutionell süchtig co-abhängigen Problem werden so schnell viele süchtig co-abhängige Probleme.
5. Autoritäre Hierarchien und informelle Machtaspekte und ökonomische Abhängigkeiten können institutionell co-abhängige Verstrickungen begünstigen und sehr komplex werden lassen.

6. Der Höhepunkt dieses Kapitels ist schließlich die provokante These, dass wir in einer Suchtgesellschaft leben.

5.1 Die systemimmanente Fehldynamik

Eine wesentliche Gesetzmäßigkeit der Co-Abhängigkeit ist es, dass man sich, sobald man in einen menschlichen Kontakt zu einem Süchtigen tritt, zwangsläufig co-abhängig verstrickt. Der Dachdecker muss mit der Gefährdung, vom Dach fallen zu können, leben und arbeiten. Vollständig abstellen kann er das Risiko nicht. Er muss lernen, mit der Angst und dem Risiko zu arbeiten und sich entsprechend der Standards der Zunft zu sichern. Mit der Berufserfahrung tritt das Risiko in den Hintergrund, doch vergessen darf er es und die (lebens-)sichernden Maßnahmen nicht.

Co-abhängige Verstrickung ist das analoge systemimmanente Risiko, falls man mit Sucht konfrontiert ist und helfen möchte. Das trifft persönlich auf die Angehörigen von Suchtkranken zu, gilt aber ebenso für die institutionelle Situation, falls man kollegial oder beruflich mit Sucht konfrontiert ist. Besonders die Mitarbeiter und Einrichtungen der Suchthilfe sind von co-abhängiger Verstrickung als Berufsrisiko betroffen. Wenn Suchtfachleute ihr co-abhängiges Problem bagatellisieren, abstreiten oder verleugnen, stecken sie schon mittendrin oder – in der Analogie vom Dachdecker ausgedrückt – sind schon auf dem besten Weg, vom Dach zu fallen.

Sobald sich ein Suchthilfesystem, gleichgültig, ob es eine kleine Einrichtung, ein kleiner Verein oder ein großer Verband oder Träger ist, etabliert, kommt es zwangsläufig zu einer institutionell co-abhängigen Tendenz. Man kann sich diese Tendenz immer wieder bewusst vergegenwärtigen und mit ihr innerhalb der Institution offen arbeiten. Dann hat man eine Chance, sich als Vertreter der Institution nicht zu sehr zu verstricken, eine relativ gering verstrickte Institution zu erhalten und eine gewisse Kontrolle über die Sache zu bekommen. Ich möchte Ihnen nachstehend anhand des Beispiels *vom Junkie und Ihrem Brötchen* diese unumgängliche Dynamik plakativ veranschaulichen.

Vom Junkie und Ihrem Brötchen

Sie kennen die Situation: Sie werden von einem Junkie – wir nehmen mal einfach an, dass der abgerissene Typ, der Sie anspricht, ein Junkie ist, damit die Sache nicht zu kompliziert wird – in der Einkaufsstraße angehauen: »Haste mal n'Euro?«

Ihre erste Möglichkeit wäre, den Euro oder sogar mehr herauszurücken, vielleicht weil Ihnen die Situation unangenehm ist oder aber Sie echtes Mitleid verspüren. Sie wissen, dass der Typ Ihr Geld mit sehr hoher Wahrscheinlichkeit in Drogen umsetzen wird. Die mitmenschliche Rendite Ihrer Tat würde gegen null gehen, gut, dass sie keine wertvolle Aktie ist. Ihre Geldgabe wäre folgerichtig als eindeutig co-abhängig einzustufen.

Als zweite Möglichkeit könnten Sie auch weitergehen und den Typen ignorieren, immerhin ist er an diesem Tag der Dritte, der Sie um einen Euro anmacht. Ihr schlechtes Gewissen würde die Tat als ein wenig ignorant oder unsozial einstufen, aber Ihr Verhalten wäre in diesem Fall weit entfernt davon, als co-abhängig verdächtigt zu werden.

Nun nehmen wir aber an, dass Sie an diesem Tag viel Muße haben und Ihnen danach ist, etwas Menschliches zu tun. Da Sie sich zudem mit Sucht ein wenig auskennen, gehen Sie in die nächste Bäckerei und kaufen dem Junkie ein Brötchen. Eins ist gewiss: Er bedankt sich bei Ihnen höflich und unterwürfig, verflucht Sie aber innerlich auf das Unflätigste, denn er wollte ja eigentlich den Euro für den nächsten Knaller.

Ich halte Ihre Tat als ethisch und menschlich richtig, nichtsdestotrotz würde ich Ihr Verhalten als co-abhängig verstrickt einstufen. Das will ich erklären. Erstens spart sich der Junkie das Geld für ein Brötchen. Falls er an dem Tag weitere neun Menschen trifft, die ihm ebenso Brötchen schenken, spart er das Essensgeld eines Tages, das er wiederum in Drogen anlegen kann. Darüber hinaus ist er gesättigt und kann sorgenlos seiner Lieblingsbeschäftigung, dem Konsum und Breitsein, nachgehen.

Viel gewichtiger ist aber mein zweiter Einwand. Sie und ich betreiben jeden Tag einen enormen Aufwand, um nicht zu verhungern. Wir gehen arbeiten, um das Geld für Lebensmittel zu erwerben. Wir kaufen ein, vergleichen Preise, bereiten die Lebensmittel zu köstlichen Speisen zu, decken den Tisch und spülen nach dem Essen das Geschirr. Zudem informieren wir uns laufend über eine gesunde und ausgewogene Ernährung. Die Zeit, Mühe und Energie spart sich der Junkie, wenn Sie und neun andere ihm Brötchen schenken. Nicht nur, dass Ihr Brötchen ihm ermöglicht, sorgenlos und in Ruhe konsumieren zu können, vielmehr verliert er den Bezug zum alltäglichen Leben und dessen Notwendigkeiten. Sie und Ihr Brötchen haben co-abhängigen Anteil daran.

Ebenso wie Ihr Brötchen hat auch jede institutionelle Hilfemaßnahme ein co-abhängiges Potenzial, die Sucht zu ermöglichen und aufrechtzuerhalten. Lassen Sie uns die Geschichte Ihres Brötchens in Bezug auf die Suchthilfe als besonders gefährdeten Arbeitsbereich anhand der exemplarischen Hilfemaßnahmen niedrigschwelliges Suchtcafé und qualifizierte Entgiftung beleuchten. Im niedrigschwelligen Suchtcafé erhält der Süchtige kostenlos Getränke und Kuchen. Die Parallele zu Ihrem Brötchen ist offensichtlich. Die Gespräche mit den anwesenden und hoch motivierten Sozialarbeitern pariert der Süchtige locker, gewappnet durch eine Extraportion Suchtmittel, die er zuvor eingenommen hat.

In der qualifizierten Entgiftung macht der Süchtige Urlaub von der Sucht, er lässt sich pflegerisch und medizinisch versorgen und erhält Ersatzdrogen, die ihn vor den schlimmen Folgen des Entzugs bzw. seiner Exzesse schützen. Der Sozialarbeiter der Station hilft ihm vielleicht in Angelegenheiten des ALG-II-Antrags, den er schon Monate hat liegen lassen, und der Psychologe der Station hält mit ihm und der Frau ein Paargespräch, sodass Hoffnung bei der Frau aufkeimt und sie ihn wieder ins Bett lässt. Nach der Entgiftung kann er dann körperlich, finanziell und sozial weitgehend aufgepäppelt – Ihr Brötchen päppelte den Junkie ja auch auf, wenn auch nicht in demselben Ausmaß – mit neuem Schwung weiter konsumieren. Man nennt das in der Suchthilfe auch »Therapietourismus«. Die Suchthilfe ist ein frustrierendes Geschäft, der Misserfolg einer Hilfemaßnahme ist recht wahrscheinlich (siehe dazu Sonntag et al., 2007, S. 175–177), doch eine übermäßige co-abhängige Verstrickung erhöht die Wahrscheinlichkeit des therapeutischen Misserfolgs unnötig.

Ich möchte an dieser Stelle klarstellen: Ich halte Ihr Brötchen genauso wie die Angebote der Suchthilfe für sinnvoll und richtig. Es geht mir nicht darum, die Hilfeleistungen als solche infrage zu stellen, vielmehr möchte ich das systemimmanent co-abhängige Risiko aufdecken und Sie dafür kritisch sensibilisieren.

Die co-abhängige Gefährdung ist in der Suchthilfe besonders hoch, doch besteht sie in jeder Gruppe, jedem Verein, jedem Betrieb und jedem Unternehmen, falls ein Suchtfall auftritt. Die Dynamik läuft nach meiner Erfahrung unabhängig davon ab, ob die Suchterkrankung eines Kollegen, Kunden oder Lieferanten erkannt wird oder unerkannt bleibt. Die einzige Voraussetzung sind der zwischenmenschliche Kontakt und eine bewusste oder unbewusste Hilfe für den Süchtigen. Mildern und auf ein Minimum eindämmen kann die Institution die co-abhängige Verstrickung, indem sie den Suchtfall aufdeckt und klare und akzeptierte Regeln, Erwartungen und Vorgaben bestimmt, an die sich ihre Vertreter im Suchtfall konsequent halten. Da dies jedoch das Thema der Behandlung berührt, wird es erst in Kapitel 8 näher besprochen.

5.2 Das co-abhängige Dilemma von Konsequenz und Menschlichkeit

Der professionelle Helfer aus der Suchthilfe oder ein mit Sucht konfrontierter Vertreter einer Institution steckt in demselben Dilemma wie die Angehörige eines Suchtkranken: Helfen ist im Allgemeinen notwendig und human, unterstützt aber im Einzelfall häufig die Sucht. Nicht-Helfen ist im Prinzip unmenschlich und ethisch nicht vertretbar, doch im Einzelfall ist genau die unterlassene Hilfestellung erfolgreich und daher Methode der Wahl in der Therapie von Suchtkranken. Wie eine Institution in diesem Zwiespalt hin- und herlaviert, zeigt das folgende Beispiel.

Was denn nun? – das Dilemma von Härte und Menschlichkeit

Ein Amtsgericht einer beliebigen Stadt der Republik hat häufig über Straftaten im Zusammenhang mit Beschaffungsdelikten von Drogensüchtigen zu urteilen. Eine Haftstrafe kann bei einem Drogensüchtigen auf Grundlage des Betäubungsmittelgesetzes zurückgestellt (auch als »35er« bezeichnet) und später in eine Bewährungsstrafe umgewandelt werden. Der Großteil der drogensüchtigen Patienten in stationären Einrichtungen ist nach dem Motto *Therapie statt Strafe* fremdmotiviert, wie es im Fachjargon heißt.

Früher, vor etwa 20 bis 25 Jahren, betrachteten die zuständigen Richter des Amtsgerichts Drogensüchtige als schuldfähige, kriminelle Straftäter. Einen »35er« zu erhalten war damals für die drogensüchtigen

Straftäter noch ein schwieriges Unterfangen. Sie mussten sich mächtig ins Zeug legen, um eine Therapiebewilligung zu erhalten. Entsprechend gut vorbereitet und ernsthaft motiviert traten sie die Therapie an. Auch während der Therapie war den Patienten klar, dass die Richter des Amtsgerichts schnell und konsequent handelten, falls die Therapie vorzeitig abgebrochen wurde. Dieses Wissen half in Krisenzeiten, auszuharren und nicht unüberlegt zu handeln. Die Patienten waren hoch motiviert, die Therapie regulär zu beenden.

Doch über die Jahre haben die Richter des Amtsgerichts dazugelernt, dass Drogensüchtige psychisch kranke Menschen sind, die Therapie und Hilfe benötigen. Nun sind die Richter des Amtsgerichts von einem Extrem ins andere gefallen. Es ist für die Drogenabhängigen, die früher als kriminell angesehen wurden, heute aber als krank gelten, recht leicht geworden, den begehrten »35er« zu erhalten. Bedauerlicherweise sind die Vorbereitung einer Therapie und die Bedeutung der Behandlungsmaßnahme infolgedessen abgewertet worden.

Falls einem Patienten etwas in der Therapie nicht passt, z. B. das Essen oder die Weckzeiten, bricht er einfach die Therapie ab, feiert erst einmal zwei Wochen ab und geht dann reuig zu dem Amtsgericht. Mit hoher Wahrscheinlichkeit erhält er eine zweite und dritte Chance. Die ganz Ausgebufften und Eloquenten erhalten auch eine vierte und fünfte Chance. Auch das nennt man in Fachkreisen »Therapietourismus« (zur Geschichte des § 35 BtmG vgl. auch Eckstein, 2009).

Das Beispiel zeigt, dass eine rigide Haltung und Vorgehensweise – entweder erbarmungslos konsequent oder mitfühlend inkonsequent – der Situation nicht gerecht wird. Dieses Dilemma lässt sich auf jeden helfenden Kontakt zu einem Süchtigen verallgemeinern. Wenn eine Institution dem Suchtkranken die notwendige Hilfe verweigert und ihn ausgrenzt, stigmatisiert und kriminalisiert, verhält sie sich unmenschlich. Verhält sich die Institution aus menschlichen Gründen dagegen übermäßig sozial und übertreibt in ihren Hilfebemühungen, verstrickt sie sich co-abhängig, was weder der Institution guttut noch dem Süchtigen weiterhilft. Keine Person und keine Institution, die mit Sucht zu tun haben, können dem Zwiespalt von Konsequenz versus Menschlichkeit ausweichen.

Die offene und selbstkritische Auseinandersetzung mit dem Dilemma ist meines Erachtens Voraussetzung dafür, den Einzelfall nüchtern und vielschichtig zu betrachten. Beide Haltungen haben ihre Berechtigung und sollten flexibel, nach Bedarf der jeweiligen konkreten Situation zum Einsatz kommen. Nur durch den offenen Disput kann man zu differenzierten Analysen und Urteilen gelangen und geeignete und kompetente Strategien der Problembewältigung entwickeln, die gleichermaßen den Süchtigen wie den betroffenen Helfern zugute kommen. Im Fall des Beispiels vom Amtsgericht bedeutet das, dass die Richter und Staatsanwälte einen offenen und konstruktiven Kontakt zu den Drogenberatungen und Behandlungsstellen pflegen sollten, um in Bezug auf den individuellen Fall ein gemeinsames Vorgehen abzustimmen, das sowohl konsequente Erwartungen und Bedingungen als auch Hilfe und Unterstützung beinhaltet.

5.3 Zum Mangel an offenem und kritischem Dialog

Ebenso wie die betroffenen Angehörigen schamhaft und still leiden, ist die institutionelle Co-Abhängigkeit durch Sprachlosigkeit und Tabuisierung geprägt. Ein Mangel an offenem und kritischem Dialog und Umgang miteinander kann zum einen eine institutionell co-abhängige Verstrickung begünstigen, indem es dem Süchtigen die Gelegenheit gibt, die Institution für seine süchtigen Zwecke auszunutzen, ohne dass es angesprochen und hinterfragt wird. Im Abschnitt zuvor wurde aufgezeigt, wie eine übermäßige menschliche Moral zur Tabuisierung einer konsequenten Haltung beitragen und so den Nährboden für eine institutionell co-abhängige Verstrickung bilden kann.

Zum anderen ist die Sprachlosigkeit immer auch Folge einer institutionell co-abhängigen Verstrickung. Die süchtigen und co-abhängigen Beteiligten haben aus unterschiedlichen persönlichen Gründen kein Interesse an Aufmerksamkeit und Öffentlichkeit und schließen infolgedessen einen Pakt des Stillschweigens. Im folgenden Fallbeispiel von Frau V. wird die komplexe Wechselwirkung von Sprachlosigkeit und institutioneller Verstrickung skizziert.

Frau V. muss schweigen

Ich möchte hier an den oben vorgestellten Fall von Frau V. und Frau F. anknüpfen. Frau F. war medikamentensüchtig und vom Vorgesetzten, einem Freund ihrer Familie, in die Abteilung der Behörde geholt und zu Frau V. ins Büro beordert worden. Frau V. sollte sich ein wenig um Frau F. kümmern. Frau V. erledigte die gesamte Arbeit und kompensierte die suchtbedingten Ausfälle von Frau F.

Frau V. hatte verschiedene Gründe zu schweigen und ihre ungünstige Situation nicht anzusprechen. Sie war sehr leistungsorientiert und stellte hohe Ansprüche an die eigene Belastbarkeit. Auch war es ihre verinnerlichte, christliche Moral, demütig zu sein und nicht an den bestehenden Vorgaben zu zweifeln. Sie war überzeugt, dass man duldsam und zufrieden sein müsse und jeder sein gottgegebenes Schicksal anzunehmen und sein Bündel zu tragen habe. Selten kam ihr ein Wort der Unzufriedenheit über die Lippen. Für ihre negativen Gefühle gegenüber Frau F. schämte sie sich insgeheim. Zunehmende Gefühle des Ärgers und der Verdrossenheit unterdrückte sie, indem sie noch verbissener arbeitete.

Auch wenn sie es nach außen nie gezeigt hätte, freute sie sich über das Vertrauen und die Komplimente des Vorgesetzten, seine beste Mitarbeiterin zu sein. Sie fühlte sich als seine rechte Hand und hielt sich für unentbehrlich. Innerlich war sie sehr stolz auf ihre Leistungsfähigkeit und Duldsamkeit. Auch unter den Kollegen wurde sie wegen ihrer Freundlichkeit und Belastbarkeit sehr geschätzt. Sie sagte nie Nein, wenn es darum ging, anderen auszuhelfen. Eine positive Arbeitsatmosphäre war ihr sehr wichtig. Sie wollte nicht Anlass für Streit und Hader geben. Auch hatte sie neulich eine Fernsehsendung zum Thema Mobbing und den bestürzenden Folgen für die Betroffenen gesehen und hatte nun Angst, Frau F. mit kritischen Äußerungen zu mobben.

Schließlich war Frau V. durchaus ehrgeizig und wollte auf der Karriereleiter weiter aufsteigen. Hierzu benötigte sie allerdings die Referenzen ihres Vorgesetzten. Sie war bemüht, zum Vorgesetzten eine gute Beziehung zu pflegen. Sie hatte Angst, dass Kritik oder Unmutsäußerungen ihre beruflichen Pläne stören würden. Der Vorgesetzte war persönlich sehr empfindlich und leicht kränkbar. Durch eine Beförderung würde sie der unangenehmen Bürosituation mit Frau F. früher oder später schon entkommen.

Die persönlichen Gründe der Sprachlosigkeit von Frau V. sind vielfältig: Moral, Selbstzweifel, (Selbst-)Bestätigung, Ängste und Ehrgeiz. Auch die Situation gab Anlass zu schweigen: die Arbeitsatmosphäre, die Beziehungen zu Kollegen oder die Empfindlichkeit des Vorgesetzten. Der Aspekt der Sprachlosigkeit ist in allen Fallbeispielen persönlicher und institutioneller Co-Abhängigkeit in diesem Buch mehr oder weniger offen wiederzufinden. Der Mangel an Dialog und Auseinandersetzung ist von zentraler Bedeutung für das Phänomen der institutionellen Co-Abhängigkeit, auch weil er den wichtigsten Ansatzpunkt bei der Behandlung sowohl der institutionellen wie auch der persönlichen Co-Abhängigkeit darstellt.

In der Einleitung dieses Buches wurde provokativ behauptet, dass die gesellschaftliche Routine im Umgang mit dem Suchtproblem und ein Mangel an öffentlichem kritischen Diskurs nichts anderes als eine Form der Vermeidung von Auseinandersetzung und der gesellschaftlichen Resignation gegenüber dem Suchtproblem darstellt. Wenn die Vertreter der Institutionen aus Politik, Medien, Wissenschaft, aber vor allem aus der Suchthilfe den kritischen Dialog nicht mehr miteinander führen und nicht offen und konstruktiv über den Umgang mit Sucht streiten, dann tun sie dasselbe wie die co-abhängige Angehörige, die schamhaft schweigt und auf heile Welt macht. Analog dem persönlichen Leiden der Angehörigen werden die Einrichtungen der Suchthilfe, die zumeist mit viel Leidenschaft und Mut und gegen viele Widerstände und Vorurteile gegründet worden sind, innerlich verkommen. Hochglanzprospekte, wohlfeile Reden zu Jubiläen oder zur medialen Sensation aufgebrezelte wissenschaftliche Funde (z. B. vom Suchtgen) sind oftmals nichts anderes als wortreich überspielte Sprach- und Hilflosigkeit, eine hübsche Verpackung von inhaltlicher Leere, was im nächsten Abschnitt vertieft wird.

5.4 Von positiven, doch inhaltsleeren Images

Das co-abhängig gesteigerte und rigide Bedürfnis nach Gebrauchtwerden und die tägliche Dosis an Bedürfnisbefriedigung sind auch der Motor der institutionellen Co-Abhängigkeit. Nochmals sei auf das Fallbeispiel von Frau V. und Frau F. hingewiesen. Das Bedürfnis nach Gebrauchtwerden der Frau V. und dessen Befriedigung durch den Leiter und andere Kollegen stabilisierte und erhielt das fragile süchtig co-abhängige System.

Aber das Gebrauchtwerden hat institutionell noch weitere wichtige

Facetten. Zunächst sind die Mitarbeiter der Institution auf ihre Arbeitsstelle angewiesen. Sie verdienen hier nicht nur das notwendige Geld für ihren Lebensunterhalt, vielmehr ist Arbeit und Beruf immer auch eine sinn- und identitätsstiftende Angelegenheit. Man identifiziert sich gewöhnlich positiv, selten auch negativ mit der Arbeit und der Institution. Selbstbestätigung erfährt man durch die Überzeugung, dass man eine wichtige und unerlässliche Rolle innerhalb der Institution innehat, oder man findet in der negativen Identifikation durch die Vorstellung insgeheim Selbstbefriedigung, dass man eine wichtige Rolle einnehmen könnte, wenn man nur dürfte.

Darüber hinaus hat die Institution ebenfalls eine eigene Identität, die sich in einem Leitbild, einer Unternehmensphilosophie oder einer Corporate Identity ausdrückt. Essenzieller Bestandteil einer jeden institutionellen Identität ist die Überzeugung, dass das Produkt oder die Dienstleistung sinnvoll und nützlich für die Gesellschaft ist. Sowie die Mitarbeiter die Tendenz auszeichnet, ihre Arbeitsplätze zu erhalten, entwickelt die Institution eine eigene Tendenz, sich in ihrer positiven Identität zu erhalten.

Schließlich stehen immer auch Macht- und ökonomische Aspekte in Wechselwirkung mit der institutionellen Identität. Die Höhe einer Entlohnung symbolisiert den Wert der Arbeitsleistung eines Mitarbeiters für die Institution. Auch die Macht des Mitarbeiters, sei es die formale Macht innerhalb der Hierarchie oder die informelle Macht seiner kollegialen Beziehungen, drückt aus, wie stark die Institution den Mitarbeiter mit seinen Kompetenzen braucht. Auf institutioneller Ebene sind Parallelen festzustellen. Den Unternehmensgewinn, den ein Produkt oder eine Dienstleistung einbringt, kennzeichnet den gesellschaftlichen Wert der Institution und ihrer Ziele. Und der politische, soziale und gesellschaftliche Einfluss, den eine Institution ausübt, korreliert mit ihrer gesellschaftlichen Bedeutung.

Was hat nun diese personelle und institutionelle Identität mit dem interessierenden Thema der Co-Abhängigkeit zu tun? Es gibt keinen direkten, aber einen wichtigen indirekten Zusammenhang. Stellen Sie sich vor, dass das Produkt oder die Dienstleistung gesellschaftlich sinnlos oder überflüssig ist. In unserer hoch industrialisierten Welt wird viel produziert und angeboten, ohne dass es uns kulturell, sozial, technisch oder anders weiterbringt. Eine Institution, die Produkte oder Dienstleistungen anbietet, die kaum oder nicht gebraucht werden, ist in ihrer positiven Identität bedroht und wird auf diese Bedrohung mit selbsterhaltenden Maßnahmen reagieren.

Ein institutionelles Beispiel über Sinnlosigkeit, Identitätsmakel und Image

Eine Welt ohne Zigaretten, Zigarillos, Zigarren und Pfeifen würde sich nicht von unserer heutigen Welt mit diesen Produkten großartig unterscheiden. Den Rauchern würde auch nichts fehlen, da sie ohne Nikotin aufgewachsen wären. Andere – vermutlich gesündere – Genussmittel würden die Lücke ohne Weiteres füllen.

Die Identität der Tabakindustrie hat also von ihrem Entstehen an einen »Knacks«, nicht notwendig oder sinnvoll zu sein. Hinzu kommt beim Tabak, dass er gesundheitsschädigende Effekte hat und darüber hinaus große volkswirtschaftliche Folgeschäden anrichtet.

Was tut die Tabakindustrie, um diesen bedrohlichen doppelten Identitätsmakel, überflüssig und auch noch krank machend zu sein, zu übertünchen? Sie erfindet positive Images und macht damit Werbung, z. B. »Rauchen ist cool«, »Rauchen macht frei«, »Rauchen ist ein Abenteuer«, »Rauchen macht attraktiv« oder »Rauchen ist sexy«. Die Werbung der Tabakindustrie ist unendlich kreativ, Rauchen mit positiven, doch inhaltsleeren Attributen zu verbinden. Die Werbeausgaben der Tabakindustrie 1999 in Deutschland betrugen stolze 315 Mio. € (nach Tham und Lampert, 2007, S. 58 – 60).

Ein positives, doch inhaltsleeres Image kann als das institutionelle Pendant der falschen Hoffnung Co-Abhängiger und des persönlich co-abhängigen Bemühens, den Schein der heilen Welt und der glücklichen Familie zu bewahren, angesehen werden. Das Image dient auch dazu, die co-abhängig Verstrickten gefügig und mundtot zu machen. Es sei nur an den enormen öffentlichen, moralischen Druck gegen das Rauchverbot in öffentlichen Räumen erinnert. Was da von Raucherseite unterstellt wurde, ging vielfach unter die Gürtellinie, z. B. der Vorwurf des Spaßverderbers oder die neurotisch geschürten Ängste, gastronomische Betriebe zu ruinieren und Arbeitsplätze zu vernichten.

Wer ist in dem Beispiel der Tabakindustrie nun co-abhängig? Die Tabakindustrie und ihre Vertreter sind nur bedingt als co-abhängig verstrickt einzustufen, denn sie verfolgen in erster Linie knallhart ihre wirtschaftlichen Interessen. Die Raucher sind zweifelsohne die Süchtigen, die nicht nur für den Tabak Geld, sondern als Spätfolge auch möglicherweise noch mit ihrem vorzeitigen Lebensende bezahlen. Die Co-Abhängigen sind eindeutig die Passivraucher, die es sich mit den Rauchern nicht verscherzen wollen, und die Krankenkassenbeitragszahler, die die medizinischen Folgekosten solidarisch tragen.

Die Suchthilfe muss auch im Hinblick auf das institutionelle Gebrauchtwerden als eine besonders gefährdete Institution eingestuft werden. Ihre Vertreter unterliegen im besonderen Ausmaß der selbstsüchtigen Versuchung. Das süchtige Klientel ist hochgradig feinfühlig, die persönlichen Schwächen der Suchthelfer auszuloten und dies in der süchtigen Klaviatur der zwischenmenschlichen Manipulation einzusetzen. Junge Berater und Therapeuten scheinen aufgrund ihrer Unerfahrenheit und auch Unsicherheit in der beruflichen Identität leicht co-abhängig ansprechbar und manipulierbar zu sein. Allerdings bringen sie zumeist viel Leidenschaft und eine eigene Entwicklungsoffenheit mit, durch die sie ihre Fehler erkennen und gegebenenfalls nachbessern können. Gerade auch erfahrene Suchttherapeuten, die innerlich erstarrt sind und selbstüberschätzend meinen, man könne sie nicht mehr aufs Kreuz legen, geraten schnell in die co-abhängige Falle und merken dies aufgrund ihrer narzisstischen Selbsterwartung nicht.

Abschließend sei resümiert, dass in die institutionell co-abhängige Verstrickung vielfältige und vielschichtige Aspekte der beruflichen Identität, der institutionellen Identifikation und der Corporate Identity einfließen, die die Gesamtverstrickung des Systems enorm komplex werden lassen. Eine positive, doch gesellschaftlich inhaltsleere und nutzlose institutionelle Identität kann, zumeist in Verbindung mit einem Mangel an offenem und kritischem Dialog, den Nährboden für komplexe institutionelle Verstrickungen bilden, die aufzulösen immer schwieriger wird. Um noch einmal auf das Beispiel des Rauchens zurückzukommen: Es dauerte Jahrzehnte und benötigte viel Hartnäckigkeit, Dickfelligkeit und Nehmerqualitäten der Befürworter, bis ein sinnvolles Rauchverbot in öffentlichen Räumen weitgehend durchgesetzt wurde. Zu Ende ist die Geschichte aber noch lange nicht.

5.5 Sucht zieht nicht nur Süchtige magisch an

Verhaltensbezogene Suchtformen, z. B. Spiel- und Magersucht, gehen oftmals mit Vereinsamung einher. Doch Suchtkonsum ist genauso häufig eine sehr gesellige Angelegenheit. Eine nicht mehr ganz neue Tendenz ist, dass verschiedene Suchtgruppen, z. B. Alkoholiker, Junkies, Pillenschmeißer, Kokser und Kiffer, zusammen in öffentlichen Parks und auf Plätzen oder im privaten Rahmen Party machen. Jeder Süchtige weiß, dass dort, wo jemand konsumiert, Suchtmittel verfügbar sind und die Situation relativ gefahrlosen und folgenlosen Konsum zulässt. Zudem stellt der Suchtmittelkonsum anderer die beste süchtige Rechtfertigung und Entschuldigung für den eigenen Konsum dar. Ausflüchte wie »Der andere ist ja schon viel schlimmer unterwegs, nimmt härtere Drogen, ist kaputter oder krimineller« bagatellisieren die eigene Problematik und beruhigen den übrig gebliebenen Rest an schlechtem Gewissen.

Diese Gesetzmäßigkeit der magischen Anziehungskraft von Sucht für Süchtige ist auch im institutionellen Zusammenhang nicht zu unterschätzen. Süchtige erkennen sich sofort untereinander und werden sich in der Gruppe, Firma oder Einrichtung im Sinne ihrer Sucht gegenseitig unterstützen und decken. Ein institutionell geduldeter Süchtiger wird wenn möglich dafür sorgen, dass er nicht allein bleibt. So werden aus einem Problem schnell zwei Probleme, und aus zwei Problemen werden womöglich drei Probleme, wobei die Mathematik der Sucht weder linear noch logisch ist. Sucht zieht jedoch nicht nur Süchtige an. Mit der zunehmenden Anzahl süchtiger Mitarbeiter breitet sich auch die co-abhängige Verstrickung aus. Denn eine größere Gruppe Süchtiger kann nur funktionieren, wenn sich eine große Gruppe coabhängiger Dulder, Wegseher, Unterstützer und Zuarbeiter bildet.

Frau Z. bedient sich ungeniert

Frau Z. war Psychiaterin und medikamentenabhängig, einem unter Ärzten weitverbreiteten Berufsrisiko. Bisher hatte sie in einer großen psychiatrischen Klinik gearbeitet, in der die Kontrollen des Medikamentenverbrauchs sehr genau waren. Sie zwackte hier und da eine Benzo, eine Schlaftablette oder eine Schmerztablette mit Kodein ab und half sich ansonsten, indem sie Privatrezepte für Freundinnen ausstellte, die sie selber einlöste (siehe zu der Problematik auch Glaeske, 2007, S. 80–83).

Dann bewarb sie sich in der Fachklinik »Zur letzten Hoffnung«, einer kleinen stationären Einrichtung für Dogensüchtige, in der substitutionsunterstützte Therapie angeboten wurde. Sie war die einzige Ärztin und auch zuständig für die Ausgabe und Kontrolle der Medikamente. Substitutionsmittel waren reichlich vorhanden, und die Effekte gefielen ihr. Benzos und Schlafmittel entspannten besser, aber die Substitutionsmittel machten so schön breit und gleichgültig.

An eine Kollegin, die häufig über Kopfschmerzen klagte, verteilte Frau Z. großzügig Schmerzmittel aus dem reichhaltigen Angebot des Giftschranks der Einrichtung. Man hielt auch ansonsten zusammen und unterstützte sich im rauen Klinikalltag. Gemeinsam setzte man unter anderem durch, dass das Ausschleichen der substituierenden Medikamente verlangsamt wurde. Manchmal schenkte sie auch wie versehentlich einige Milliliter dazu, wenn sie wusste, dass der Patient Sorgen hatte. Schmerzmittel, Beruhigungsmittel, Schlafmittel und Antidepressiva erhielten die Patienten nicht nach medizinischer Indikation, sondern nach persönlichem Wunsch. Sie waren so pflegeleichter und ihr ob der verständnisvollen und freizügigen Zuwendungen positiv zugetan.

Anders als andere Einrichtungen der Region war die Klinik stets gut belegt und hatte eine lange Warteliste. Ihr hervorragender Ruf in der Drogenszene war makellos: »Wenn schon Therapie, dann geh in die Klinik Zur letzten Hoffnung! Die sind locker drauf.«

Apropos: Die Geschäftführung des Trägers war sehr zufrieden mit der Arbeit von Frau Z., sie sollte die Einrichtungsleitung übernehmen.

In dem Beispiel bewarb sich Frau Z. als Ärztin in der Suchtklinik, da sie darauf spekuliert, hier nicht aufzufallen und ihrer Sucht ungestört und folgenlos nachgehen zu können. Ihre Arbeitsmethoden sind dagegen als hochgradig co-abhängig einzustufen. Die Zufriedenheit der Geschäftsführung ist ebenfalls co-abhängig geprägt, da auch Unkenntnis nicht vor co-abhängiger Verstrickung schützt. Folgendes provokatives Beispiel soll die gesellschaftliche Tragweite der süchtigen Anziehungskraft und der damit verbundenen vielschichtigen co-abhängigen Verstrickungen verdeutlichen und ist meiner durch Dopingskandale erschütterten Leidenschaft für den Radsport entnommen. Doping ist auch eine Sucht und der Umgang damit kann co-abhängig sein.

Frische Recken, die dem Glück ein wenig nachhelfen, gibt es reichlich

In den 90ern und zur Jahrtausendwende war der Radsport in Deutschland groß im Kommen. Mit Millionen anderer habe ich bei der Tour de

France mitgefiebert, wenn Ullrich, Pantani, Zabel und Co. wie Maschinen die Berge hochdampften. Man hätte es damals schon längst besser wissen müssen. 1967 starb der Engländer Tom Simpson am berühmten Anstieg des Mont Ventoux. Er war vollgepumpt mit Amphetaminen. Regelmäßig wurden im Folgenden Fahrer erwischt. Mancher Fahrer packte aus und deutete die Größenordnung des Problems an, was kaum einer ernst nahm. Andere verleugnen oder bagatellisieren bis heute ihre offensichtlichen jahrelangen Dopingpraktiken.

Die ganz Geschickten nutzten die Angelegenheit als schuldbewusste und tränenreiche Beteuerung vor laufender Kamera aus, es nur einmal oder so häufig gemacht zu haben, wie man es ihnen nachweisen konnte. Sie gelobten ernsthaft Besserung, Doping sei ja auch so ungesund. Derart steigerten sie noch ihren Marktwert als Sportsmann und fuhren beklatscht vom gerührten und mitfühlenden Publikum weiter. The show must go on. Keiner wollte genau hinschauen und alles würde jetzt besser werden, nachdem die schwarzen Schafe erwischt waren und die schwarz gefleckten Besserung gelobten.

Die alten, gefallenen Helden mussten die Bühne verlassen. Doch die gestrauchelten, aber nicht gefallenen Helden und vor allem die Macher hinter der Kulisse blieben. Junge, frische Recken erschienen. Sie wurden gefeiert als die neuen, unverbrauchten und sauberen Gesichter, bis auch sie erwischt wurden. Mit Bernhard Kohl hatte 2009 immerhin mal ein erwischter Fahrer die Courage, recht offen und ehrlich auszupacken und damit die Dopingkontrollen voranzubringen. Als »Nestbeschmutzer« hat er sich damit in Radfahrerkreisen zweifelsohne keine Freunde gemacht.

In Deutschland wird in den letzten Jahren öffentlich weniger weggeguckt und es hatte tatsächlich endlich Konsequenzen. Z. B. wurde die Berichterstattung der großen öffentlichen Fernsehsender eingeschränkt und durch ausführliche Doping-Berichterstattung ersetzt. Das war zwar nicht für die Quote gut, doch es verdient gerade deshalb Respekt. Auch Unternehmen zogen sich konsequenterweise aus dem Sponsoring zurück.

Meines Erachtens sind das Schritte in die richtige Richtung. Doch reichen sie noch lange nicht. Unverdrossen strampeln die gestrauchelten, aber nicht gefallenen Helden weiter, und hinter der Kulisse ziehen dieselben Macher, zum Teil erwischte Doping-Sünder, wie früher ihre Fäden. Neue, frische und unverbrauchte Recken auf der Suche nach dem

Glück und Erfolg gibt es reichlich. Was sollte sie abhalten, beim Glück auch ein wenig nachzuhelfen?

Auch regt sich außerhalb Deutschlands niemand über das Thema auf. Z. B. in Italien, Spanien und Frankreich werden sogar gefallene Helden noch immer als wahre Sportsmänner gefeiert. Die deutsche Empfindlichkeit und Aufregung wird nicht verstanden und als typisch deutsche Spaßverderberei abgetan. Neue Sponsoren tauchen auf, als wenn sie die Assoziation mit Doping suchen würden. Die alten Teams formieren sich unter neuen Namen. In einem Fall wurde der Begriff Doping sogar zum erfolgreichen Werbeschlager für Haarwuchsmittel. Und der Zuschauer? Er schaltet co-abhängig auf die quotengeilen privaten Sender um, dort wird nämlich weiter live übertragen. Wie gesagt: The Show must go on.

5.6 Aspekte der Arbeitszufriedenheit

Die Arbeitsatmosphäre einer co-abhängigen Institution ist negativ durch Schönrederei, Resignation, Passivität, Klagen und Vorwürfe gekennzeichnet. Dies kann durch das Modell der Arbeitszufriedenheit bzw. -unzufriedenheit von Bruggemann et al. (1975) erläutert werden. Das Modell unterscheidet sechs Qualitäten von Arbeitszufriedenheit bzw. -unzufriedenheit. Ob eine Person ihre Arbeitssituation zufrieden oder unzufrieden erlebt, ist abhängig davon, mit welchen Ansprüchen sie an die Situation herangeht und wie sie die Wirklichkeit wahrnimmt und bewertet. Wie zufrieden bzw. unzufrieden eine Person ist, spiegelt demnach nicht die Wirklichkeit wider, sondern ist das Ergebnis der subjektiven Ansprüche, Wahrnehmungen und Bewertungen der Person. Das heißt auch, dass zwei Personen ein und dieselbe Situation sehr unterschiedlich bewerten können. Hier soll nicht das ganze Modell von Bruggemann et al. vorgestellt werden, sondern nur die drei Qualitäten an Arbeitszufriedenheit bzw. -unzufriedenheit kommentiert werden, die im Hinblick auf die interessierende Thematik von Bedeutung sind.

Typisch für co-abhängige Mitarbeiter ist erstens eine *resignative Arbeitszufriedenheit.* Die Person ist eigentlich von der Realität enttäuscht und frustriert. Doch kapituliert sie vor der Wirklichkeit und verzerrt ihre negative Wahrnehmung, indem sie ihre Ansprüche der deprimierenden Realität anpasst, z. B. »Ich darf nicht klagen. Man muss heute damit zufrieden sein, überhaupt in Lohn und Brot zu stehen.« Des Weiteren ist *Pseudo-Arbeitszufriedenheit* unter co-abhängigen Mitarbeitern weit verbreitet. Auch in diesem Fall wird die Arbeitssituation negativ erfahren, doch wird die Bewertung des Erlebens geschönt, z. B. »Im Vergleich mit anderen geht es uns doch gut!« Beide Formen der Zufriedenheit entsprechen in etwa der oberflächlichen, hoffnungsvoll euphorisierten Zufriedenheit von co-abhängigen Angehörigen.

Schließlich ist für co-abhängige Mitarbeiter eine *fixierte Arbeitsunzufriedenheit* typisch. Der Frust über die Arbeitssituation wird unverfälscht wahrgenommen, doch werden keine Lösungsversuche unternommen, z. B. »Es bringt ja eh nichts!« Diese Unzufriedenheit geht einher mit stereotypen und fatalistischen Klagen sowie Vorwürfen und Schuldzuweisungen. Alle drei Qualitäten der Arbeitszufriedenheit bzw. -unzufriedenheit haben gemeinsam, dass sie auf der Handlungsebene zu Untätigkeit, Inkonsequenz und Selbstaufgabe führen.

Gewöhnlich sind in einer co-abhängigen Institution alle drei angesprochenen Formen der Arbeitszufriedenheit und -unzufriedenheit unter den Mitarbeitern zu finden. Auch können einzelne Mitarbeiter mehrere Formen in sich vereinen, z. B. gestern resigniert, heute fixiert frustriert und morgen hoffnungsvoll euphorisiert. Es sind dieselben Befindlichkeiten, die auch co-abhängige Angehörige als emotionales Auf und Ab erleben. Das Modell von Bruggemann ist bedeutsam, da es nicht nur hilft, die launischen Befindlichkeiten, die sozioemotionale Rigidität und die Kommunikationsstörungen in co-abhängigen Institutionen zu verstehen, sondern auch Ansatzpunkte der Intervention aufzeigt. Ansprüche und Wahrnehmungen einer Person können psychotherapeutisch angegangen werden, wie in Kapitel 7 aufgezeigt wird.

5.7 Abhängigkeit durch formale und informelle Macht

In die institutionelle Co-Abhängigkeit spielen häufig formale und informelle Machtaspekte oder -interessen hinein. Formale Macht ist durch die vertikale Hierarchie einer Institution und die Stellenbeschreibungen verschiedener Hierarchieebenen gegeben. Informelle Macht beruht auf der Beziehungsstärke und Meinungsführerschaft einer Person. Je mehr positive und solidarische Beziehungen eine Person pflegt, je besser sie ihre Meinungen und Positionen in Auseinandersetzungen vertreten kann und je mehr Unterstützung sie dabei auf Grundlage ihrer positiven Beziehungen zu anderen erhält, desto mehr informelle Machtfülle besitzt die Person, unabhängig von ihrem hierarchischen Status. Wie in dem formalen und informellen Machtspiel einer Institution die Sucht sowie Co-Abhängigkeit von Mitarbeitern genutzt bzw. missbraucht werden kann, soll das folgende Beispiel skizzieren.

Die Macht der schwachen Stationsleitung

In einem großen Krankenhaus wird eine Station von einer schwachen Stationsleitung geführt. Sie schart Mitarbeiter mit psychischen Problemen um sich. Ein Mitarbeiter ist Alkoholiker, ein weiterer ist depressiv, und eine Mitarbeiterin ist behindert und deshalb häufig krank. Diese Strategie der schwachen Stationsleitung hat einen doppelten Effekt. Die auffälligen und kranken Mitarbeiter sind erstens absolut loyal, da die schwache Stationsleitung sich schützend vor sie stellt und sie schont. Die kranken Mitarbeiter sind für die schwache Stationsleitung keine Konkurrenz, da sie mit ihren persönlichen Problemen beschäftigt sind. Zweitens ist die Krankenhausleitung zufrieden, da sie Problemfälle unter der Mitarbeiterschaft auf dieser Station unterbringen und entsorgen kann. Mit starken Stationsleitungen ist nicht so gut Kirschen essen, sie machen in solchen Fällen lautstark Stress. Die schwache Stationsleitung wird im Gegensatz zu ihren Kollegen als besonders menschlich und sozial geschätzt.

Nun muss noch bedacht werden, dass die Station in dieser Konstellation, schwache Stationsleitung und kranke Mitarbeiter, sofort durch schlechte Leistungen auffallen würde, was in einem Krankenhaus natürlich fatale Folgen hätte. Es braucht noch Leistungsträger, die die Ausfälle der kranken Kollegen und der schwachen Stationsleitung kompensieren und die nicht meckern und aufbegehren. Diese Leistungsträger sind die eigentlich co-abhängigen Figuren in der Geschichte. Sie funktionieren und stabilisieren das fragile soziale Gefüge. Warum meckern sie nicht? Erstens stimmen sie mit der menschlichen und sozialen Moral der schwachen Stationsleitung überein und zweitens erhalten sie von allen Seiten – Patienten, schwache Stationsleitung, Kollegen, Klinikleitung – viel Bestätigung, wie sehr man sie braucht und wie toll sie sind.

Zur Veranschaulichung ist das fragile machtbegründete Co-Abhängigkeitssystem des Beispiels in Abbildung 2 dargestellt. Das Beispiel zeigt, dass es in einer gemischt co-abhängig machtbegründeten Institution eine typische Rollenverteilung gibt.

Zunächst ist die süchtige Rolle, die aus einem oder mehreren Süchtigen bestehen kann, zu nennen. Diese wird als Folge des Machtspiels arbeitsmäßig geschont und kann, abgesehen von halbherzigen und inkonsequenten Hilfebemühungen, in Ruhe ihrer Sucht nachgehen. Die Schonung bezahlt sie durch Loyalität gegenüber der mächtigen Rolle. Die süchtige Rolle hat keine bzw. kaum Macht. Ferner ist die (formal und/oder informell) mächtige Rolle zu besetzen, die aus einer Person oder einem Bündnis mehrerer Personen bestehen kann. Die mächtige Rolle ist durch eine Schwäche gekennzeichnet, die sie unbedingt vertuschen will und muss, z. B. fachliche Mängel, Unsicherheit oder eigene Suchtprobleme, um ihre Macht nicht zu verlieren. Zum Zweck der Vertuschung (miss-)braucht sie die süchtige Rolle. Die mächtige Rolle verhält sich zwar klassisch co-abhängig, dennoch trifft die Zuschreibung nur bedingt auf sie zu, da ihr Verhalten nicht co-abhängig motiviert ist,

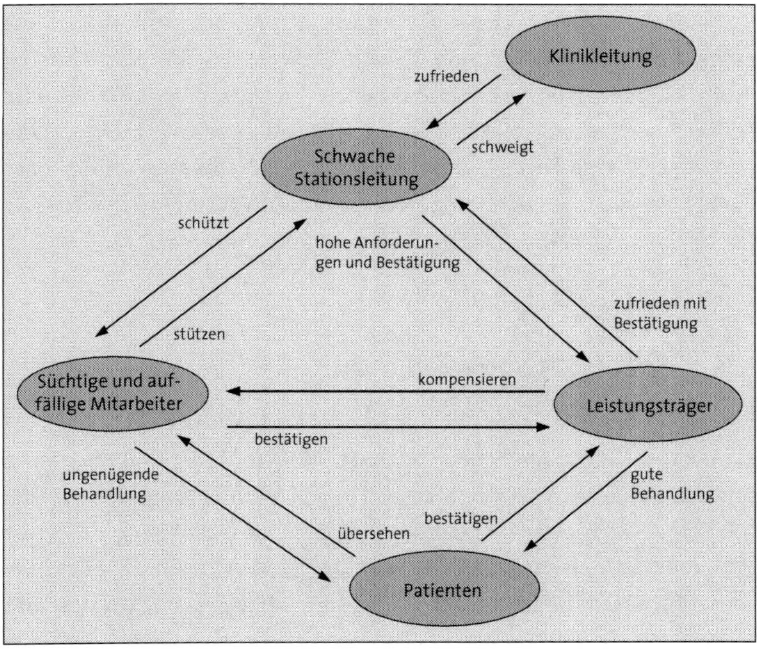

Abbildung 2: Beispiel eines co-abhängigen Machtspiels

vielmehr durch das Motiv des Machterhalts geleitet ist. Es kann auch sein, dass die mächtige und süchtige Rolle in einer Person vereint sind.

Die eigentlichen Co-Abhängigen sind schließlich die Leistungsträger, die den Ausfall der süchtigen Rolle und die Schwäche der mächtigen Rolle kompensieren. Bezahlt wird ihre Leistung durch Bestätigung, wie wichtig sie sind und wie sehr sie gebraucht werden. Indem sie die Arbeit erledigen und ansonsten stillhalten, stabilisieren sie das System und bewahren es vor dem Zusammenbruch. In ihrem Fall wird üblicherweise auch von Helfersyndrom gesprochen (Schmidbauer, 1994). Zudem sind immer Nebenrollen oder Statisten, in dem Beispiel Klinikleitung und Patienten, an der Inszenierung beteiligt. Sie halten sich zwar indifferent heraus, haben aber ebenfalls eine stabilisierende Bedeutung.

Zusätzlich muss man beachten, dass es in dem co-abhängigen Machtspiel immer noch eine zweite hintergründige Interaktionsebene gibt, auf der subtil manipuliert und das Machtgefüge des Systems ausbalanciert wird. Die co-abhängigen Leistungsträger werden zwar öffentlich gelobt, doch werden ihre Absichten und Einstellungen intrigant infrage gestellt, damit sie nicht zu stark und informell mächtig werden. In dem Beispiel lobt die schwache Stationsleitung die Leistungsträger gegenüber der Klinikleitung, doch hintergründig wird die schwache Stationsleitung die Leistungsträger bei der Klinikleitung diskreditieren, z. B. indem sie Zweifel an ihrer Loyalität andeutet oder andere Unterstellungen geschickt lanciert. Auf diese Art verhindert die schwache Stationsleitung, dass ein Vertrauensverhältnis und offener Dialog zwischen Klinikleitung und Leistungsträgern entsteht, was die Position der schwachen Stationsleitung gefährden würde.

5.8 Ökonomische Zwänge

Besonders bei den »legalen« Rauschmitteln Nikotin, Alkohol, Medikamente, Glücksspiele, Essen, Hungern, Kaufen und Computer sowie Internet ist die wirtschaftlich co-abhängige Verstrickung immens. Bei z. B. ca. 3,3 Millionen Alkoholikern (Papst & Kraus, 2008) liegt der große Verdienst der Spirituosenindustrie an den Süchtigen auf der Hand. So verwundert es z. B. nicht, dass die Alkohollobby den engagierten und ehrgeizigen Aktionsplan der ehemaligen Drogenbeauftragten der Bundesregierung Sabine Bätzing, der unter anderem beinhaltete, den durchschnittlichen Alkoholkonsum pro Kopf zu senken, mit allen zur Verfügung stehenden Mitteln und letztlich mit Erfolg bekämpfte (Blasberg, 2009).

Nicht vergessen darf man die wirtschaftlichen Verstrickungen des Staates, der über die Steuern und Abgaben an all den Süchten kräftig mitverdient. In Tabelle 9 sind die Prävalenzen, die Umsätze der Wirtschaft und die Steuereinnahmen des Staates abhängig von den Suchtmitteln aufgeführt, damit Sie eine Vorstellung von den ökonomischen Größenordnungen von Sucht erhalten. Die Zahlen stammen aus dem *Jahrbuch Sucht 2007* und von der Internetrepräsentanz der Deutschen Hauptstelle für Suchtgefahren e.V. (Febr. 2010). Zu den leeren Feldern habe ich keine Daten finden können.

Tabelle 9: Anzahl Abhängigkeitsstörungen, Umsätze und Steuern in Mio. €

Zahlen: / Suchtmittel:	Anzahl Süchtiger	Umsätze Wirtschaft	Einnahmen Staat
Nikotin	3800000[1]	23110	14247
Alkohol	1300000[1] 2000000[2]		3380
Psychotrope Medikamente[3]	1400000[1]	1055[4]	
Glücksspiel	100000–170000[5]	26660	4254[6] 250[7]

Anm.: [1] 12-Monate-Prävalenz Abhängigkeitsstörung nach DSM-IV
[2] 12-Monate-Prävalenz Missbrauch oder schädlicher Gebrauch nach DSM-IV
[3] 4–5% aller häufig verordneten Medikamente haben ein Suchtpotenzial. Ca. ein Drittel wird zur Suchterhaltung verordnet: Schlaf- und Beruhigungsmittel, Tranquilizer und Schmerzmittel
[4] Apothekenumsatz [5] Schätzung [6] Einnahmen des Staates aus Glücksspielen
[7] Vergnügungs-, Umsatz- und Gewerbesteuerzahlung der Unterhaltungsautomatenwirtschaft

Ich möchte mir folgende Polemik erlauben: Angesichts der Wirtschaftsumsätze und Staatseinnahmen in Milliardenhöhe verwundert es nicht, dass …

- Zusatzstoffe in Zigaretten den Suchtfaktor erhöhen und leichte Zigaretten leichten Genuss versprechen.

- die Spirituosenindustrie fortwährend neue Alkoholgetränke erfindet, deren bitterer Alkoholgeschmack durch süß-fruchtige Zusätze überlagert wird (Alkopops).
- die Pharmaindustrie kreativ durch als Fortbildungen getarnte kostspielige Freizeitaktivitäten und gut bezahlte Scheinstudien Ärzte überzeugt, ihre Medikamente möglichst freizügig einzusetzen.
- Glücksspielautomaten zwecks Gewinnmaximierung der Betreiber und trotz gesteigertem Suchtpotenzial immer weiter beschleunigt werden.
- der Schlankheitswahn durch abgemagerte Models und Werbung für neue Diätwundermittel immer weiter befeuert wird.
- fettreduzierte, ersatzgesüßte und vitaminangereicherte Leckereien Folgenlosigkeit von kulinarischen Orgien suggerieren.
- etc.

5.9 Zur Suchtgesellschaft

Kulturell betrachtet ist Rauschmittelkonsum nicht gleich Rauschmittelkonsum und Suchtverhalten nicht gleich Suchtverhalten. Je nach Land und Epoche wird der Gebrauch von berauschenden Mitteln und berauschendem Verhalten gesellschaftlich unterschiedlich beurteilt und behandelt. Hess, Kolte und Schmidt-Semisch (2004) postulieren vier Kategorien der Betrachtungs- und Umgangsweise von Kulturen mit Rauschmitteln:

1. *Kultivierung:* gesellschaftlich reguliertes Phänomen, das allgemein akzeptiert und in bestimmten Situationen erwünscht ist, z. B. Sekt bei Feiern, mäßiger Konsum von Bier beim Kneipenbesuch oder Fußballschauen, Wein beim Abendmahl, die Zigarette danach, gesundheitsbewusstes Fasten, Maß beim Oktoberfest
2. *Akzeptanz:* unerwünschtes Verhalten, das aber in der Verantwortung des Einzelnen steht, z. B. Pausenzigarette, Besäufnis auf Schützenfest und ähnliche Festivitäten, übermäßiger Konsum von Bier beim Kneipenbesuch oder Fußballschauen
3. *Pathologisierung:* zu behandelnde psychische Störungen, z. B. schädlicher Gebrauch, Abhängigkeitssyndrom, Alkoholsucht, Magersucht, Spielsucht, Esssucht, Drogensucht, Computersucht, Beziehungssucht, Arbeitssucht, Kaufsucht

4. *Kriminalisierung:* illegale Drogen als Straftatbestand, Delinquenz und Beschaffungskriminalität, Alkohol und Drogen am Steuer, illegales Glücksspiel.

Je nach Betrachtungsweise kann die Gesellschaft sehr unterschiedlich auf Rauschmittelkonsum und Suchtverhalten reagieren: Sie kann fördern, liberal dulden oder repressiv unterdrücken. Der gesellschaftliche Umgang mit Rauschmitteln und Suchtverhalten ist demnach stets mehrschichtig und hat stets eine zwiespältige und widersprüchliche Note.

Im Sinne der interessierenden Thematik kann man diese vier Betrachtungsweisen auch auf die co-abhängigen Hilfebemühungen und Verstrickungen von Angehörigen übertragen. Der kultivierte Aspekt vom Helfen im Allgemeinen und der Unterstützung von Süchtigen im Konkreten liegt auf der Hand. Helfen ist sozial hoch erwünscht, und als Suchthelfer kann man sogar seinen Lebensunterhalt damit verdienen. Des Weiteren beinhaltet das hier vorgestellte Konzept der co-abhängigen Verstrickung den akzeptierenden Aspekt. Die co-abhängigen Verhaltensweisen werden als normale und gesunde Reaktionen auf eine nicht alltägliche und komplexe Belastungssituation eingestuft. Die co-abhängige Verstrickung wird zwar für sich und in seinen Folgen als riskant und problematisch bewertet, doch wird die Entscheidungs- und Handlungsfreiheit der betroffenen Angehörigen betont und akzeptiert.

Eine wesentliche, diesem Buch zugrunde liegende These ist, dass der pathologische Aspekt von Co-Abhängigkeit gesellschaftlich unterbewertet und missachtet wird. Co-Abhängigkeit ist auch eine profunde und behandlungsbedürftige psychische Störung. Hier nachzubessern, ist genau Stoßrichtung dieses Buches. Der letzte Aspekt der Kriminalisierung spielt im Sinne eines Straftatbestands bei Co-Abhängigkeit eine eher untergeordnete Rolle. Z. B. können sich Angehörige, die Drogen für die Süchtigen beschaffen, strafbar machen, was aber juristisch eher geringfügig einzustufen ist.

Anne Wilson Schaef (1999) postuliert einen grundsätzlichen Suchtprozess, der Sucht und Co-Abhängigkeit individuell, institutionell und gesellschaftlich zugrunde liegt. Anhand von den Beispielen Familie, Kirche und Schule verdeutlicht sie exemplarisch, dass wir in einer von Sucht und Co-Abhängigkeit geprägten und eingenommenen Gesellschaft leben. Ihre These, dass Sucht und Co-Abhängigkeit im Prinzip ein und dasselbe weitverbreitete gesellschaftliche Phänomen darstellt, kann ich nur unterstreichen, und es wurde hier ausführlich erörtert. Aber die pauschale Anklage und Gesellschaftskritik von Schaef, dass wir heute in einer Suchtgesellschaft leben, in der z. B. 96% der Menschen co-abhängig sein sollen, vereinfacht die Zusammenhänge und verteufelt einseitig die moderne Gesellschaft als Schuldigen. Nach den oben vorgestellten Betrachtungsweisen von Hess et al. nimmt Schaef eine einseitig pathologisierende Sichtweise ein, andere Aspekte vernachlässigt sie.

Allerdings führt das Konzept der Suchtgesellschaft von Schaef zu der spannenden und immer wieder neu zu stellenden Frage, wie sich Sucht und Co-Abhängigkeit in der jeweiligen kulturellen und gesellschaftlichen Situation ausdrücken und Einfluss nehmen. Diese Frage ist natürlich zu groß für diesen Abschnitt, und ich möchte sie sowohl im Sinne der Thematik der Co-Abhängigkeit als auch auf den Aspekt des Pathologischen nach Hess et al. eingrenzen: Wie ist unsere Kultur heute co-abhängig verstrickt und gestört? Antworten bzw. Anstöße wurden im Verlauf der Schilderungen ausreichend gegeben, und ich möchte die wichtigsten hier in drei kritischen Thesen abschließend zusammenfassen:

- Der Umgang mit Sucht und die öffentliche Kontroverse läuft ritualisiert ab. Die Gesellschaft ist durch eloquente Sprachlosigkeit, Folgenlosigkeit und Inkonsequenz geprägt. Ein kritischer Dialog, z. B. des Dilemmas zwischen Menschlichkeit und Eigenverantwortung, findet weder in der Politik und Öffentlichkeit noch in Fachkreisen ausreichend statt.
- Die Suchthilfe als gesellschaftliches Teilsystem hat die Fokussierung auf die Süchtigen einseitig und unflexibel institutionalisiert, was die Hilfeangebote und Einrichtungen anfällig für co-abhängige Vertrickungen werden lässt und dem Missbrauch durch das süchtige Klientel Vorschub leistet.
- Das Leiden und die Problematik von Millionen Angehörigen werden in der Öffentlichkeit und der eigentlich zuständigen Suchthilfe übersehen, bagatellisiert und verleugnet. Weder gibt es einen formulierten, gesundheitspolitischen Auftrag, Angehörige zu beraten und zu behandeln, noch werden finanzielle und personelle Ressourcen hierfür bereitgestellt.

6. Wo finden Angehörige Beratung und Therapie?

Wenn unter Co-Abhängigkeit eine eigenständige Problematik und Störung verstanden wird, liegt die Implikation auf der Hand: Die heute übliche Mitbehandlung ist nicht mehr als ein Tropfen auf einem heißen Stein. Co-Abhängige haben einen eigenen Beratungs- und Behandlungsbedarf. Aber wo finden Angehörige heute schon konkret Information, Prävention, Beratung und Behandlung? Im Folgenden möchte ich Ihnen aus der angehörigenzentrierten Sicht konkrete Möglichkeiten der fachlich qualifizierten Hilfe aufzeigen, aber auch die Mängel der Suchthilfe kritisch infrage stellen.

6.1 Aufklärung und Prävention

Suchtprävention

Suchtprävention leistet einen zentralen Beitrag zur Verbesserung der Bevölkerungsgesundheit

Jährlich sterben in Deutschland mindestens 110 000 Menschen vorzeitig an den Folgen des Tabakkonsums, weitere 40 000 Menschen sterben an den Folgen schädlichen Alkoholkonsums, und etwa 1300 Todesfälle im Jahr geschehen infolge illegalen Drogenmissbrauchs. Zielgerichtete und auf wissenschaftlichen Ergebnissen gestützte Suchtprävention kann einen bedeutsamen Beitrag dazu leisten, die Bevölkerungsgesundheit zu steigern, die gesellschaftlichen Kosten zu senken und die Lebensqualität zu erhöhen.

Um die Schäden, die mit Substanzmissbrauch einhergehen, zu verringern, muss die Vorbeugung von Sucht neben Suchttherapie und Repression zentraler Bestandteil einer umfassenden Sucht- und Drogenpolitik sein. Folgerichtig wurde die Suchtprävention in Deutschland im Rauschgiftbekämpfungsplan von 1990 sowie im 2003 beschlossenen Aktionsplan Sucht und Drogen als wichtiges Element einer umfassenden Suchtarbeit festgelegt.

Zentrale Zielsetzungen moderner Suchtprävention
Zu den vorrangigen Zielen suchtpräventiven Handelns gehören zwecks Minderung von vorzeitigen Todesfällen, Krankheiten und sonstigen Problemlagen (z.B. Gewalt) im Zusammenhang mit schädlichem Drogengebrauch:

- die Vermeidung und/oder Hinauszögerung des Einstiegs in den Konsum legaler und illegaler Drogen
- die Früherkennung und Frühintervention bei riskantem Konsumverhalten
- die Verringerung von Missbrauch und Sucht.

(von der Homepage der Bundeszentrale für gesundheitliche Aufklärung, Nov. 2009)

Besonders Kinder aus Suchtfamilien sind gefährdet, später selber eine Sucht zu entwickeln. Übersehen wird dabei allzu häufig, dass Kinder aus Suchtfamilien ebenso bestens für die co-abhängige Rolle in einer abhängigen Partnerschaft gerüstet sind. Dies wird in der Prävention in keiner Weise berücksichtigt, wie das vorangestellte Zitat von der Homepage der Bundeszentrale für gesundheitliche Aufklärung exemplarisch verdeutlicht. Alles zielt darauf ab, riskantes Konsumverhalten frühzeitig zu erkennen und zu behandeln und Missbrauch und Sucht zu vermeiden, hinauszuzögern und zu verringern. Aber auch die Angehörigen leiden und erfahren zum Teil massive Beeinträchtigungen mit gravierenden gesundheitlichen, sozialen und wirtschaftlichen Schäden. Nach meiner Meinung erfüllt eine »moderne«, »zielgerichtet und auf wissenschaftlichen Ergebnissen gestützte Suchtprävention«, die die Millionen von Sucht betroffenen Angehörigen missachtet, ihre Aufgabe und ihren eigenen Anspruch nicht bzw. nur ungenügend.

Dabei könnte man ohne großen Aufwand gezielt präventiv an der co-abhängigen Seite ansetzen. Wenn man z.B. die Partnerin eines Süchtigen stark macht, kann sie als Multiplikator innerhalb der Familie und des Freundeskreises fungieren. Wenn sie lernt, offen zu sprechen und sich abzugrenzen, hat das präventive Auswirkungen auf das gesamte Umfeld, z. B. die Kinder, und zwar unabhängig davon, ob der Partner weiter konsumiert oder nicht. Eine solche Prävention würde einen anderen Ansatz bedeuten: Da, wo sich jemand von der Sucht eines anderen Menschen befreit, kann er auch anderen helfen, sich aus der Co-Abhängigkeit zu lösen oder sich erst gar nicht co-abhängig zu verstricken. Ein Nebeneffekt wäre es, dass dort, wo viele Menschen stark und unabhängig bzw. geschützt vor co-abhängiger Verstrickung sind, auch keine Sucht gedeihen kann.

Sucht betrifft jeden – mehr oder weniger nah als Angehöriger

In meiner Klinik haben wir regelmäßig Besuch von Schülern, zumeist 9. oder 10. Klassen, die sich über Drogen, Sucht und deren Behandlung informieren wollen. Die Schüler sind gewöhnlich gut auf das Thema vorbereitet, es ist oftmals Teil eines fächerübergreifenden Curriculums. Genuss, Rauschmittel und Sucht ist ein für die Heranwachsenden spannendes und faszinierendes Thema, aber die meisten können gut gesunden und kritischen Abstand halten, nur wenige sind gefährdet.

Ich habe mir angewöhnt, zum Abschluss die Angehörigenthematik anzusprechen. Bei dem Thema verdichtet sich die Atmosphäre immer schlagartig, denn aus dem »Die da!« entsteht plötzlich ein »Wir hier!« Die begleitenden Lehrer sind von dem Thema ebenso überwältigt. Natürlich ist die Klasse ein ungeeignetes Forum, näher ins Gespräch zu kommen. Doch die fast greifbare Erschütterung und Sprachlosigkeit ist ein guter Ansatzpunkt, den Schülern und Lehrern etwas mitzugeben, nämlich dass Sucht eine Problematik ist, die jeden mehr oder weniger nah zumindest als Angehöriger betrifft.

Eine zusätzliche Note: Die anwesenden drogenabhängigen Patienten werden bei dem Thema immer ganz unruhig und versuchen, mich zu unterbrechen. Nicht nur, dass das Thema ihr schlechtes Gewissen anspricht, sie stehen auf einmal nicht mehr im Mittelpunkt.

Das kleine Beispiel veranschaulicht, wie die präventive Arbeit mit Jugendlichen und Lehrern durch den Einbezug des Angehörigenthemas bereichert wird. Die Abhängigkeitsproblematik wird über das Angehörigenthema auf einmal am eigenen Leib erfahrbar. Fast jeder kennt jemanden, der Suchtprobleme hat. Der Süchtige kann der Vater, die

Schwester, der Großvater, ein Onkel, eine Cousine, ein Freund, eine Freundin der Mutter, der Freund eines Freundes oder ein Arbeitskollege des Vaters sein. Manchmal ist einem die Sucht nicht bewusst oder man weiß nichts Genaues. Das aber ändert nichts an der eigenen Verstrickung. Bezieht man in die Präventionsarbeit diese co-abhängige Betroffenheit ein, gewinnt das Thema der abstrakten Suchtgefährdung einen konkreten, unmittelbaren und erfahrbaren Selbstbezug.

Die Bereicherung der Prävention durch die angehörigenzentrierte Herangehensweise liegt auf der Hand, allerdings wird die Arbeit dadurch eher herausfordernder. Der Suchthelfer muss dann über die eigene Betroffenheit nachdenken, und er hat es nicht mehr mit abstrakt gefährdeten Jugendlichen zu tun, sondern mit Selbstbetroffenen. Anstatt über Risikofaktoren zu dozieren, könnte es zu einer gewagten unmittelbaren Begegnung von Gleich zu Gleich kommen.

6.2 Beratung und Therapie

Den Süchtigen wird heute ein hoch differenziertes Behandlungsangebot gemacht: Sucht- und Drogenberatungsstellen, Beratungsstellen für Essstörungen, Beratungsstellen für Glücksspielsucht, Suchtambulanzen, qualifizierte Entgiftungen, ambulante und stationäre Entwöhnung, ambulante und stationäre Nachsorge, ambulante und stationäre Wohnformen sowie Selbsthilfegruppen, um nur die wichtigsten Behandlungsformen aufzuzählen. Die Angebote der Suchthilfe für Angehörige sehen heutzutage immerhin eine Mitbehandlung vor. Die Zeiten, in denen Angehörige als Störfaktor aus der Therapie durch z. B. monatelange Kontaktsperren ausgeschlossen wurden, sind glücklicherweise passé. Angehörige werden üblicherweise in ambulante oder stationäre Therapien einbezogen. Doch was für spezielle Angebote werden Angehörigen und Co-Abhängigen vorgehalten?

Beratungsstellen der Suchthilfe

Die Sucht- und Drogenberatungsstellen sowie spezielle Beratungsstellen bei Essstörungen oder Spielsucht sind die geeigneten Anlaufstellen für Angehörige, und ich würde im Prinzip jede Angehörige auf die zuständige Suchtberatungsstelle – zur Vereinfachung verwende ich im Folgenden den Begriff Suchtberatungsstelle für alle Beratungsstellen der Suchthilfe – vor Ort verweisen. Doch da fangen schon die Probleme an. Viel zu selten bieten Suchtberatungsstellen Angehörigengruppen oder Einzelberatungen an, die ein oder zwei Gespräche übersteigen. Die personellen Ressourcen sind für die Süchtigen reserviert. Ambulante Rehabilitation, die für die Süchtigen ein Standard ist, ist für Angehörige nicht vorgesehen. Co-Abhängigkeit ist nicht als Krankheit anerkannt, und infolgedessen ist eine eigenständige Behandlung von den Kostenträgern nicht vorgesehen.

Viele Beratungsstellen führen die Angehörigen im Namen ihrer Einrichtung, z. B. »Beratungsstelle für Suchtkranke und deren Angehörige«. Die semantische Feinheit, dass die Angehörigen nur als Anhängsel der Suchtkranken und immer an der zweiten Stelle benannt werden, wurde in der Einleitung schon kommentiert. Außerdem wird oft in Broschüren oder auf Internetseiten vollmundig eine Beratung und Behandlung angepriesen. Doch Papier ist geduldig, und die Realität sieht ganz anders aus. Über einen misslungenen Versuch, eine co-abhängige Angehörige zur Behandlung an eine Drogenberatungsstelle zu vermitteln, habe ich oben beispielhaft berichtet.

Die folgende Definition von Co-Abhängigkeit fand ich auf der Seite »Angehörige« einer Homepage einer Suchtberatungsstelle[7]: »Co-abhängig sind Verhaltensweisen von Bezugspersonen des Suchtmittelabhängigen, die geeignet sind, seine süchtige Fehlhaltung zu unterstützen und eine rechtzeitige Behandlung zu verhindern.« Über das Leiden der Angehörigen sprach die Homepage nicht. Diese eingeschränkte und kurzsichtige Haltung gegenüber den Angehörigen ist exemplarisch für viele Beratungsstellen. Warum sollte man bei einer solchen zugrunde liegenden Einstellung Angehörigen eigenständige und ernst gemeinte Angebote machen?

Auch wenn allzu viele Suchtberatungsstellen nach meinen Erfahrungen und Recherchen kein oder ein ungenügendes Angebot für Angehörige bereithalten, zeigen einzelne Beratungsstellen, dass es auch anders geht, indem sie Angehörige gleichberechtigt beraten und behandeln. »Die Angehörigen haben das Recht und die Möglichkeit, Beratung für sich in Anspruch zu nehmen.« Diesen Satz fand ich auf der Homepage einer anderen Beratungsstelle. Es geht also auch anders. In

7 Immerhin wurden die Angehörigen auf der betreffenden Seite gezielt angesprochen, auf den meisten Internetrepräsentanzen ist noch nicht einmal dies der Fall.

solchen Angehörigen zugewandten Beratungsstellen findet man z. B. Angehörigensprechstunden, Angehörigentreff, Telefonberatung, Angehörigengruppen oder Intensivberatungen, die ein oder zwei Gespräche übersteigen.

Die Beratungsstelle, in der ich viele Jahre eine Angehörigengruppe leitete, ist ebenfalls ein solch positives Beispiel. Die Beratungsquote der Angehörigen liegt hier bei 15 bis 20%, was die durchschnittliche, bundesweite Quote für Angehörige, die eine ambulante Beratungs- und Behandlungsstelle aufsuchen, von nur 6% deutlich übersteigt (Sonntag et al., 2009). Konzept dieser Beratungsstelle ist es, Angehörige nicht nur als Anhängsel mitzubehandeln, vielmehr mit ihnen aktiv und solidarisch das Gespräch zu suchen, ihre Problematik differenziert zu eruieren und zu besprechen und ihnen eigene angemessene Hilfestellungen anzubieten oder sie an eine andere geeignete Stelle weiterzuvermitteln. Auch längerfristige Beratungsprozesse sind dort ein Standard.

Ein Albtraum mit verkapptem Wunsch

Nach Erscheinen dieses Buches kommt es republikweit zu spontanen Protesten und Tumulten von Millionen Angehörigen. Ich bin Mitarbeiter einer Suchtberatungsstelle. Der co-abhängige Mob skandiert vor der Tür: »Hoch die co-abhängige Solidarität!« Auf Plakaten und Spruchbändern ist zu lesen: »Kein Bock auf Sucht!«, »Jedem Co sein Recht: Therapie sofort!«, »Die Gesellschaft hat uns verraten und vergessen!« und »Cos aller Länder organisiert euch!« Wir Suchtberater haben uns in der Beratungsstelle verbarrikadiert. Faule Eier und Tomaten fliegen, und an den Fenstern, und der Fassade laufen gelb-rote Säfte herunter. Die Stimmung eskaliert immer weiter. Die Polizei ist nicht zu erreichen, selbst 110 ist immer besetzt.

Schließlich nehme ich allen Mut zusammen und verlasse meine Deckung unter dem Schreibtisch. Ich öffne das Fenster und hebe die Arme besänftigend und beschwörend, wie ich es beim Papst bei der Osteransprache gesehen habe. Ein faules Ei verfehlt mich nur knapp, trifft aber den Bilderrahmen mit dem Foto meiner Kinder auf dem Schreibtisch, der herunterfällt und zerschellt. Allmählich verebbt der Lärm, auch die letzten hysterischen Schreie – »Hilf mir, ich leide!« – verklingen.

Ich erkläre den Leuten: »Ihr seid nicht mehr co-abhängig. Co-Abhängige putzen, waschen, kochen, kümmern sich um die Kinder, sorgen sich um den Süchtigen, machen auf heile Welt und leiden still. Niemals würden Co-Abhängige lautstark protestieren und ihre Rechte aggressiv einfordern. Ihr seid geheilt. Geht nach Hause und setzt dort fort, was ihr hier begonnen habt.« Daraufhin löst sich der Protestzug friedlich auf, und alle gehen zufrieden nach Hause.

Mir werden die Schäden der Tumulte in Rechnung gestellt.

Trotzdem ist auch eine Beratungsquote von 20% in Anbetracht von Millionen betroffenen Angehörigen noch unbefriedigend und unzureichend. Ziel sollte und muss eine gleichberechtigte Beratung und Behandlung sein. Co-Abhängige nehmen aus Unwissenheit und störungsbedingt viel zu selten Hilfe in Anspruch. Alles in allem spielt eine gehörige Portion Glück und Zufall mit, ob Angehörige vor Ort Beratung und Behandlung erfahren, wenn sie eine Suchtberatungsstelle aufsuchen. Manchmal lohnt es sich auch, die Beratungsstelle des Nachbarorts oder eine Frauenberatungsstelle zu kontaktieren, wenn sie ein besseres und solidarischeres Angebot vorhalten.

Spezielle Beratungsstellen für Angehörige

Bei meinen Recherchen bin ich auf eine Beratungsstelle ausschließlich für Angehörige gestoßen, bedauerlicherweise beschränkte sich das Angebot auf Angehörige von Alkoholkranken. Dennoch ist es ein lohnenswerter Gedanke, suchtübergreifende und spezielle Beratungs- und Behandlungsstellen für Angehörige einzurichten. Suchtberatungsstellen haben nicht die Voraussetzungen, Angehörige gleichberechtigt zu behandeln, denn in der Behandlung von Abhängigkeit spielt die eindeutige Solidarität und Identifikation mit der Klientel eine entscheidende Rolle. Selbstverständlich kann im Einzelfall innerhalb einer Beratungsstelle personell getrennt werden: Ein Mitarbeiter berät den süchtigen Symptomträger, und ein anderer Mitarbeiter kümmert sich um die co-abhängige Angehörige. Doch auf Einrichtungsebene kommt es zum Solidaritätskonflikt, wenn es um die Verteilung der Ressourcen geht. Genau dieser Konflikt wird heute zum Nachteil der Angehörigen gelöst.

Es ist Teil der co-abhängigen Symptomatik, dass die Angehörigen im Stillen leiden und alles Menschenmögliche tun, um nicht aufzufallen. Wie ihre süchtigen Angehörigen brauchen auch sie niedrigschwellige, aufsuchende und motivierende Angebote, in denen die Berater und Therapeuten offen und engagiert auf die Angehörigen zugehen. Spezielle Beratungs- und Behandlungsstellen für Angehörige wären hier offenkundig von Vorteil. Sie würden unabhängig arbeiten und könnten sich mit dem Leiden der Angehörigen eindeutig solidarisieren. Die Berater und Therapeuten könnten gezielt auf die Angehörigen zutreten, präventiv tätig werden und durch entsprechende öffentlichkeitswirksame Aktionen über das co-abhängige Leiden informieren und aufklären.

Ambulante Psychotherapeuten
Eine gute Möglichkeit der Therapie stellen heute schon niedergelassene Psychotherapeuten dar. Zwar erhält man allein mit der Diagnose Co-Abhängigkeit keine Kostenzusage, doch sind Psychotherapeuten fachlich kreativ, andere therapierechtfertigende Diagnosen zu kreieren, z. B. Anpassungsstörungen, Depression oder abhängige Persönlichkeitsstörung. Gerade der Schutzraum der Einzeltherapie und die dort erfahrene hohe therapeutische Solidarität eignen sich bestens, dass Co-Abhängige wieder zu sich finden können und ihr Leben wieder in die Hand nehmen.

Ich möchte mir zwei kritische Anmerkungen erlauben. Zum einen ist die heute übliche Wartezeit von niedergelassenen Psychotherapeuten von einem halben bis zu einem Jahr wenig bedarfsgerecht. Falls Co-Abhängige überhaupt Hilfe suchen, dann erst, wenn sich die Lebenssituation extrem zugespitzt hat und/oder es zum Zusammenbruch kommt. Dann ist schnelle Hilfe bzw. Krisenintervention gefordert und nicht die Aufnahme auf eine Warteliste. Das schreckt die ambivalent motivierte, co-abhängige Klientin aller Wahrscheinlichkeit nach ab, und sie gibt ihr Vorhaben wieder auf. Zum anderen mangelt es Psychotherapeuten häufig an Erfahrungen, Wissen und Methoden zum Thema Co-Abhängigkeit und Sucht, verständlicherweise, da ihre Kostenträger, die Krankenkassen, bei Abhängigkeit nicht zuständig sind. Darüber hinaus kommen das Thema Sucht und erst recht das Thema Co-Abhängigkeit in der Ausbildung zum Psychotherapeuten viel zu kurz. Einen qualifizierten Behandler zu finden ist also nicht leicht. Doch vielleicht kann die Suchtberatungsstelle vor Ort bei der Vermittlung helfen.

Angebote für betroffene Kinder

Die gewaltige Größenordnung des Problems von Kindern in Suchtfamilien wird durch die Schätzung von 2,65 Mio. durch elterliche Alkoholsucht betroffene Kinder deutlich (Pfeiffer-Gerschel et al., 2008, S. 58). Vorweg möchte ich betonen, dass ich eine Behandlung der co-abhängigen und süchtigen Bezugspersonen für den wirkungsvollsten und am schnellsten zu realisierenden Schutzfaktor für die betroffenen Kinder halte. Die Eltern werden das in einer Hilfemaßnahme Gelernte mit nach Hause nehmen und als Multiplikator an die Kinder weitergeben. Häufig bessern sich Auffälligkeiten von Kindern schon über die Behandlung der Eltern. Außerdem ist es unzureichend und ineffektiv, ausschließlich die Kinder stellvertretend zu therapieren, ohne dass die Eltern auch Behandlung erfahren. Die therapeutischen Effekte verpuffen im co-abhängigen und süchtigen Alltag der Familien. Der co-abhängige Elternteil steht also ebenso wie der süchtige Elternteil in der Verantwortung.

Nach Klein (2001) halten nur 10% der Suchtberatungsstellen Angebote für Kinder von Suchtkranken vor. Er schreibt: »Wahrlich eine vergebene Chance für Prävention und Frühintervention.« (S. 202) Auch wenn Klein nur auf das Risiko der Kinder fokussiert, später eine Suchtkrankheit zu entwickeln, kann ich ihm mit der Ergänzung, dass diese Kinder vermutlich auch ein beträchtlich erhöhtes Risiko haben, später an Co-Abhängigkeit zu erkranken, aus ganzem Herzen zustimmen. Wenn man sich das Leid und das Trauma der Kinder vergegenwärtigt, halte ich die dürftige Prozentzahl für beschämend.

Hinze & Jost fanden heraus (2005), dass bei 38,6% aller erfassten Hilfen zur Erziehung in der Jugendhilfe eine Suchtbelastung in der Herkunftsfamilie angenommen werden kann. Die Kinder fallen spät auf, werden nur in Ausnahmefällen an die Suchthilfe überwiesen und häufiger stationär untergebracht. Klein (2005) kommt in einer Bestandsaufnahme der Situation von Kindern in alkoholbelasteten Familien in Deutschland zu dem kritischen wie auch differenzierten Schluss:

> »Die aktuelle Hilfe- und Versorgungssituation in Deutschland für Kinder Suchtkranker, auch im Hinblick auf die interdisziplinäre Zusammenarbeit und Vernetzung verschiedener Institutionen, gilt es entscheidend zu verbessern. Dabei ist eine Sensibilisierung für die Thematik des präventiven Handlungsbedarfs bei Kindern und Jugendlichen aus

> suchtbelasteten Familien bei praktisch tätigen Mitarbeiterinnen und Mitarbeitern in Institutionen der suchtspezifischen Versorgung, Suchtkrankenhilfe, Selbsthilfegruppen, Beratungsstellen sowie Schulen erforderlich, ...« (S. 5).

Eine gute und qualifizierte Behandlung können Kinder dagegen heute schon bei niedergelassenen ambulanten Kinder- und Jugendpsychotherapeuten erhalten, falls die co-abhängige Problematik bzw. Suchttraumatisierung vom Behandler bemerkt wird. Auf das Problem der Fehldiagnose wurde oben schon hingewiesen. Eine Fehldiagnose ist bei Kindern wegen der viel unspezifischeren Symptomatik noch wahrscheinlicher. Die Störungsbilder ADHS, Störungen des Sozialverhaltens und/oder der Emotionen sowie Suchttraumafolgestörungen haben große Schnittmengen. Nicht selten berichten mir drogenabhängige Patienten, dass sie in der Kindheit als ADHS diagnostiziert und behandelt worden sind. Tatsächlich waren ihre Eltern Alkoholiker. Das auffällige Verhalten der Kinder war eine Reaktion auf den Suff der Eltern und die damit verbundene Vernachlässigung und Gewalt. Es sei hier nur angedeutet, dass die heute bei der ADHS-Störung übliche medikamentöse Behandlung bei suchttraumatisierten Kindern absolut kontraindiziert ist. Die Verhaltensauffälligkeiten und -störungen der Kinder sind Ausdruck ihrer co-abhängigen Not und ihres Leidens und ein Hilferuf, der gehört werden will und nicht medikamentös gedämpft werden darf.

Selbsthilfe

Obendrein sei die Selbsthilfe angesprochen, die in der Sucht beispielhaft, wie in keinem anderen Bereich psychosozialer Problematiken, ausdifferenziert ist. Die moderne Suchthilfe hat sich erst spät entwickelt und sie gründet maßgeblich in der Selbsthilfebewegung. Wenn auch nicht in dem Ausmaß wie für Süchtige gibt es durchaus Selbsthilfegruppen von Angehörigen für Angehörige. Genauere Erhebungen, wie sie ansonsten im Bereich der Sucht Standard sind, sind mir leider nicht bekannt. Selbsthilfegruppen sind in den örtlichen Adressenlisten zu finden oder über die Suchtberatungsstellen zu erfragen.

Im Internet bin ich bei Recherchen für dieses Buch auf gut gemachte Foren für Angehörige gestoßen. Es ging richtig munter zu, und viele Diskussionsbeiträge waren interessanter und informativer als alles, was ich auf professionellen Internetseiten finden konnte. Doch vorsichtig: Im Internet tummeln sich auch viele selbsterklärte Heiler und Scharlatane, die das Leid der Betroffenen für ihre eigenen Ziele und Interessen ausnutzen wollen.

Kur oder psychosomatische Klinik

Ähnlich wie bei den süchtigen Symptomträgern kann auch eine chronische co-abhängige Störungsentwicklung an den Punkt gelangen, dass die betroffene Angehörige viel Abstand und eine Auszeit von ihrem Lebensalltag benötigt, um aus den gestörten Gewohnheiten und Stereotypien ausbrechen und wieder zu sich kommen zu können. Ambulante Hilfemaßnahmen greifen in dem Fall bei der Angehörigen nicht mehr oder verpuffen sofort im Durcheinander und den Belastungen des Alltags.

Für die Süchtigen gibt es ein ausgebautes Netz an stationären Maßnahmen. Für Co-Abhängige gibt es keine spezifisch stationären Angebote. Doch sie haben die Möglichkeit, ersatzweise in der Psychosomatik stationär unterzukommen. Voraussetzung ist wiederum, dass ihre eigentliche, von den Kostenträgern nicht anerkannte Erkrankung verleugnet wird, und die Angehörige einen findigen Arzt findet, der den Kostenantrag entsprechend formuliert, was bei der Schwere und dem Ausmaß der Symptomatik einer chronischen Co-Abhängigkeit keine Schwierigkeit bereitet. Eine andere Möglichkeit ist ein Kuraufenthalt. Eine solche Maßnahme hat gegenüber der Psychosomatik den Nachteil, dass die Schwerpunktsetzung der Behandlung nicht psychotherapeutisch ist, doch als Auszeit, zur Erholung und zur Besinnung ist eine solche Maßnahme allemal besser, als nichts zu unternehmen. Die Qualität mal außer Acht gelassen, bietet jede Kurklinik heute psychologischen Beistand an.

Was für ambulante Hilfen gilt, trifft auf eine stationäre Maßnahme verstärkt zu. Angehörige fordern zumeist nicht aktiv Hilfe und Unterstützung ein. Sollte die Co-Abhängige schon in einer ambulanten Maßnahme sein, werden der ambulante Berater oder Therapeut sie zur stationären Maßnahme motivieren und sie bei den Vorbereitungen unterstützen. Ansonsten ist ein motivierender Vorlauf durch eine sorgende und energische Freundin oder einen vertrauten und engagierten Hausarzt notwendig.

6.3 Ineffektive und ineffiziente Suchthilfe

Alles in allem ist zu resümieren, dass Co-Abhängigkeit heute nur mitbehandelt wird. In Anbetracht von Millionen Betroffenen gibt es viel zu wenige spezielle, unabhängige und solidarische Hilfeangebote. Dies hat zwei gravierende Nachteile, die ich an dieser Stelle resümierend nochmals herausarbeiten möchte.

Nehmen Sie bitte einmal kurz ausnahmsweise die suchtzentrierte Sichtweise ein! In der Suchtbehandlung ist die hohe Rückfallquote trotz hoch entwickelter und intelligenter Behandlungsansätze ein großes Manko. Z. B. beenden im ambulanten Bereich nur ca. 42% der alkoholkranken und 23% der drogenabhängigen Klientel die Maßnahme regulär (Sonntag et al., 2007, S. 176). Ich bin überzeugt, dass dies zu einer nicht unwesentlichen Größenordnung an der mangelnden Beratung und Behandlung der Angehörigen liegt. Die Suchtpatienten kehren aus der ambulanten oder stationären Therapie mit vielen neuen Ideen und Anregungen nach Hause in ihr altes soziales Umfeld zurück. Sie haben zwar gelernt, sich von ihren Suchtkollegen abzugrenzen, doch die partnerschaftliche oder familiäre Situation können sie nicht umgehen.

Die Partnerin oder die Eltern wurden vielleicht nicht in die Behandlung einbezogen. Aber selbst ein oder zwei Familiengespräche haben wahrscheinlich keine nachhaltige Entwicklung bei ihnen ausgelöst, falls sie ernsthaft und chronisch co-abhängig erkrankt sind. Sie stecken noch in ihren alten co-abhängigen Verhaltensmustern fest. Das birgt ein beträchtliches Rückfallpotenzial für den Exsüchtigen. Zunächst bemüht er sich noch, das in der Therapie Gelernte einzubringen, doch die Angehörigen gehen auf seine Angebote und Impulse nicht offen und angemessen ein. Entmutigt fällt er nach und nach in die alten ungünstigen Verhaltensmuster der Konflikteskalation und -vermeidung zurück. Von da an ist es nur noch ein kleiner Schritt bis zum ersten Konsumrückfall und ein weiterer kleiner Schritt in eine Rückfallentwicklung hinein. Diese kleine suchtzentrierte Überlegung zeigt auf, dass die Effektivität von Suchtbehandlungen gesteigert werden kann, indem die Angehörigen parallel auch bedarfsgerecht beraten und behandelt werden.

Die angehörigenzentrierte Sicht zum Thema wurde ausgiebig dargestellt. Angehörige haben ernsthafte Probleme und benötigen qualifizierte Beratung. Auch leiden sie häufig an einer schwerwiegenden und chronischen co-abhängigen Störung, die eine psycho- oder suchttherapeutische Behandlung erfordert. Eine effektive und ganzheitliche Suchtbehandlung kann sich meiner Ansicht nach nur entwickeln, wenn die andere Seite der Medaille der Sucht, die Co-Abhängigkeit, gleichberechtigt zum Zug kommt. Da das Thema die Öffentlichkeit nicht oder kaum erreicht, leiden viele Millionen Angehörige still vor sich hin, ohne zu wissen, dass es ihnen nicht allein so geht und sie beratungs- oder behandlungsbedürftig sind. Und da die Problematik selbst in Fachkreisen kaum bekannt ist und keinerlei Beachtung findet, kommt es zudem zu unzähligen Fehldiagnosen und Fehlbehandlungen, die kaum, keine oder sogar negative Effekte haben. Neben dem Leiden der Betroffenen sei der immense volkswirtschaftlichen Schaden durch die sozial-medizinischen Folgekosten, die nicht oder falsch behandelte psychische Störungen langfristig verursachen, nur angedeutet.

Ich möchte mir folgende provokative Ansicht erlauben: Geld und Ressourcen werden in Suchthilfe, -prävention und -forschung vielmals für übertriebene und ineffektive Maßnahmen bei dem Bemühen, Kontrolle über die Sucht zu erlangen, verschwendet. Das ist eine zwangsläufige, systembedingte Folge der co-abhängigen institutionellen Verstrickung, wenn nur auf die Süchtigen fokussiert wird, wie in Kapitel 5 ausführlich erläutert wurde. Die Entwicklung und Etablierung gleichberechtigter Angebote für Angehörige hieße hier Scheuklappen abzusetzen und würde Abhilfe schaffen, indem institutionell co-abhängige Fokussierungen gemindert und aufgelöst würden. Dadurch würden auch finanzielle und personelle Ressourcen freigesetzt. Sie könnten von den Süchtigen auf die Angehörigen verlagert werden.

7. Leitthemen und Leitlinien der Behandlung

Hier werden keine Grundlagen psychotherapeutischer Arbeit erläutert. Der interessierte Leser sei auf die reichhaltige und spannende wissenschaftliche Literatur zur personzentrierten Psychotherapie verwiesen, die den Ausführungen zugrunde liegt (Eckert et al., 2006; Rogers, 1994; Biermann-Ratjen et al., 1992; Eckert et al., 1997; Finke, 1994). Doch wird die Kenntnis des personzentrierten Ansatzes keineswegs vorausgesetzt.

Die Darstellungen sind als Einladung gemeint, mit ins Behandlungszimmer zu kommen und den Anwesenden, Klientin und Therapeut, über die Schulter zu schauen und das zwischenmenschliche, therapeutische Geschehen zu verfolgen. Es werden ausführlich Interventionen und Strategien der konkreten psychotherapeutischen Beeinflussung von typisch co-abhängigen Leitthemen erläutert, sodass Sie eine eigene Ahnung oder Vorstellung von der personzentrierten Arbeit mit co-abhängigen Angehörigen gewinnen können. Die Ausführungen gelten sowohl für Einzelbehandlungen als auch für Gruppenpsychotherapie, entsprechend stammen die reichlichen Fallbeispiele aus dem Einzel- und Gruppensetting.

7.1 Ein personzentriertes Behandlungsangebot

Mein personzentriertes und humanistisches Behandlungskonzept ist im Grunde einfach zu skizzieren: Mit jeder neuen Klientin bin ich bemüht, Psychotherapie neu zu erfinden. Die Klientin ist die Expertin für ihr einzigartiges Leiden, und sie ist verantwortlich für ihren ebenfalls eigenen Weg der Heilung. Als Therapeut begegne ich der Klientin möglichst nur von meiner Neugier motiviert, sie kennenlernen und verstehen zu wollen. In der partnerschaftlichen Begegnung bringe ich neben Offenheit und Bemühen um Verständnis vor allem meine Art von Menschsein und Mitmenschlichkeit mit meinen Stärken und Ressourcen, aber auch meinen Macken, Schwächen, Fehlbarkeiten und Ängsten ein. Letztere sind vor allem die Grundlage meines Vermögens, mich in die menschlichen Abgründe und Untiefen der Klientin einfühlen zu können.

Ziel ist niemals eine konkrete, vorgegebene Veränderung, vielmehr endet meine Arbeit dort, wo die Klientin sich mit ihren persönlichen Vorzügen und Macken zu akzeptieren lernt und darüber genauso weint wie lacht. Diese Grenze ist äußerst wichtig, damit die Klientin nicht ihre Co-Abhängigkeit durch die therapeutische Abhängigkeit ersetzt, eine nicht seltene negative Nebenwirkung von übermäßig direktiver, normativer oder lösungsorientierter Psychotherapie und Psychoedukation. Es ist für mich als Psychotherapeut immer wieder ein Grund des glücklichen Erstaunens, das Paradoxon mitzuerleben, dass eine Klientin, die lernt, sich persönlich so zu akzeptieren, wie sie ist, ganz von allein bzw. aus eigener Kraft die größten inneren und äußeren Veränderungen in ihrem Leben vornimmt.

Psychotherapeutische Stoßrichtung

Ich nutze gerne den prägnanten Ausdruck »*ER statt ICH*« zur Beschreibung des co-abhängigen Phänomens, um das Eingenommensein und die sozioemotionalen Störungen zu kennzeichnen. Die Co-Abhängige ersetzt ihr ICH durch das ER des süchtigen Symptomträgers. Um die Tragweite und Bedeutung von *ER statt ICH,* aber auch die Stoßrichtung des hier vorgestellten Behandlungsansatzes zu verstehen, lade ich Sie zu einem kleinen Ausflug in die Philosophie ein.

ICH, DU, ER, SIE, ES – ein wenig Philosophie

Die genutzten Pronomen ICH und ER gehen nicht auf Freuds Terminologie ICH, Über-ICH und ES zurück. Programmatisch stammt mein ICH aus der humanistischen Psychologie und steht für das Konzept des *Selbst.* Carl Rogers definiert das Selbst wie folgt: Das Selbst ist eine »… organisierte, in sich geschlossene … begriffliche Gestalt. Sie setzt sich zusammen aus den Wahrnehmungen der Charakteristika des ›Ich‹ … oder ›Mich‹ … und den Wahrnehmungen der Beziehungen des ›Ich‹ oder ›Mich‹ zu anderen sowie zu verschiedenen Aspekten des Lebens, zusammen mit den Bewertungen, die mit diesen Wahrnehmungen verbunden sind. …« (zitiert nach Eckert et al., 2006, S. 65)

Viele sehr wichtige psychologische und psychotherapeutische Begriffe beinhalten den Wortteil Selbst: Selbstwertgefühl, Selbstbehauptung, Selbstbewusstsein, Selbstvertrauen, Selbstverantwortung, Selbstbestimmung, Selbstbild, Selbstregulation, Selbstideal, Selbstverwirklichung, Selbstentfaltung, Selbstorganisation, Selbstentwicklung, Selbsterfahrung, Selbsterhaltung, Selbsthilfe etc. Mein ICH benennt das im Kampf mit der Sucht verloren gegangene Selbst der co-abhängigen Angehörigen bzw. die co-abhängige Selbststörung. Die längst nicht vollständige Aufzählung der Selbstbegriffe verdeutlicht, was für ein enormes Ausmaß eine Selbststörung annehmen kann, wenn das ICH verloren geht.

Mein ER nutze ich in Anlehnung an das ES des Philosophen und Gelehrten Martin Buber. In seinem wohl bekanntesten Werk *Das dialogische Prinzip* (1. Kapitel *Ich und Du*, 1994) erklärt er den Menschen als zwiespältig und unterscheidet entsprechend zwei Welten: die unmittelbare Welt der Begegnung und der Beziehung (ICH-DU) und die Erfahrungswelt der Dinge und Gegenstände (ICH-ES).

In abhängigen Beziehungen geht häufig ICH-DU bzw. der Dialog von ICH und DU verloren. Man spricht nicht mehr miteinander, sondern nur noch übereinander. In Bezug auf die Problematik von Sucht und Co-Abhängigkeit bedeutet das, dass der andere als Sache behandelt und als Mittel zum Zweck benutzt wird (ICH-ES), die eigenen süchtigen bzw. co-abhängigen Interessen zu realisieren. Für ES kann nach Buber »auch eins der Worte Er und Sie eintreten« (S. 7)[8].

In Kapitel 1 wurde ausführlich dargestellt: Die co-abhängige Angehörige ist für die Bedürfnisse und Wünsche anderer Menschen äußerst feinfühlig und pflegt gewöhnlich einen sehr freundlichen und hilfsbereiten Umgang zu anderen Menschen. Erleben, Denken, Wahrnehmung, Empfinden und Fühlen der Co-Abhängigen ist in Bezug auf die soziale Umwelt gut entwickelt. Doch sie nutzt ihre Talente nicht für sich selber. Mit sich geht sie zumeist wenig freundlich und feinfühlig um. Sie ist hart zu sich, zweifelt an sich, wertet sich ab, schimpft mit sich und kasteit sich selbst.

In der therapeutischen Arbeit geht es daher vorrangig nicht um den

---

8 Danach würde Sucht als *ES statt DU* tituliert werden. Die andere Person (DU) wird durch das Suchtmittel (ES) ersetzt.

Aufbau neuer Kompetenzen, vielmehr zielen die psychotherapeutischen Bemühungen darauf ab, vorhandene Talente und Ressourcen zu bergen, umzuwidmen, zu erweitern und zu festigen. Die Klientin soll demnach in einem ersten Schritt *(ICH statt ER)* lernen, mit sich herzlicher und feinfühliger umzugehen. In der Abgrenzung ihres Selbst von der Umwelt soll sie obendrein lernen, sich gegenüber anderen Menschen tendenziell härter, skeptischer und aggressiver zu verhalten. Tabelle 10 verdeutlicht schematisch die Richtung dieser Selbstentwicklung als Dialektik der Redensart *hart aber herzlich*.

Es ist Ihnen sicherlich schon aufgefallen, dass die Tabelle 10 einen zweiten gewichtigen therapeutischen Schritt andeutet: *DU statt ER*. Aus dem dinglichen ER soll eine menschliches DU werden, zu dem ICH in unmittelbaren Kontakt treten kann. Die Klientin soll lernen, auf andere Menschen offen und direkt zuzugehen und im Kontakt flexibel – hart aber herzlich – kommunizieren und interagieren zu können. Dieser zweite Schritt stellt die Beziehungsfähigkeiten der Klientin ins Zentrum der therapeutischen Bemühungen und Interventionen. Der erste Schritt, die Selbstwerdung in Abgrenzung zu anderen, ist Voraussetzung für den zweiten Schritt des Kontakts zweier unabhängiger Individuen. Doch es muss ergänzt werden, dass beide sich gegenseitig bedingen. Ohne positiven Selbstkontakt kann man nicht in positiven Kontakt zu anderen Menschen treten, aber ohne positive Beziehungserfahrungen kann sich auch keine positive Selbststruktur bilden.

In der personzentrierten Psychotherapie nutzt man diese Wechselwirkung aus, indem man als Psychotherapeut zunächst ein empathisches, wertschätzendes, sicheres und vertrauensvolles therapeutisches Arbeitsbündnis zur Klientin aufbaut. Dieses ist dann Basis und Vorbild für eine positive Selbstentwicklung der Klientin, die sich wiederum auf die Beziehungen der Klientin zu wichtigen Bezugspersonen positiv

Tabelle 10: Dialektik hart aber herzlich

Priorität: / Erleben/ Verhalten:	ER statt ICH co-abhängige Symptomatik	ICH statt ER therapeutisches Programm, 1. Schritt	DU statt ER therapeutisches Programm, 2. Schritt
hart aber herzlich	ICH	ER, andere	DU
	ER, andere	ICH	DU

auswirkt. Der Begriff *positiv* wird hier nicht im Sinne von »Friede, Freude, Eierkuchen« genutzt, vielmehr steht der Begriff für Wertschätzung und Authentizität. Z. B. kann es für eine Angehörige positiv wertschätzend sich selber und dem Süchtigen gegenüber sein, zornig zu werden, und es kann in diesem Fall auch authentisch sein, ein Glas an die Wand zu werfen und lauthals zu meckern und zu motzen.

Es sei abschießend angedeutet, dass wenn man frei wird, in einer gegebenen Situation sich selber und anderen Menschen gegenüber unabhängig und flexibel innerhalb der Dialektik *hart aber herzlich* zu reagieren, man Handlungs- und Entscheidungsfreiheit gewinnt. Es liegt auf der Hand, dass darüber die Unabhängigkeit, Selbstbestimmung und Eigenverantwortung der Person wachsen.

Der Frosch muss an die Wand, viele Male! – zur Prozessorientierung

Die Prinzessin küsst den Frosch im Märchen glücklicherweise nicht, sonst hätte es zu keinem Happy End kommen können. Sie wirft ihn stattdessen voller Abscheu und Wut an die Wand. So befreit sie sich von den lästigen höfischen Benimmregeln und den strengen, entmündigenden Vorgaben des Königvaters und gewinnt Eigenständigkeit und Autonomie. Die Realität der Selbstbefreiung und Selbstwerdung ist zweifelsohne weniger schnell als im Märchen vollzogen. Die Angehörige muss vielmals – anfangs häufiger, später seltener im Verlauf des therapeutischen Prozesses – ihre Abscheu überwinden und den widerlichen, dicken, nassen und hässlichen Wasserpatscher in die Hand nehmen und mit Schmackes an die Wand werfen. Der eine oder andere Frosch überlebt diese Behandlung in der Realität nicht. Im übertragenen Sinn bleibt dann entweder alles beim Alten, oder es kommt zur befreienden Trennung.

Die Frösche, die die schmerzhaften Würfe an die Wand in Kauf nehmen und überstehen, verwandeln sich zumeist in echte Königssöhne, aber darum soll es hier nicht gehen und falsche Hoffnung möchte ich auch nicht erzeugen. Der vollständige therapeutische Behandlungsprozess einer ausgeprägten, chronifizierten Co-Abhängigkeit dauert lange. Nach meinen Erfahrungen benötigt er zwei bis drei Jahre, vorausgesetzt, dass es nicht zu Abbrüchen oder Unterbrechungen der Behandlung kommt, was allerdings nicht selten geschieht.

7.2 Reden hilft

Die co-abhängige Klientin leidet im Stillen. Über den Süchtigen redet sie viel und gerne. In Bezug auf die eigene Person und ihr Erleben herrscht jedoch totale Sprachlosigkeit. Dieser Mangel, sich den notwendigen Raum zu gewähren und sich anderen mitzuteilen, ist eine mächtige Gewohnheit und die Überwindung ein mühseliger und langwieriger Prozess. Das übergeordnete Ziel der fortwährenden, therapeutischen Bemühungen ist daher, die Klientin zu gewinnen, ihr Schweigen zu beenden und zu reden. Da der Dialog das wesentliche therapeutische Medium ist, das Leiden der Klientin empathisch zu verstehen und ihr Unterstützung zukommen zu lassen, darf der Therapeut in der Sache mit Leidenschaft seine Position vertreten.

Ein leidenschaftlicher, therapeutischer Appell

Überwinden Sie Ihr Schweigen und reden Sie! Sprechen Sie mit jedem, der Ihnen halbwegs vertrauenswürdig erscheint. Wenn Sie nicht reden, hört Ihnen niemand zu und niemand kann Ihnen helfen. Natürlich! Sie haben viele gute Gründe, nicht zu reden: Scham, Ängste, Misstrauen oder Solidarität mit dem Süchtigen. Doch soll es Ihnen wie Shakespeares Hamlet gehen? »Doch Herz zerbrich, denn's hat mein Mund zu schweigen!« Hamlet begeht am Schluss bekanntermaßen Selbstmord. Sie sind keine tragische Figur der Weltliteratur, es geht um Ihr wirkliches Leben, Ihr Sein oder Nicht-Sein. Wie viele Jahre Ihres Lebens haben Sie schon weggeworfen und wie viele Jahre wollen Sie noch wegen der Sucht eines anderen vergeuden?

Werfen Sie alle Gründe des Schweigens über Bord und sprechen Sie nicht nur mit einer Person, sondern mit jedem, der dafür infrage kommt, und reden Sie nicht einmal, sondern vielmals! Sie werden vielleicht anfangs falsch verstanden, Sie treffen nicht den richtigen Ton oder werden emotional überwältigt. Egal, probieren Sie es aufs Neue!

Es werden Personen befremdlich reagieren und zurückschrecken. Das liegt nicht an Ihnen, sondern an der Thematik bzw. an der Überforderung und den Ängsten dieser Personen. Geben Sie nicht so schnell auf! Vielleicht werden sich auch Freunde von Ihnen distanzieren, Ihnen nicht glauben, empört reagieren und sich auf die Seite Ihres süchtigen Angehörigen stellen. Lassen Sie diese falschen Freunde ruhig links liegen und reden Sie mit anderen Menschen. Vermutlich werden Sie darüber auch neue Freunde gewinnen. Ihre Probleme kennen nämlich viele, und viele werden Ihren Mut zum Sprechen letztlich wertschätzen. Zudem sich Ihre Ängste mit der Zeit relativieren werden und Sie erkennen werden, wie schön es ist, auch mal Zuspruch und Unterstützung zu erfahren.

Und falls Sie niemanden zum Reden haben oder finden, suchen Sie sich eine Selbsthilfegruppe oder gehen Sie zur Suchtberatung oder zum niedergelassenen Psychotherapeuten.

7.3 ICH statt ER – Anstoßen der Selbstaktualisierung

> »Rogers nannte Aktualisierungstendenz die dem Organismus als Ganzem innewohnende Tendenz, alle seine Möglichkeiten so zu entfalten und zu differenzieren, dass sie ihn erhalten und fördern.« (Eckert et al., 2006, S. 93)

Die Selbstwerdung, die zurückgewonnene Selbstentwicklung oder als Fachwort die wieder angestoßene Selbstaktualisierung ist zentraler Teil der Psychotherapie der Co-Abhängigkeit und unbedingte Voraussetzung für alle weiteren therapeutischen Schritte, da sich sonst eine Abhängigkeit zwischen Klientin und Therapeut etablieren würde. Man würde den Teufel durch den Beelzebub austreiben.

Die Rangfolge der Interventionen und Methoden spiegelt in diesem wie in den folgenden Unterkapiteln nicht deren Bedeutung wider, sondern deren ungefähre chronologische Reihenfolge innerhalb der Psychotherapie. Das kann sich im Einzelfall jedoch stark unterscheiden. Themen werden nicht zwanghaft im Sinne eines »Patentrezepts« abgehandelt und abgehakt, wie das in vielen Therapiemanualen oder Ratgebern suggeriert wird. Manche Themen werden in einer Sitzung bearbeitet, bei anderen jedoch sind viele Wiederholungen anhand von verschiedenen konkreten Situationen notwendig, bis die Klientin die Sache versteht und eigenständig weiterverfolgt. Nicht selten werden Themen in der Therapie nur angestoßen und die Klientin setzt sie während oder nach der Therapie eigenständig um. Jede Klientin hat ihren eigenen Entwicklungsrhythmus und ihr eigenes Entwicklungstempo. Zudem bringt die Klientin vielleicht ganz andere Themen mit, als hier dargestellt werden. Die Offenheit von Klientin und Therapeut für Begegnung und Entwicklung ist entscheidend für den Therapieerfolg.

Wie geht es Ihnen?

In der Behandlung der Co-Abhängigkeit steht das Erleben der Person im Zentrum aller therapeutischen Bemühungen. Ziel ist es, die sogenannte Selbstexploration der eigenen Bedürfnisse, Gefühle und Überzeugungen anzustoßen und einzuüben. In diesem Abschnitt soll nur die kleine Frage nach der Befindlichkeit, die der co-abhängigen Klientin am Anfang einer Therapie arge Probleme bereitet, im Fokus der Aufmerksamkeit stehen.

Fragt man die Klientin, wie es ihr geht, wird sie aller Wahrscheinlichkeit nach anfangen, über den Süchtigen und seine Sucht zu sprechen. Dieses Phänomen erstaunt mich immer wieder aufs Neue. »ER spielt wieder«, »ER trinkt wieder« oder »SIE hungert wieder« heißt im co-abhängigen Ausdruck, dass es der betroffenen Angehörigen schlecht geht. »ER spielt nicht«, »ER trinkt nicht« oder »SIE isst wieder« bedeutet umgekehrt, dass die Stimmung gut ist. So ist die Befindlichkeit vollkommen abhängig von dem Verhalten des süchtigen Symptomträgers.

Solange die Klientin am Anfang der Therapie steht und noch kein sicheres und vertrauensvolles Arbeitsbündnis aufgebaut ist, ist als therapeutische Reaktion zu empfehlen, die Vermeidung der Selbstauseinandersetzung geduldig mitzumachen. Über den süchtigen Symptomträger zu reden ist ein für die Klientin sicheres Terrain. Es eröffnet die Möglichkeit, behutsam über den geeigneten Umgang mit Suchtkranken aufzuklären (siehe auch Abschnitt *Vermittlung von Wissen und Kompetenzen*). Die Frage nach der inneren Befindlichkeit überfordert die Klientin und kann ungeahnte Ängste und Gefühle der Minderwertigkeit auslösen oder ein Trauma ansprechen. Ein zu beharrliches und konfrontatives Vorgehen würde nur zur emotionalen Destabilisierung und zum vorzeitigen Abbruch der Behandlung führen.

Mit der Entwicklung des therapeutischen Kontakts kann der Therapeut anfangen, zu seiner Frage zurückzukommen, z. B.: »Nun haben Sie mir viel über Ihren Partner erzählt, aber ich bin immer noch neugierig, wie es Ihnen selber geht.« Später mit dem Aufbau eines stabilen Verhältnisses darf man ruhig die Ausflüchte beherzter unterbrechen, z. B.: »Ich möchte Sie unterbrechen, um Ihnen eine Frage zu stellen: Sind Sie sicher, dass es Ihnen wichtig ist, von ihm zu erzählen, oder mögen Sie es wagen, über das Naheliegende, wie es Ihnen geht, zu reden?«

Später im Prozess wird die Klientin die Frage nicht mehr vermeiden, doch eine genauere Exploration wird sie dennoch umgehen. Folgende Art von Antwort ist typisch: »Na ja, er hat sich letztes Wochenende mal wieder volllaufen lassen, mir ist auf der Arbeit gekündigt worden, mein Kind ist angefahren worden und liegt im Krankenhaus und unser Hund musste gestern eingeschläfert werden, aber ansonsten geht es mir gut.« Falls die Klientin schon ein wenig Erfahrung mit dem Therapeuten hat und ein wertschätzender Umgangston etabliert ist, kann dieser die Antwort durchaus provokativ humorvoll paraphrasieren, z. B.: »Also nur der normale Wahnsinn des Alltags, aber habe ich das wirklich richtig verstanden: Es geht Ihnen gut?«

Es benötigt unzählige Wiederholungen dieser empathisch wertschätzenden Interaktion, bis aus der angstbesetzten Bedrohung, mit sich selber konfrontiert zu werden, eine lieb gewonnene Gewohnheit wird, die eigene Befindlichkeit zu erkunden. Mit jedem Lebensthema muss es neu eingeübt werden. Das folgende Fallbeispiel von der schon vielmals zitierten Frau E. kennzeichnet den Endpunkt einer sehr erfolgreichen Entwicklung. Das Verhalten von Frau E. ist in keiner Weise mehr als co-abhängig einzustufen.

Frau E. hat klare Erwartungen

Frau E. nahm schon ca. zwei Jahre an der Angehörigengruppe teil, als sie eines Abends in der Befindlichkeitsrunde berichtete, dass ihr Mann nach zwei Jahren Spielfreiheit wieder gespielt habe. Alle Gruppenmitglieder hielten vor Schreck den Atem an. Doch dann erzählte sie ruhig, dass sie keine Lust habe, sich aufzuregen. Das habe sie ihm auch klar gemacht und ihm gesagt, dass sie ebenfalls keinen Bock auf sein übliches Geheule habe. Sie erwarte, dass er den Rückfall in seiner Therapiegruppe schleunigst aufarbeite. Ansonsten wolle sie nichts davon mitbekommen. Und dann berichtete sie von einer beruflichen Problemstellung, mit der sie unzufrieden sei und für die sie heute Abend die Hilfe der Gruppe nutzen wolle.

Frau E. deutete es nur an, ohne dass wir darüber redeten: Sie ging davon aus, dass der Vorfall einmalig war, sonst hätte sie sich getrennt. Ich reflektierte im Anschluss der Gruppe für mich, dass es Zeit sei, die Therapie von Frau E. in naher Zukunft zu beenden.

Der kleine Anfang, wieder etwas für sich zu tun

Im Abschnitt zuvor wurde dargestellt, wie entscheidend es ist, die co-abhängigen Muster zu durchbrechen. Was seinen Anfang in der geschützten Therapiesituation nimmt, gilt auch für den Alltag der Betroffenen. Wenn sich die Klientin im Therapiesetting ausreichend sicher und wertgeschätzt fühlt, wird sie von sich aus mehr oder weniger direkt die Unzufriedenheit mit ihrer Lebenssituation ansprechen, z. B.: »Ich weiß schon gar nicht mehr, wann ich zuletzt mal etwas Schönes nur für mich unternommen habe.« Die therapeutische Intervention liegt auf der Hand, z. B.: »An was denken Sie spontan?« oder »Was würden Sie denn gerne mal …?« Der Klientin fällt immer etwas ein, doch spätestens wenn der Therapeut versucht, sie dazu zu motivieren, es in die Tat umzusetzen, geht die Diskussion los. Jeder Künstler würde vor Neid verblassen bei der co-abhängigen Kreativität, Gründe zu produzieren, warum heute, morgen und in den folgenden Tagen selbst eine kleine positive Aktivität, wie eine halbe Stunde spazieren oder einkaufen gehen, nicht möglich sei.

Als Psychotherapeut bin ich gewohnt, der Klientin selbst bei abstrusen Gedankengängen empathisch zu folgen. Doch an der Stelle ist Schluss mit akzeptierendem Verstehen. Nun schwinge ich mich zum Anwalt der unterdrückten Bedürfnisse und Wünsche der Klientin auf. Selbstverständlich hole ich mir zunächst die Erlaubnis der Klientin hierzu, und dann feilsche ich mit ihr um einen Kompromiss:

Therapeutisches Feilschen

Th.: »Sie wollen schon etwas für sich tun, aber Sie haben auch Angst davor und unterdrücken Ihre Bedürfnisse. Ich würde gerne Anwalt Ihrer unterdrückten Wünsche sein und für diese kämpfen, falls Sie es erlauben. Darf ich?«

Kl.: »Mmh!«

Th.: »Ja oder Nein? Falls Sie nicht wollen, lassen wir es!«

Kl.: »Doch ja, in Ordnung!«

Th: »Dann schlage ich mal täglich zwei Stunden spazieren gehen vor.«

Kl.: »Täglich! Das geht nicht.«

Th.: »Dann halt jeden zweiten Tag.«

Kl.: »Aber zwei Stunden ist auch zu viel.«

Th.: »Wie lange können Sie es sich denn vorstellen?«

Kl.: »Eine Stunde wäre in Ordnung.«

Th.: »Gut, abgemacht! Jeden zweiten Tag eine halbe Stunde. Hand drauf!«

Kl.: »Ich sagte eine Stunde.«

Th.: »Ja eben! Eine halbe Stunde, dann ist es absolut sicher, dass Sie unsere Abmachung erfüllen werden. Wenn Sie dann länger unterwegs sind, ist das Ihr Problem.«

Völlig gleichgültig, wie klein der Kompromiss ausfällt, gewinnen wird immer die Klientin. Nur in sehr seltenen Fällen setzt sie das Vorhaben nicht um, oftmals weil sich die Situation zu Hause dramatisch zugespitzt hat. Dann heißt es als Therapeut dranbleiben, die Gründe besprechen, einen neuen Kompromiss auf einem eventuell noch kleineren, gemeinsamen Nenner finden und eine neue Abmachung treffen. Denn aufgeschoben ist nicht aufgehoben! Es kann auch sein, dass die Klientin in der nächsten Sitzung nicht von ihrer kleinen Aktivität berichtet, stattdessen wieder auf seine süchtigen Kapriolen fokussiert. Dann sollte von Therapeutenseite nachgehakt werden, damit die positive Erfahrung nicht verloren geht und der Faden geduldig weitergesponnen werden kann.

Meistens jedoch durchbricht der kleine Anfang – und ist er noch so klein – früher oder später das starre co-abhängige Muster, wie ein kleiner Schneeball eine Lawine auslöst. Die Klientin kann es kaum erwarten, von ihrer positiven Erfahrung zu berichten, und häufig hat sie schon von sich aus die Aktivitäten ausgeweitet. Dann ist die Lawine nicht mehr zu bremsen.

Frau S. entwickelt Lebenslust

Frau S. war Anfang 20 und startete mit einem einmaligen Kleidereinkauf, den wir nach langem Vorlauf in der Therapiegruppe abgemacht hatten. Als Folge davon fing sie an, sich wieder mit alten Freundinnen zu treffen und mit diesen auszugehen und anderes zu unternehmen, ohne dass die Therapiegruppe etwas dazu tun musste. Sie berichtete immer fröhlich von ihren Wiederentdeckungen.

Dann ging ihr Freund in eine stationäre Maßnahme. Frau S. genoss ihr Leben in vollen Zügen. Sie reflektierte, sich frei wie lange schon nicht mehr zu fühlen. Ich hegte insgeheim den Verdacht, dass ihre Freiheitsgefühle nicht nur platonisch unschuldig waren.

Wenige Wochen später in ihrer letzten Sitzung erzählte sie glücklich, sich getrennt zu haben. Sie habe Lust, sich wieder zu verlieben. Ernst wurde sie, als sie laut darüber nachdachte, sich nie wieder auf einen süchtigen Mann einlassen zu wollen. Ich hatte keinerlei Zweifel daran, dass sie dieses Vorhaben in Zukunft konsequent umsetzen würde.

Die berühmte Frage nach dem Warum

Keine Angehörige, die nicht nach den Gründen und Ursachen der Sucht fragt. Die Frage nach dem Warum und ihre Spielarten ist berechtigt und verständlich, doch das Grübeln nach Antworten dreht sich schnell im Kreis und führt zu nichts außer gedanklichem Schwindel. Sucht bzw. Abhängigkeit ist ein äußerst komplexes, irrationales und nicht kontrollierbares Phänomen. Die Frage nach dem Warum jedoch impliziert eine logisch nachvollziehbare Antwort sowie die Möglichkeit, über die Kenntnis der Ursachen doch noch Kontrolle über die Sache zu gewinnen. Allgemein gültige Antworten gibt es infolgedessen unendliche viele oder anders ausgedrückt: Es gibt keine.

Bevor wir zum therapeutischen Umgang mit der Frage nach dem Warum kommen, möchte ich Ihnen die Motivation der Frage nahebringen. Drei wesentliche Motive bestimmen meines Erachtens die Grübelei:

1. Der Süchtige wird nach dem Warum gefragt. In diesem Fall handelt es sich um einen als Frage getarnten Vorwurf: Du musst die Gründe kennen, und wenn du nur wolltest, würdest du aufhören. (Schuld)
2. Die Frage richtet sich an den Therapeuten. Der Therapeut wird als co-abhängiger Verbündeter angesprochen. Er soll als allmächtige Wunderwaffe im Kampf um die Kontrolle benutzt werden. (Kontrolle)
3. Die Frage wird stereotyp geäußert, richtet sich an niemanden und erwartet keine Antwort mehr. Die Frage drückt Resignation und Ohnmacht aus. Sie stellt ein gedankliches Fingerklopfen oder Stift-in-der-Hand-Drehen dar, das dazu dient, die eigene innere Leere zu füllen, sich zu stimulieren und die Selbstauseinandersetzung zu vermeiden. (Stereotypie)

Die therapeutischen Interventionen sind entsprechend abhängig von den Absichten der Klientin. Ich möchte Ihnen fünf Strategien vorstellen, die ich als hilfreich erfahren habe und die mit Ausnahme der letzten Strategie auf die vorgestellten Motive eingehen und zum Ziel haben, die Klientin zu stärken, den gedanklichen Kreisverkehr zu verlassen. Die erste Strategie besteht aus der psychotherapeutischen Basiskompetenz, die Frage empathisch zu paraphrasieren, z. B. »Sie würden gerne die Ursachen für seine Sucht kennen, um ihm besser helfen zu können. Die Frage beschäftigt Sie schon lange so sehr. Für die Antwort würden Sie alles geben.« Diese Form der Intervention hilft der Angehörigen in der Sache nicht weiter, doch sie hilft dem Therapeuten, sich einzufühlen, und sie schafft Kontakt und Vertrauen. Sie ist daher zu Beginn der Behandlung geeignet.

Die zweite Strategie konfrontiert mit der Sinnlosigkeit der Frage. Ein relativ stabiler und wertschätzender Kontakt zwischen Therapeut und Klientin ist unbedingte Voraussetzung. Z. B. könnte der Therapeut die Frage umdrehen: »Warum fragen Sie?« oder »Ja, ja, das wüsste ich auch gern.« oder »Über die Gründe der Sucht haben sich schon Millionen über Millionen von Menschen den Kopf zerbrochen und es sind schon so viele Bücher geschrieben worden, dass Sie damit eine große Bibliothek füllen könnten.« Spannend ist es, wie die Angehörige unmittelbar auf die Konfrontation emotional reagiert.

Die dritte und vierte Strategie sind im gemeinsamen Gespräch mit dem Süchtigen und der Angehörigen dienlich. Häufig fragt die Angehörige gleich zu Anfang eines Paargesprächs nach den Gründen seiner Sucht. Bei allzu höflichen Gesprächen, in denen keine richtige Auseinandersetzung stattfindet, heize ich gerne die Dynamik an, indem ich die Frage an den süchtigen Klienten weitergebe: »Sie sind doch der eigentliche Experte zum Thema Sucht. Was meinen Sie, warum sind Sie süchtig geworden?« Nicht nur dass die Beziehungsdynamik sofort Schwung aufnimmt, spricht diese Intervention implizit auch den Aspekt der Verantwortung an. In Suchtfragen ist er, und zwar allein er, verantwortlich.

Die vierte Strategie nutze ich im gegenteiligen Fall, wenn zu viel vorwurfsvolle Dynamik im Raum ist. Sie hat die Funktion, die Beziehung zu entlasten, Verstrickungen zu lösen und die Autonomie der am Gespräch Beteiligten zu betonen. Z. B. könnte man auf sein Recht, sich nicht mitteilen zu müssen, hinweisen: »Ihre Frage ist eine schwierige Frage. Er ist ja genau deshalb in Therapie, um für sich Antworten zu finden. Vielleicht erzählt er Ihnen ja irgendwann dazu etwas, doch warten Sie nicht. Die Antworten sind eine sehr persönliche Sache, sie gehören ihm. Es kann sein, dass er Ihnen nichts erzählen wird. Das ist sein gutes Recht.«

Die fünfte Strategie ist im engeren Sinn keine Strategie. Es geht in diesem Fall darum, die Frage ernst zu nehmen und sie der Klientin zu spiegeln, z. B. »Was haben Sie falsch gemacht?« oder »Wenn ich Sie fragen höre, denke ich, dass Sie eine Antwort oder eine Ahnung haben.« Nach meinen Erfahrungen hat die Klientin zumeist schon einen jahrelangen Lernprozess hinter sich, bis sie den Mut findet, sich nüchtern – um Ernüchterung geht es ja immer in der Überwindung von Abhängigkeit – der eigenen Verantwortung zu stellen. In aller Deutlichkeit: Es liegt keine Co-Abhängigkeit mehr vor. Jetzt wird es für den Therapeuten äußerst spannend, denn nun kann er etwas über die wirklichen Gründe von Co-Abhängigkeit und Sucht erfahren, wenn er aufhört zu therapieren und aufmerksam zuhört.

Frau H. stellt sich ihrer Schuld

S. war drogensüchtig und absolvierte eine stationäre Drogentherapie. Sehr vernünftig, bemüht und durchaus zielstrebig, jedoch ohne große innere Beteiligung verfolgte er dieses Vorhaben. Da für ihn ein Angehörigengespräch dazu gehörte, drängte er früh – nach meinem Gefühl zu früh – darauf, seine Mutter einzuladen. Ein zu besprechendes Thema hatte er nicht. Im Prinzip war er fremdmotiviert, sich und der Welt zu beweisen: Seht her, ich bin ein guter Patient und mache eine gute Therapie! Ich erwartete ein langweiliges und vernünftiges Gespräch ohne Ergebnisse.

Weder er noch ich hatten allerdings mit der Mutter, Frau H., gerechnet. Sie fragte mich gleich am Anfang, warum ihr Sohn drogensüchtig geworden sei. Obwohl ich sie nicht kannte, gab ich aus einem inneren Impuls heraus die Frage an sie zurück.

Sie ging gleich ans Eingemachte und äußerte, sich ein Stück verantwortlich zu fühlen. Und dann erzählte sie die gemeinsame, tragische Familiengeschichte. Der Vater habe die junge Familie bald nach der Geburt von S. verlassen und sich nie gekümmert. Auch um S. einen Ersatzvater zu bieten, habe sie sich in dem kleinen Dorf, in dem sie lebten, auf eine neue Beziehung eingelassen. Der neue Partner sei Alkoholiker und gegenüber ihr und S. gewalttätig gewesen. Sie habe viele Jahre um die Beziehung gekämpft, S. darüber vernachlässigt und auch nicht vor den Tätlichkeiten des Stiefvaters geschützt. Viel zu spät habe sie die Sinnlosigkeit ihres Vorhabens begriffen, die Konsequenzen gezogen und sich getrennt. Doch das sei für sie und ihren Sohn schon zu spät gewesen, sie habe den Kontakt zu S. längst verloren gehabt und er habe als nun Jugendlicher ihre verspäteten mütterlichen Bemühungen rigoros abgelehnt. Er sei schon auf der schiefen Bahn gewesen.

Frau H. erzählte ihre traurige Geschichte zum ersten Mal. S. und ich hatten nur zugehört, es gab nichts zu sagen, trotz aller Reue und Trauer war Frau H. mit sich im Reinen. Es war ihr bewusst, dass sie an der Suchtentwicklung ihres Sohnes aus der Verantwortung als Mutter beteiligt gewesen war, dass er aber heute als Erwachsener allein verantwortlich für seine Taten war. Den Rest des Gesprächs tauschten wir uns über die unerfüllten Wünsche nach Mutter- und Kindsein aus und wie diese als Erwachsene nachgeholt werden können.

Eine Randnotiz: S. war emotional mit dem Vorstoß seiner Mutter vollkommen überfordert. Er verspannte sich während des Gesprächs zunehmend, ohne es selber zu spüren. Ich beendete das Gespräch frühzeitig. Für die nächsten Wochen hatten wir jede Menge Material (verletztes Kind), das wir aufarbeiten konnten, auch um seine innere Teilnahmslosigkeit zu überwinden.

Die Hoffnung stirbt zuletzt

Die Hoffnung stirbt zuletzt, und das ist gut so! Es geht in der Psychotherapie der Co-Abhängigkeit keinesfalls darum, der Klientin die letzte Hoffnung zu nehmen. Doch die Illusion der falschen Hoffnung und der Schein der heilen Welt und der glücklichen Familie sind die psychische Nahrung, die die Co-Abhängige in ihrer ausweglosen Situation überleben lässt. Die falsche Hoffnung ist immer an den Süchtigen adressiert. Die Klientin wünscht sich sehnsüchtig, dass der süchtige Symptomträger möglichst von heute auf morgen aufhört, Frosch zu sein und seiner Sucht nachzugehen, alsdann ein Königssohn wird, der sie heldenhaft aus ihrem Unglück rettet. Oder die falsche Hoffnung wird zweitens auf den Therapeuten als neuen Retter und Hoffnungsträger umgelenkt. Als Fachmann, glaubt die Klientin, müsse der Therapeut ihr doch sagen können, wie es geht, ihn von der Sucht loszubekommen und aus ihm den Königssohn zu machen, den sie in ihrer co-abhängigen Verblendung in ihm sieht. In extremen Fällen dient die falsche Hoffnung stereotyp und ungerichtet nur noch der positiven Selbststimulation in einer ansonsten unerträglichen Lebenssituation.

Hinter der falschen Hoffnung steckt erstens eine bedrohliche Portion an Ohnmacht gegenüber der Sucht des anderen und vor allem Hilflosigkeit in Bezug auf das eigene Leben und zweitens schreckliche Angst, für sich selber tätig zu werden und darüber die Ohnmacht zu überwinden und Unabhängigkeit zu erlangen. Die Interventionen fallen entsprechend stärker gefühls- und erlebenszentriert aus. Zu Beginn der Therapie sollten die Einbringungen des Therapeuten wegen der Bedrohlichkeit des Themas für die Person der Klientin sehr behutsam sein. Der Therapeut kann die Hoffnung einfach nur spiegeln und die darin enthaltenen positiven Wünsche wertschätzen, z. B. »Ich spüre bei Ihnen ganz viel Hoffnung, dass er endlich begriffen hat und alles gut werden wird. Das würde ich Ihnen so sehr wünschen.«

Wenn zur nächsten Sitzung dann alles mal wieder zusammengebrochen und die Klientin mal wieder am Boden zerstört ist, kann der Therapeut an die trügerische Hoffnung der vorigen Sitzung vorsichtig erinnern, z. B. »Dabei waren Sie in der letzten Sitzung so voller Zuversicht, dass alles gut werden wird.« Wenn es die Situation zulässt, kann der Therapeut auch allmählich konfrontativer nachhaken, z. B. »Haben Sie sich da nicht, wie schon so häufig, etwas vorgemacht?« Auch bietet es sich nun an, ein therapeutisches Angebot einzubringen, z. B. »Ich würde Ihnen gerne helfen, Wege aus der Misere zu finden. Doch ich glaube, das wird nicht so einfach und braucht viel Mut und Einsatz Ihrerseits.« oder »Glückseligkeit verspreche ich Ihnen natürlich nicht. Aber dass Sie Ihr Leben wieder, so wie es ist, in die Hand nehmen, dabei würde ich Sie gerne begleiten.« Das therapeutische Angebot ist sehr wichtig, damit die Hoffnung nicht stirbt, vielmehr eine neue, in der Klientin verankerte Basis gewinnen kann.

Mit dem Aufbau einer stabilen therapeutischen Arbeitsbeziehung dürfen die Interventionen zweifelsohne provokativer werden, z. B. »Meldet sich da bei Ihnen schon wieder so etwas wie falsche Hoffnung?« oder »Ach ja, da ist er wieder: der Traum von der glücklichen Familie und dem Millionengewinn im Lotto, aber eigentlich fühlen Sie sich hilflos.« In einer fortgeschrittenen Therapie wird der Therapeut das eigentliche Thema direkt anstoßen, z. B. »Wenn ich mal zusammenfassen darf, was ich heraushöre. Sie haben sich mal wieder schachmatt setzen lassen.

Die Frage, die ich Ihnen gerne stellen möchte, lautet, ob Sie in der Situation etwas für sich tun können?« Diese Frage leitet über zur »nüchternen« Möglichkeit, durch eigene Entscheidungen und Handlungen wieder für sich tätig zu werden und das eigene Leben aufzunehmen.

Aufhören zu lächeln

In der Arbeit mit Angehörigen kann man ein typisches Phänomen beobachten: Die Klientin berichtet über konflikthafte oder tragische Erfahrungen und lächelt dabei routiniert wie eine Nachrichtensprecherin. Therapeutisch geht es nicht darum, der Klientin ihr Lächeln zu nehmen oder abzugewöhnen, denn das Lächeln ist ein wichtiger Selbstschutz und eine Überlebensstrategie, nicht zusammenzubrechen und die Tragik der Situation auszuhalten.

Der Selbstschutz des Lächelns geht zum großen Teil auf die im Kapitel 4 (*Der Schliff zur Prinzessin*) vorgestellte Sozialisation bzw. Dressur zur Prinzessin zurück. Auch wenn bei der erwachsenen Co-Abhängigen die Kindheit lange zurückliegt, darf die Prägung durch die elterlichen Bewertungsbedingungen und deren Macht noch im Erwachsenenalter nicht unterschätzt werden. Bei der erwachsenen Co-Abhängigen äußern sich die indoktrinierten und in der Sozialisation verinnerlichten Bewertungsbedingungen z. B. durch folgende Inkongruenzen oder entfremdete Überzeugungen:

- Wenn ich mich so geben würde, wie ich bin, würde ich mich hassen.
- Wenn ich mich so geben würde, wie ich bin, würde er mich nicht mehr mögen.
- Dann würde er mich verlassen.
- Wenn ich nicht lächle, würde mich das Weinen überwältigen. Ich könnte nicht mehr aufhören zu weinen.
- Ich habe Angst, mich hängen zu lassen und depressiv zu werden.
- Ich habe Angst, die Kontrolle zu verlieren, auszurasten und alles kaputt zu machen.

Die beispielhaften Überzeugungen[9] verdeutlichen die ganze widersprüchliche persönliche Tragik des co-abhängigen Leidens. Eine ein-

9 Psychoanalytiker sprechen auch passend von neurotischen Ängsten und Verhaltenstherapeuten von irrationalen oder dysfunktionalen Überzeugungen.

fühlsame therapeutische Intervention eher zu Anfang der Therapie könnte z. B. lauten: »Ich höre Ihnen zu und bin betroffen von dem, was Sie erzählen. Ich sehe Sie lächeln, was mich ein wenig verwirrt, mir wäre in Ihrer Situation nicht zum Lächeln zumute. Bitte verstehen Sie mich nicht falsch, hören Sie nicht auf zu lächeln. Das will ich nicht sagen und steht mir auch nicht zu. Ich möchte nur gerne Ihr Lächeln verstehen.« Später in der Therapie, wenn ein stabiles Arbeitsbündnis besteht, kann man sich auch weniger vorsichtig und direkter äußern: »Sie berichten von aufregenden Dingen, doch sehe ich Sie mal wieder lächeln. Dürfen Sie denn nach außen zeigen, wie Sie sich fühlen?« Es ist ein langer therapeutischer Prozess, bis die Klientin ihr Lächeln als etwas Äußeres, Fremdes und nicht zu ihr Gehörendes erkennt und ablegt.

Frau P. fragt: »Woher habe ich das wohl?«

Die oben schon vorgestellte Frau P. war eine Prinzessin, wie sie im Buche steht. Auch in den kompromittierendsten Lebenslagen war sie stets freundlich, liebenswürdig, sanftmütig, mitfühlend und hilfsbereit. Ihr Lächeln, das ihre Lippen immerfort sanft umspielte, war leicht und mild und stand im krassen Widerspruch zu dem, was sie in der Therapie ansprach.

Ich traute mich lange nicht, den Widerspruch zwischen Inhalt und Ausdruck anzusprechen. Nachdem ich mutig damit angefangen hatte, benötigte sie lange, bis sie meine Intervention überhaupt bemerkte. Als sie das erste Mal auf meine Einlassung reagierte, fragte sie erstaunt: »Ja, woher habe ich das wohl?« Die Frage blieb lange Zeit ihre einzige Reaktion und war zunächst an niemanden konkret gerichtet. Erst viel später begann sie, nach Antworten zu suchen, und sprach über ihre Ängste vor Kontrollverlust, über ihre Leistungsansprüche und Pedanterie in allen Lebenslagen und auch über ihr Elternhaus, in dem alles seinen festen und unverrückbaren Platz gehabt hatte.

Erst sehr viel später ersetzte sie ihr Lächeln durch mit sich selbst in Einklang stehende Unschicklichkeiten: lautes Lachen, die Faust ballen und wütend werden, traurig sein, Kinderwunsch etc.

Ziel der Spiegelung des Widerspruchs zwischen Inhalt und Ausdruck ist, den Selbstkontakt der Klientin zu ihren Empfindungen und Gefühlen zu erhöhen. Zunächst einmal entlastet es sehr, wenn die Klientin ihre übermäßige Selbstkontrolle und -fassade abbaut, und es werden bis dahin in der Abwehr gebundene Energien freigesetzt. Die Intervention führt zu einer Vertiefung der Selbstexploration der Klientin. Neue inhaltliche Aspekte tauchen plötzlich auf, wenn sie sich traut, z. B. ihren Ärger oder ihre Trauer zu benennen, die im Folgenden bearbeitet werden können. Es kommt zu veränderten Wahrnehmungen, Bewertungen und Gedanken, kurz, es findet persönliche Entwicklung statt. Ein authentischer Ausdruck des eigenen Erlebens ist zweifelsfrei auch eine wichtige Voraussetzung für eine gelungene Kommunikation in nahen Beziehungen.

Der Selbstschutz des Lächelns ist manchmal durch mächtige persönliche Bewertungsbedingungen motiviert. Ebenso lauern manchmal dahinter auch bedrohliche und traumatische Erfahrungen. Wenn die Klientin auf die konfrontative Spiegelung nicht reagiert, hat sie folglich gute Gründe dafür. Der Therapeut sollte keinesfalls auf seine Einbringung beharren, die Klientin ist noch nicht so weit bzw. das therapeutische Arbeitsbündnis ist noch nicht ausreichend gefestigt. Die Intervention sollte im späteren Verlauf behutsam wiederholt werden.

Frau K. lächelt aus Selbstschutz

Frau K. war professionelle Helferin in der Behindertenhilfe und sehr reflektiert. Auf ihr Lächeln angesprochen, lachte sie immer nervös, erwischt worden zu sein, und ärgerte sich zugleich über ihren Fehler, wie sie es nannte. Abstellen konnte sie ihr Lächeln nicht, obgleich sie sich alle Mühe gab, was sie noch mehr ärgerte. Versuche, sie zu entlasten und ihr Lächeln zu akzeptieren, wischte sie mit professionellem Selbstbewusstsein zur Seite. Als Fachfrau erwartete sie von sich mehr Authentizität des Ausdrucks.

Es brauchte länger, bis Frau K. wie zufällig in der Therapiegruppe davon erzählte, dass sie als Kind von ihrer Mutter genötigt worden war, täglich den behinderten Vater zu versorgen und zu baden, da die Mutter sich davor ekelte. Frau K. ekelte sich ebenfalls, was aber nicht von den Eltern gehört wurde. Im Folgenden stieß sie auf die Erkenntnis, dass sie ihren Pflegeberuf als unvermeidliche oder zwangsläufige Fortsetzung der väterlichen Pflege gewählt hatte. Über diese Zusammenhänge hatte sie noch nie nachgedacht oder gesprochen.

In der nächsten Sitzung berichtete sie, dass es ihr nach der letzten Sitzung sehr, sehr schlecht gegangen sei. Sie habe nicht alles erzählt und wolle dies auch nicht, da es die Therapiegruppe überfordern würde. Doch wolle sie zusätzlich eine Einzelpsychotherapie durchführen, um ihre traumatische Missbrauchsgeschichte zu bewältigen, was sie im Folgenden auch in die Tat umsetzte.

Frau K. berichtete in der Gruppe offen und viel über ihre Erkenntnisse und Fortschritte in der Einzeltherapie, und viel später musste sie auch nicht mehr lächeln, wenn sie es nicht wollte.

Trennen oder Trennung

Trennen oder Trennung ist ein Kurs für Fortgeschrittene des therapeutischen Programms, wieder für sich aktiv tätig zu werden, dessen kleiner Anfang oben vorgestellt wurde. Das Thema würde auch ins nächste Unterkapitel passen, da es auch um Beziehung geht. Doch soll hier auf die Selbstanteile fokussiert werden. Im Abschnitt *Auseinandersetzen und Auseinandersetzung* wird dann der Beziehungsaspekt vertieft. Ich unterscheide die Begriffe Trennen und Trennung. Der erste steht für das Trennen von Dingen innerhalb der Beziehung, und beim zweiten geht es um den Prozess, die Beziehung zu beenden.

In co-abhängig süchtigen Beziehungen geht die Unterscheidung von Mein und Dein verloren. Für die Co-Abhängige ist alles ER. Alles, was sie tut, denkt und fühlt, dreht sich um ihn. Um zum ICH zurückzukommen, ist das aktive Trennen ein unumgänglicher und bedeutsamer Schritt der Besserung und Heilung. Zu trennen drückt sich immer durch Handeln aus, aber es geht hintergründig auch darum, eigene Wahrnehmungen, Gefühle, Bewertungen, Bedürfnisse, Wünsche, Erwartungen und Interessen zu entstricken und von denen des Süchtigen abzugrenzen. Voraussetzung dafür ist es, dass die Klientin schon gelernt hat, Nein zu sagen (s. u.), wieder für sich im Kleinen aktiv geworden ist und ein Gespür für die eigene Hilflosigkeit und Unzufriedenheit gewonnen hat. Wenn sie Dinge trennen will, muss sie vor allem ansatzweise in der Lage sein, ärgerlich zu werden und sich durchsetzen zu können, sonst würden ihre Bemühungen an dem wahrscheinlichen Widerstand des süchtigen Symptomträgers scheitern.

Der Wunsch nach Trennen von Dingen äußert sich in der Therapie gewöhnlich in mehr oder weniger verkappter Form von Klagen, z. B. »Alles ist mir immer zu viel, er, die Kinder, der Haushalt, der Müll und, und, und ...«, »Früher habe ich seine Fahne besser tolerieren können.«,

»Manchmal mag ich ihn gar nicht um mich haben.« oder »Es ist mir alles zu nah in der Wohnung, ich weiß nicht, wohin mit mir.« Die Möglichkeit, die eigenen Klagen ernst zu nehmen und tätig zu werden, wird von der Klientin in ihrer Hilflosigkeit in Bezug auf die eigene Person nicht bemerkt.

Die therapeutischen Interventionen zielen zunächst darauf ab, dass sich die Klientin wieder als Person ernst nimmt. Der Therapeut kann z. B. fragen: »Wenn Sie Ihr unzufriedenes Empfinden ernst nehmen, was würden Sie tun wollen?« Gerade am Anfang der Therapie hat die Klientin keine Idee, dann braucht es viel Geduld, manchmal hilft es, das unangenehme Erleben der Klientin genauer zu explorieren, zu verstärken und nachzuempfinden. Manchmal ist es auch hilfreich, Vorschläge zu machen und die Klientin zu fragen, ob die Vorschläge sie ansprechen würden. Wichtig ist es, dass sie tatsächlich konkret für sich tätig wird. Sollte sie jedoch alles ablehnen, dann sollte besser das Thema gewechselt werden, oder ihre Widerstände können empathisch zum Thema gemacht werden. Vielleicht auch sind die aufgestaute Unzufriedenheit und der Ärger noch zu stark gezügelt, dann sind anbahnend erlebenszentrierte Interventionen indiziert.

Nachfolgend werden Dinge aufgelistet, die sich Klientinnen von mir zum Trennen aussuchten (die Rangfolge steht für die ungefähre Häufigkeit der Wahl): Aufteilung der Aufgaben im Haushalt, einkaufen nur für sich, fester freier Abend, Kinderbetreuung durch ihn, getrennte Betten, eigenes Taschengeld (für das Einkaufen nur für sich), eigenes Konto, keinen Sex, eigenes Zimmer, Kur machen, getrennte Wohnungen, Haushaltstätigkeiten ganz einstellen, Aussetzen der Beziehung etc. Auch eher ideelle Dinge, wie Ziele, Einstellungen, Interessen, Wahrnehmungen, Beurteilungen und Sichtweisen können getrennt werden.

Willkommen oder nicht willkommen ist die Frage

> F. war 18 Jahre alt und absolvierte eine stationäre Drogentherapie in einer Fachklinik. Seine Mutter, Frau T., kam zum gemeinsamen Gespräch. Es wurde deutlich, dass sie und ihr Mann über den Umgang mit F. stark uneins waren. Frau T. wünschte sich, dass F. wieder nach Hause ziehen solle. Ihr Mann bzw. sein Vater war strikt dagegen, da F. schon wiederholt Geld und Sachen aus ihrem Haus entwendet hatte, um sich Drogen zu besorgen. Frau T. hielt die Haltung ihres Mannes gegenüber dem Sohn für herzlos. Ich konnte sie beide gut verstehen.

Die Mutter zeigte sich im Gespräch sehr co-abhängig verstrickt und behandelte den Sohn wie ein kleines Kind. Ich sagte ihr das und erklärte ihr nachdrücklich, dass ihr Sohn mittlerweile ein drogensüchtiger, krimineller, vorbestrafter und obdachloser Erwachsener sei, und regte an, dass sie sich mit ihrem Mann unterhalten solle, um in Bezug auf den Sohn an einem Strang zu ziehen. Ich wies sie aber auch darauf hin, ihren Mann in seiner (nicht co-abhängigen) Haltung durchaus ernst zu nehmen.

F. beendete seine Therapie und zog in eine andere Stadt, auch um sich von der Mutter zu lösen. Dort wurde er nach einigen Monaten rückfällig und begann eine zweite stationäre Therapie zur Rückfallbearbeitung. Wiederum fand ein Muttergespräch statt. F., mittlerweile depressiv und sehr bequem geworden, wünschte sich, wieder nach Hause zu ziehen.

Frau T. lehnte diesen Wunsch strikt ab und erklärte, dass sie im ersten Angehörigengespräch sehr viel für sich geklärt und im Folgenden viel und offen mit ihrem Mann gesprochen habe. Sie hätten zusammen eine Kompromissformel gefunden: F. sei zu Hause willkommen, wenn er nicht konsumiere. Falls er auf Drogen sei, sei die Tür verschlossen. Da sie beide unsicher seien, ob F. den Schritt aus der Drogensucht tatsächlich schaffen werde, seien sie sich einig, dass er nicht mehr bei ihnen wohnen solle. Auch wenn ihnen beiden diese Entscheidung als Eltern nicht leichtfiele, hätten sie doch eine Verantwortung für die anderen Kinder. Überdies könnten sie seine Suchteskapaden nicht mehr ertragen. Sie wollten auch sich selber durch die Entscheidung schützen.

Zwischen Mein und Dein zu trennen, wird vor allem durch Taten erzielt, aber auch durch klarere Haltungen, die sich wiederum auf die Art und Weise des Handelns auswirken. Das folgende Fallbeispiel illustriert dies und ist wegen der Konsequenz des Handelns besonders beeindruckend.

O. surft auf der Wutwelle

O. kam in die Beratungsstelle, weil er aufgrund von Prüfungsängsten die Abschlussprüfungen sowie seine Diplomarbeit seit Langem herauszögerte. Er berichtete im Erstgespräch offen darüber, dass seine Eltern Alkoholiker seien und er diesbezüglich schon eine ambulante Beratung absolviert habe. Auf die Frage, was ihm in der Beratung am meisten weitergeholfen habe, erzählte er, dass der Auszug aus dem Elternhaus der entscheidende Schritt für ihn gewesen sei. Seitdem habe er sehr darauf geachtet, Abstand zum Elternhaus zu halten und ein unabhängiges Leben zu führen. Auf die Frage, ob es in seinem Leben wieder Dinge gebe, zu denen er Abstand benötige, fiel ihm sogleich keine Antwort ein, doch berührte und beschäftigte ihn die Frage sichtlich.

Zum zweiten Gespräch kam er sehr aufgewühlt. Er habe wenig geschlafen, weil er seit dem letzten Gespräch so wütend sei. Er wüsste nicht wohin mit seiner Wut, doch habe er Lust, alles kaputt zu machen. In mehreren Sitzungen explorierte er seine aufgestaute Wut nach und nach. Er reflektierte unter anderem, ein Leben wie ein Hamster im Laufrad zu führen. Er würde sich ständig in dem Bemühen um und für andere aufreiben. Er selber bliebe auf der Strecke. Schließlich und endlich trennte er sich von der Freundin, von der er sich ausgenutzt fühlte, und gab auch seinen Wochenendjob in einer Behinderteneinrichtung auf, der mit unzähligen Überstunden verbunden war und über den er sein Studium vernachlässigt hatte.

Für die Prüfungen erarbeitete er sich eine neue Haltung. Nicht den Prüfern zu gefallen, war das Motto mehr, vielmehr ihnen mit einer gehörigen Portion Wut zu zeigen, dass er auch etwas draufhabe. Trotz allem und gerade deswegen! – Diese selbstbewusste Haltung war den Noten nicht immer förderlich, doch er bestand und war mit sich zufrieden.

Wie in dem Fallbeispiel kommt beim Thema Trennen allerdings häufig heraus, dass die Grundlage für eine Fortsetzung der Beziehung nicht mehr gegeben ist. An das Thema Trennung wagt sich die co-abhängige Klientin erst sehr spät und mit viel Angst heran, eine Welt bricht für sie zusammen. Es ist nicht unwahrscheinlich, dass sie deshalb konfliktvermeidend vorzieht, die Beziehung mithilfe eines »sauberen Schnittes« zu beenden, indem sie sich Hals über Kopf in den nächsten süchtigen Frosch verliebt. So kommt sie vom Regen in die Traufe.

Frau U. und ihre Männer

Frau U. unterhielt parallel Beziehungen zu drei drogenabhängigen Männern. Dies war möglich, da wechselweise immer einer der Männer im Vollzug einsaß und ein weiterer sich in der Entgiftung oder der Therapie befand. Einer der Männer war beziehungsmäßig immer verfügbar und wohnte bei ihr, bis er einfuhr. Dann angelte sie sich den nächsten, der bei ihr und den Kindern einzog. Die Männer, die sich gegenseitig hassten, aber auch miteinander konsumierten, gaben sich so die Klinke in die Hand, und der ständige Männerwechsel machte eine Trennung überflüssig. Die Therapie mit Frau U. scheiterte auch an diesem unkonventionellen Beziehungsarrangement.

Eine Trennung ist tatsächlich ein langwieriger, schmerzhafter, doch gewinnbringender Prozess. Der Therapeut wird versuchen, der Klientin zu vermitteln, dass es sich lohnt, sich auf das Prozesshafte einzulassen, selbstverständlich ohne Ziele vorzugeben oder etwas forcieren zu wollen. Manchmal braucht das Thema eine eigene Therapie wie bei dem folgenden Fallbeispiel.

Frau K. sammelt Mut

Frau K. hatte zwei Jahre die Therapiegruppe besucht und parallel eine Einzeltherapie absolviert. Ihr Leben war soweit wieder in geordneten Bahnen, und sie hatte Abschied von der Gruppe genommen.

Ein Jahr später kam sie wieder. Sie wollte sich trennen, da ihr Partner immer mal wieder rückfällig wurde und sie des ganzen immer wiederkehrenden Theaters überdrüssig war. Doch fehlte ihr der erforderliche Mut und sie wünschte die Unterstützung der Gruppe.

Es dauerte ein dreiviertel Jahr, bis sie den Mut zusammengebracht hatte, der Schritt vollzogen war, sie den Ärger, die Trauer und den Schmerz verarbeitet hatte und wieder offen für das Leben war. Dann trennte sie sich auch von der Therapiegruppe – diesmal endgültig.

Heilsame Verstörung des Mythos vom moralisch besseren Menschen

In Kapitel 4 (Mögen hätte ich schon gewollt, aber dürfen habe ich mich nicht getraut) wurde das Konzept der Inkongruenz als eine mögliche Bedingung für eine co-abhängige Entwicklung eingeführt. Inkongruenz ist ein Fachwort für Widersprüche zwischen dem Selbstkonzept, wie die Person glaubt zu sein, und dem tatsächlichen Erleben und Erfahren in einer aktuellen Situation. Auch das Selbstkonzept kann für sich Widersprüche beinhalten. Jede Erfahrung birgt verschiedene Sichtweisen, wie auch ein Baum aus verschiedenen Perspektiven ganz unterschiedlich wirken kann. Inkongruenzen sind folglich normal und nicht schlimm, man erlebt sie häufig als Unsicherheit, Unzufriedenheit oder Zerrissenheit. Man kann gewöhnlich gut mit der inneren Widersprüchlichkeit leben, die persönliche Toleranz ist hoch.

Doch ein Zuviel an Inkongruenz, das die innere Toleranz überschreitet und überstrapaziert, kann ein für die Person bedrohliches Ausmaß annehmen und eine psychische oder psychosomatische Störungsentwicklung anstoßen und begründen. Inkongruenzen können zu Verzerrungen und Verleugnungen der Wahrnehmung und des Erlebens und zu Handlungsblockaden oder einseitigen und rigiden Verhaltensmustern führen. Typischerweise drücken sich co-abhängige Inkongruenzen durch Sprachlosigkeit, wechselnde Befindlichkeiten von Hoffnung und Larmoyanz oder inkonsequente Verhaltensweisen aus.

Inkonsequenz ist im Grunde genommen nicht schlimm. Es kann durchaus in einer Situation angemessen und förderlich sein, nicht zu halsstarrig zu sein. Doch die co-abhängige Inkonsequenz ist rigide, die Co-Abhängige verhält sich in allen Lebenssituationen stets inkonsequent. Ihre Inkonsequenz ist durch das Bemühen motiviert, freundlich zu sein und es anderen recht zu machen, und findet beim Gegenüber gewöhnlich große Zustimmung. Die Co-Abhängige nährt so ihr Selbstbild als Prinzessin, ein besserer Mensch zu sein, und schafft sich so Ersatzbefriedigung.

In der Psychotherapie der Co-Abhängigkeit geht es folglich darum, die Klientin mit ihren Widersprüchen des Erlebens und Verhaltens zu konfrontieren und sie anzuleiten, den motivationalen Hintergrund der Inkongruenzen zu explorieren. Notwendige Voraussetzung für eine inkongruenzbetonte und konfrontative therapeutische Vorgehensweise sind ein stabiles und vertrauensvolles Arbeitsverhältnis zwischen Klientin und Therapeut sowie eine stabile Befindlichkeit der Klientin, da für sie zum Teil sehr beängstigende und bedrohliche persönliche Dinge angesprochen werden. Die Aufdeckung von Widersprüchlichkeiten zielt darauf ab, die Klientin zu motivieren, etwas zu wagen und aus ihren Erlebens- und Verhaltensmustern auszubrechen.

Um bei dem Beispiel der Inkonsequenz zu bleiben, kann es darum gehen, dass sie die (prinzessinnenhafte) Ersatzbefriedigung ihres Selbstkonzepts, etwas Besseres zu sein, hinterfragt und überdenkt und neue konsequentere Sicht- und Verhaltensweisen entwickelt und ausprobiert. Es muss betont werden, dass das, was die Co-Abhängige konkret mit und aus ihren Widersprüchen macht, ganz in ihrer Verantwortung liegt. Der Therapeut gibt nur spiegelnde und konfrontative Impulse. Geht die Klientin z. B. nicht auf die therapeutische Konfrontation ein, ist diese Entscheidung selbstverständlich zu akzeptieren.

Als Veranschaulichung sind in Tabelle 11 die Beispiele aus Kapitel 4 für Inkongruenzen von co-abhängig verstrickten Prinzessinnen und co-abhängig erkrankten Fröschinnen aufgelistet. Natürlich werden die Inkongruenzen in Wirklichkeit anders geäußert, doch für die Illustration eignen sie sich gut. In der rechten Spalte sind beispielhafte, konfrontative therapeutische Impulse aufgeführt. Die Interventionen zeichnen sich durch einen starken Spannungsbogen zwischen einfühlsamem Verstehen und wenig einfühlsamer Konfrontation aus. Sie spiegeln insofern weniger die nüchternen Inhalte der Äußerungen der Klientin, vielmehr wird ihr emotionaler und beziehungsmäßiger Zwiespalt angesprochen.

Tabelle 11: Co-abhängige Inkongruenz und therapeutische Konfrontation

Äußerung einer Inkongruenz	Therapeutischer Impuls
Das Leben am Hof ist zwar langweilig, doch angenehm und sicher.	Das klingt aber traurig und müde. Ich weiß nicht so richtig, ob ich weinen oder gähnen soll.
Ich fühle mich zwar eingesperrt, aber alle lieben und bewundern mich.	Sie bezahlen einen hohen Preis.
Das Leben kennt keine Pause, doch eine Prinzessin trägt ihren Kopf stets oben und ihre Bürde ohne Klagen.	Früher wurde die eine oder andere Prinzessin auch einen Kopf kürzer gemacht. Dann könnten Sie Ihren Kopf ganz entspannt unter dem Arm tragen.
Schwielen an den Händen gebühren sich eigentlich nicht für mich, doch was sein muss, muss sein.	Sie verdienen, auf Händen durchs Leben getragen zu werden.
Auch wenn es wehtut, lächle stets.	Hier sieht Sie keiner, und ich verrate Sie auch nicht. Wozu wäre Ihnen denn wirklich zumute?
Reiß dich zusammen und verlier niemals Kontrolle und Contenance!	Welches Abenteuer des Lebens wartet auf Sie, wenn Sie sich mal nicht zusammenreißen würden?

Tabelle 11 *(Fortsetzung)*: Co-abhängige Inkongruenz und therapeutische Konfrontation

Äußerung einer Inkongruenz	Therapeutischer Impuls
Sich zu ärgern oder zu streiten, ist eine menschliche Niederung. Bleib stets höflich und freundlich!	Sie wissen ja: Liebe Mädchen kommen in den Himmel, böse Mädchen kommen überallhin. Ich streite übrigens gerne, das ist lebendig und macht viel Spaß.
Eigentlich ist er stark, schön und gescheit. Ich muss froh sein, einen solchen Mann gefunden zu haben.	Eigentlich müssten Sie glücklich sein. – Das klingt furchtbar kompliziert.
Es ist ganz schön schwierig, doch ich muss stark sein, sonst verlässt er mich.	Sie haben viel Angst, verlassen zu werden. Doch ehrlich! Haben Sie noch nie an eine Trennung gedacht?
Er ist gar nicht so schlecht, wie alle denken. Er braucht mich. Zusammen werden wir es schaffen, seine Sucht zu überwinden.	Aber behandeln tut er Sie schlecht und brauchen tut er nur sein Suchtmittel. Ich höre immer nur ER, ER und ER. – Wo sind Sie in der Sache?
Wenn ich ihn richtig lieben würde, würde er bestimmt aufhören.	Wie geht das, richtig lieben? Wenn ich Sie höre, kommt mir der Verdacht, dass Sie ihn nicht mehr wirklich lieben.
Wenn er aufhören würde, zu saufen/spielen/etc., dann könnte ich allen zeigen, was in ihm steckt.	Sie machen mich neugierig. Was steckt denn in Ihnen?
Er hat versprochen aufzuhören. Das hat er schon viele Male, doch dieses Mal ist es anders. Ich spüre das. Das Leben ist so schön.	Sie sind glücklich und froh. Wie kann ich Ihnen helfen? (Es stellt sich die Frage, ob die Therapie noch sinnvoll ist oder die Behandlung abgebrochen werden sollte.)
Er hat wieder angefangen. Ich war so froh, dass ich nicht mehr aufgepasst habe. Ich muss besser aufpassen und mich mehr bemühen.	Genau! Es ist Ihre Schuld. Reißen Sie sich immer schön zusammen. Auch hier und jetzt! Kommen Sie, wir strengen uns zusammen ganz doll an.

Ehrgeiz entwickeln und die Therapie gut beenden

Dieser Abschnitt behandelt den therapeutischen Fortgeschrittenenkurs für die erfolgreiche Absolventin des Anfängerkurses *Der kleine Anfang* (s. o.) und des Aufbaukurses *Gesunde Aggressivität* (s. u.). Die Klientin ist unterdessen bei sich angekommen. Sie hat ihre Situation und ihr Leben wieder im Griff, und die Beziehung zum (Ex-)Süchtigen ist weitgehend geklärt.

Doch was kommt nun? Ehrgeiz entwickeln und sich persönlich, sozial oder beruflich zu verwirklichen, ist der Höhepunkt und Abschluss einer guten und nachhaltigen personzentrierten Psychotherapie der Co-Abhängigkeit. Man kann sich berechtigterweise fragen, ob dieser Schritt noch in der Therapie vollzogen werden muss. Nein, das muss er nicht! Er sollte nach meinen Erfahrungen in der Therapie angestoßen werden, doch sollte es therapeutisches Ziel sein, dass sich die Klientin andere Helfer in der Familie und unter Freunden sucht. Die Psychotherapie sollte über diesen Schritt ausgeschlichen und beendet werden.

Im Kleinen ist die Klientin zwar schon tätig geworden. Jedoch hat sie ihre großen Lebensziele und -interessen jahrelang vernachlässigt und vor sich her geschoben. Diese tauchen nun auf. Anders als zuvor wird sie die Themen zwar unsicher, aber direkt ansprechen, z. B. »Ich träume schon lange davon, …«, »Ich wollte schon immer …« oder »Ich frage mich, ob ich …« Der Therapeut wechselt nun die Rolle. Er ist nicht mehr Psychotherapeut, der motiviert, anstößt, hinterfragt oder aufdeckt. Stattdessen schlüpft er in die Rolle eines Coaches, Lebensberaters oder Berufsberaters. Er motiviert nicht mehr, da es nicht mehr darum geht, dass die Klientin gesundet. Vielmehr soll sie die Eigenverantwortung für ihr Leben wieder ganz an sich nehmen und auch ihr Angewiesensein auf die therapeutische Unterstützung überwinden und ablegen.

Die wesentlichen therapeutischen Interventionen bestehen in zweierlei Dingen. Erstens fasst der Therapeut das Gesagte der Klientin zusammen und spiegelt ihre Aussage, z. B. »Da ist etwas aufgetaucht, was ganz wichtig für Sie ist und was Sie schon lange aufschieben. Das ist eine große Sache, und Sie fragen sich, ob es das Richtige für Sie ist?« oder »Jetzt sind Sie wieder dafür offen und wollen loslegen und fragen sich, wie Sie es am besten angehen sollen?« Zweitens kann der Therapeut sachliche Fragen stellen, wie z. B. »Was hält Sie davon ab, einfach loszulegen?«, »Was braucht es, damit Sie es gut angehen können?« oder »Wo können Sie sich in der Sache informieren?« Das sachliche Spiegeln und Fragen unterstützt die Klientin darin, sich zu entscheiden, sich zu informieren und eigenständig ein geeignetes Vorgehen zu überlegen.

Typische Lebensthemen, die sich gegen Ende der Therapie entwickeln, werden in den folgenden drei Fallbeispielen exemplarisch aufgezeigt.

Frau E. traut sich

Frau E. hatte, nach Jahren des Hausfrauendaseins, das sie nicht ausfüllte, wieder angefangen zu arbeiten. Sie jobbte nur als Hilfskraft, weit unter ihren Möglichkeiten. Dann traute sie sich. Sie übersprang gleich mehrere Stufen auf der Karriereleiter und bewarb sich erfolgreich auf eine Leitungsfunktion. Als sie ihre Einarbeitungszeit gut überstanden hatte, beendeten wir die Therapie.

Frau P. will schwanger werden

Frau P. hatte viele Jahre im Beruf »ihren Mann« gestanden. Eigentlich hatte sie genug vom Arbeiten. In der Therapie tauchte der abenteuerliche Wunsch auf, schwanger werden, eine Familie gründen und Mutter sein zu wollen. Als sie schwanger war, beendeten wir die Therapie.

Frau M. erkundet den Müßiggang und wird kreativ

Frau M. hatte jahrelang das Geld der Familie verdient. Sie war der Meinung, dass nun ihr abstinenter Mann dran sei. Sie kündigte, entdeckte die angenehmen Seiten des Lebens und widmete sich ein wenig dem Müßiggang. Darüber entstand der Wunsch nach einer theaterpädagogischen Weiterqualifizierung. Als sie die Fortbildung mit viel Spaß begonnen hatte, beendeten wir die Therapie.

Therapie klären oder zur Not vorzeitig beenden

Im Vergleich mit Behandlungen anderer psychischer Störungen werden Suchttherapien häufig vorzeitig beendet. Entweder brechen die Betroffenen die Therapie ab oder sie werden disziplinarisch entlassen. Beides steht gewöhnlich im Zusammenhang mit Rückfällen und mangelnder Motivation. Jeder kennt den süchtigen Wankelmut, der Teil der

Störung ist. Doch ist es ein heikles Thema, denn der Abbruch kann auch als Scheitern und Versagen der Therapie angesehen werden.

Die co-abhängige Klientin ist in ihrer Motivation ebenfalls stark wankelmütig oder ambivalent. Der in Kapitel 1 (*Abhängigkeitsspezifische Symptome*) beschriebene Fall von Frau A. ist ein solch typischer Fall, der im plötzlichen und unerwarteten Abbruch der Behandlung mündete. Obwohl sie schon einige Monate regelmäßig an der Therapiegruppe teilnahm, offen über die Sucht ihres Partners und ihre schwierige Situation gesprochen hatte und gut in der Therapiegruppe angebunden schien, brach sie die Behandlung von heute auf morgen ab und verleugnete während ihrer letzten Gruppensitzung hoffnungsvoll verklärt seine Suchtproblematik.

Bei anderen co-abhängigen Klientinnen ist der therapeutische Verlauf durch ein unendliches Hin und Her gekennzeichnet. Wenn dieses zu einem festgefahrenen Muster wird, das die Behandlung belastet und einer Entwicklung im Wege steht, ist es manchmal hilfreich, nochmals die Rahmenbedingungen der Therapie und die gegenseitigen Erwartungen zu klären. Diese Aussprache, die bei süchtigen Klienten sehr häufig notwendig und hilfreich ist, verläuft nach meinen Erfahrungen in der Arbeit mit Angehörigen deutlich seltener erfolgreich. Co-Abhängige mit ihrem ausgeprägten Gespür für andere haben zumeist die Therapiebedingungen sehr gut verstanden. Oftmals ist man mit ihnen schon längst an dem Punkt angelangt, an dem es besser ist, die Behandlung zu beenden und nüchtern zu akzeptieren, dass entweder die Klientin noch nicht bereit ist, Veränderungen anzustreben, oder man als Therapeut der Falsche ist. Was von beidem im konkreten Fall zutrifft, ist nicht selten nur schwer zu entwirren, meistens liegt vermutlich eine Kombination aus beidem vor.

Frau W. unter Druck

Frau W. nahm eineinhalb Jahre an der Angehörigengruppe teil. Sie kam nur unregelmäßig. Sie begründete dies mit ihrer Familiensituation, wegen der Kinder könne sie nicht weg. Doch sagte sie noch nicht einmal ab, wenn sie mal wieder ein, zwei oder drei Sitzungen verpasste. Alle Versuche, mit ihr darüber ins Gespräch zu kommen, um sie zu motivieren, ihren Mann stärker in die Pflicht bei der Kinderbetreuung zu nehmen, scheiterten. Die Gruppe entschied, die Unregelmäßigkeit als ihre Eigenart zu tolerieren.

Wenn sie kam, spielte sich immer dasselbe Muster ab. In der Befindlichkeitsrunde gab sie immer an, dass es ihr gut gehe und sie kein besonderes Thema für die Gruppe habe, obwohl sie für alle erkennbar stark unter Druck stand und sehr agitiert depressiv wirkte. Auf Ansprachen reagierte sie immer ausweichend. Häufig erzählte sie aber auch ausschweifend und ohne Punkt und Komma von ihrer belasteten und verworrenen häuslichen Situation. Sobald andere Teilnehmerinnen oder die Gruppenleitung versuchten, ein Gespräch darüber zu beginnen, negierte sie, ein Problem mit dem Erzählten zu haben.

Wenn andere Teilnehmerinnen Themen einbrachten, unterbrach sie häufig, da sie sich in den Problemen der anderen wiedererkannte, und fing an, umständlich von sich zu erzählen. Entsprechend ihres aufgestauten Leidensdrucks nahm Frau W. sehr viel Raum ein. Der Druck übertrug sich auf die Gruppe und belastete diese zunehmend, da im Gegensatz zu anderen Teilnehmerinnen kein Ansatz einer Entwicklung erkennbar wurde. Auch unzählige behutsame Versuche, hierüber ins Gespräch zu kommen, blieben folgenlos.

Als sie nach mehreren Wochen des Fehlens wieder kam, wurden ihr schließlich die unveränderte Lebenssituation und ihr Leiden konfrontativ gespiegelt. Eine regelmäßige Teilnahme an der Gruppe wurde als Bedingung eingefordert. Frau W. kam nicht wieder. Ich war als Therapeut ehrlich gesagt froh darüber. Sie hatte das erste Mal seit Therapiebeginn eine Entscheidung getroffen und die verfahrene Situation geklärt.

In verstrickten Therapiesituationen, in denen selbst Klärungsversuche zu noch mehr Verstrickung führen, sollte man eine Möglichkeit nicht übersehen. Co-abhängige Angehörige entwickeln nicht selten ebenfalls eine Sucht oder haben schon längst mitkonsumiert, ohne dies zu offenbaren.

Frau R. – die Therapie bringt nichts

Frau R. kam zwar regelmäßig in die Gruppe, doch bewegte sich in den Monaten ihrer Teilnahme nichts. Ihr Partner hatte seine Sucht vom Saufen auf das Kiffen verlagert. Auch erzählte sie immer, wie gut es ihr gehe, um dann wortreich von ihrer partnerschaftlichen Situation zu berichten. Es brach stets in einem enormen Redeschwall aus ihr heraus. Es war stets mein Eindruck, dass sie sich immer vornahm, ihre belastete Situation nicht anzusprechen, doch die Dämme im Verlauf der Gruppe brachen.

Seine tägliche Gewohnheit zu kiffen erzählte sie in einem Nebensatz, ohne dem eine Bedeutung beizumessen. Cannabis war für sie keine Droge, sondern eine Freizeitbeschäftigung. Dass das Verhalten ihres Partners – er wechselte zwischen stoffeliger Untätigkeit und zielloser hypomanischer Umtriebigkeit – typisch für Kiffer ist, wollte sie nicht hören, obwohl sie sehr darunter litt.

Die Gruppe, die seinerzeit aus vielen erfahrenen Teilnehmerinnen bestand, hat alles Erdenkliche ausprobiert, um mit Frau R. ins Arbeiten zu kommen. In einer Gruppensitzung, in der sie fehlte, hatten wir uns sogar gegenseitig beraten und waren zur Übereinstimmung gekommen, Frau R. nicht zu sehr mit ihrer Untätigkeit zu konfrontieren und uns mehr um ihr Wohlergehen während der Gruppensitzung zu kümmern. Natürlich informierten wir Frau R. über unsere Beratung und das Ergebnis. Sie war damit allerdings nicht zufrieden und verlangte stattdessen mehr Kritik und Konfrontation.

In der nächsten Gruppensitzung erklärte Frau R. ihr Ausscheiden aus der Therapie. Die Gruppe würde ihr nichts bringen. Nachdem ich über die Enttäuschung geschlafen hatte, verdichtete sich mein längst gehegter, aber unterdrückter Verdacht, dass sie selbst ebenfalls im problematischen Ausmaß kiffte. Ich hatte verpasst es anzusprechen, da ich zu sehr in meinem Mitgefühl und Wunsch, Frau R. helfen zu wollen, verstrickt gewesen war. Es hätte indes vermutlich auch nichts am therapeutischen Misserfolg geändert.

Im folgenden Fallbeispiel wurde die Ehefrau von A. ökonomisch abhängig von einer sektenhaft organisierten Gesellschaft, zog ihren anfälligen Mann mit in ihre Angelegenheiten hinein und provozierte darüber den vorzeitigen Therapieabbruch.

A. muss gehen

A. war Italiener und absolvierte eine stationäre Drogentherapie. Er litt sehr unter Heimweh und hatte sich durch den Drogenkonsum getröstet. Ich war zwar in seinen Augen nur ein Deutscher, aber dennoch der Erste, der ihn in seinem Heimweh ernst nahm und ihm in seinem Schmerz zuhörte.

A., war verheiratet, und seine Frau, die sehr in ihren Hilfebemühungen für ihn verstrickt war, kamen zu einem ersten Paargespräch. Das Gespräch lief sehr gut, beide arbeiteten aktiv mit, und wir vereinbarten ein Folgegespräch in vier Wochen.

Kurz vor dem zweiten Gespräch berichtete A., dass sich seine Frau in einer obskuren Gesellschaft für viele tausend Euro, ihre gesamten Ersparnisse, eingekauft habe und nun seine Patientenkontakte und Unterstützung nutze, um neue Mitglieder zu werben. Wir waren uns einig, dass diese Angelegenheit bedenklich sei. Er sprach mit seiner Frau über seine Bedenken, die darauf sehr zornig reagierte.

Zum Paargespräch kam sie zwar noch, doch nur, um mir aufgebracht ihre Meinung ins Gesicht zu schreien, was für ein schlechter Psychologe ich sei. Dann sprang sie auf und fordert ihren Mann auf, mit ihr zu gehen oder sich von ihr zu trennen. Auch jetzt waren wir uns einig, nach einem traurigen Zögern ging er selbstverständlich mit.

Ein abschließender Hinweis noch für den fachkundigen Leser: Im Kollegenkreis lässt sich immer ausführlich über die Verantwortung für ein vorzeitiges Behandlungsende streiten, was gewöhnlich wenig erhellend und hilfreich ist und schnell in mehr oder weniger offenen Schuldzuweisungen endet. Häufig nimmt man die Schuldfrage auch mit nach Hause, wägt endlos die eigene Verantwortung mit der der Klientin ab und schläft schlecht darüber. Das ist in meinen Augen sehr co-abhängig, und im Abschnitt »*Die berühmte Frage nach dem Warum*« wurde ausreichend geschildert, wie die zwischenmenschlichen Voraussetzungen für eine konstruktive Auseinandersetzung aussehen sollten. Die Schilderungen dort gelten ebenso für Fachleute, man nennt das dann nicht mehr Psychotherapie, sondern kollegiale Beratung oder Supervision.

7.4 DU statt ER – Anstoßen der Beziehungsfähigkeit

Co-Abhängigkeit und Sucht sind zwei Seiten ein und derselben Medaille. Beide Abhängigkeitsphänomene bezeichnen dasselbe zwischenmenschliche System. Dieses abhängige System besteht aus der Beziehung von mindestens zwei Menschen, der Co-Abhängigen und dem Süchtigen. Wie in jeder Suchttherapie ist daher das Anstoßen der Beziehungsfähigkeit in der Behandlung der Co-Abhängigkeit von wesentlicher Bedeutung. Grundlage für die beziehungsmäßige Entwicklung ist die therapeutische Beziehung. In dieser kann die Klientin neue Erfahrungen sammeln, die sie als Korrektiv mit in die Beziehungen zum Süchtigen und zu anderen Menschen mitnimmt.

Die co-abhängige Klientin weist durchaus eine Menge sozialer Kompetenzen und Talente auf, wenn sie in die Therapie kommt. Sie kann gut zuhören, ist freundlich, empathisch, mitfühlend und hilfsbereit. Die Therapie mit Angehörigen habe ich daher immer als eine sehr angenehme und dankbare therapeutische Arbeit erlebt. Trotz dieser Talente dürfen die sozialen Probleme der Klientin nicht unterschätzt werden. Eine große Schwierigkeit in der Therapie kann sein, dass die Klientin alle Empfehlungen des Therapeuten abhängig und hörig umsetzt. Die co-abhängige Helfergrandiosität wird auf den Therapeuten idealisierend übertragen und der Therapeut zum Hoffnungsträger erklärt. Es kann aber auch sein, dass die co-abhängige Klientin dem Therapeuten sehr kritisch entgegentritt. Die Klientin ist implizit grandios überzeugt, dass sie die beste Helferin auf der Welt und die Einzige ist, die ihn, den einzigen verwunschenen Königssohn der Welt, retten kann. Der Therapeut wird als Helferkonkurrenz betrachtet.

In beiden Fällen ist ein direktives oder normatives Vorgehen unbedingt kontraindiziert. Die hörige Klientin würde abhängig vom Therapeuten werden, und die konkurrierende Klientin würde die Therapie abbrechen. Die Klientin ist die Expertin für ihr Leiden, ihre Situation und ihre Entwicklung, der Therapeut ist der Experte dafür, die zwischenmenschlichen Voraussetzungen und Rahmenbedingungen zu schaffen, dass die Klientin ihr Expertentum für sich zu nutzen lernt. Wie Klientin und Therapeut die Aussicht dieser therapeutischen Gratwanderung schwindelfrei genießen können, wird im Folgenden dargestellt.

Nein sagen

Co-abhängige Prinzessinnen sind Ja-Sager. Das Wort »Nein« steht in ihrem Wortschatz nicht zur Verfügung, genauso wie die Möglichkeit, etwas abzulehnen und andere abzuweisen, in ihren zwischenmenschlichen Handlungsprogrammen nicht vorgesehen ist. Das Ja-Sagen ist ebenso wie das Lächeln, die falsche Hoffnung und die Moral vom besseren Menschen Teil der Sozialisation zur Prinzessin. Ohne anderen Menschen und vor allem dem Süchtigen Nein sagen zu können, kann sich die Klientin nicht in ihrem stressigen Alltag entlasten. Im Zustand der chronischen Überforderung und Erschöpfung ist sie nicht offen für therapeutische Interventionen und persönliche Veränderungen. Sie ist auch nicht in der Lage, z. B. den oben beschriebenen kleinen Anfang zu wagen, für sich tätig zu werden oder sich weitergehend mit dem Süchtigen und anderen Menschen auseinanderzusetzen.

Deshalb sollte das Thema zeitnah am Anfang der Therapie bearbeitet werden. Ähnlich wie in einer Suchttherapie die Abstinenz des Süchtigen Voraussetzung für nüchterne therapeutische Auseinandersetzungen ist, sind die Unterbrechung des co-abhängigen Eingenommenseins, die Entlastung und der Gewinn von Abstand zum Süchtigen Bedingung und Grundlage dafür, dass es zu einer persönlichen Entwicklung kommen kann. An allen anderen Stellen würde ich als Psychotherapeut der Klientin die Zeit lassen, die sie für ihre Entwicklung braucht, und ihr die Steuerung des Prozesses überlassen, nur nicht im Fall des Nein-Sagens. Sie muss sich innere Freiräume und Atempausen in ihrem Alltag für ihre Entwicklung schaffen, sonst kann die Psychotherapie nicht greifen.

Die meisten Co-Abhängigen sprechen offen darüber, dass sie nicht Nein sagen können und es immer anderen recht machen müssen. Das Bedürfnis, etwas ablehnen oder sich abgrenzen zu wollen, äußert sich dagegen nur sehr maskiert. Die Belastungen und die Erschöpfung der Klientin verstecken sich häufig in resignierten Klagen, z. B. »Manchmal denke ich, dass ich das alles nicht schaffe, aber irgendwie geht es dann doch.« oder »Manchmal möchte ich alles hinwerfen, aber man muss ja weitermachen.« Dies ist eine gute Möglichkeit, therapeutisch einzuhaken und mit der Klientin ihre immense Gesamtbelastung zu vergegenwärtigen, ihren Wunsch nach Entlastung herauszuarbeiten und zusammen konkrete Möglichkeiten des entlastenden Nein-Sagens zu überlegen.

Doch der Therapeut bemüht sich wahrscheinlich vergebens. Gleichgültig, wie gut und begründet die Vorschläge des Therapeuten sind, die Klientin findet immer mehr oder weniger gute Ausflüchte und Rechtfertigungen, warum gerade diese Abgrenzung oder Entlastung hier und heute nicht möglich ist. Doch genau das kann der Therapeut sich zunutze machen, indem er den Widerspruch der Klientin anspricht, z. B. »Komisch! Sie haben mir erzählt, dass Sie nicht Nein sagen können, aber bei mir können Sie das ganz gut. Alles, was ich vorschlage, lehnen Sie ab. Ich weiß nicht, ob ich mich jetzt freuen soll, dass Sie es bei mir können, oder resignieren soll, weil Sie meine Vorschläge alle ablehnen. Ich denke aber, dass Sie auf die Dauer nicht um einen Anfang herumkommen werden. Die Frage ist eher, ob Sie heute anfangen oder wie lange sie es noch herauszögern wollen?«

Das erste Wort, das Kinder sagen

> Verklärt denken alle, dass Kinder als Erstes Mama und Papa zu sagen lernen. Meine Frau und ich haben bei unserer ersten Tochter auch hoffnungsvoll und gespannt darauf gewartet. Doch das erste Wort war »heiß«. Heiß wurde nämlich der Ofen, und das war eine eindrückliche Erfahrung für unsere Tochter. Das zweite Wort, das sie lernte, hieß »Nein«. Im Nachhinein wundert mich das nicht. Als junge Eltern waren wir unsicher und besorgt. Unsere Tochter musste früh lernen, sich von unserer übertriebenen elterlichen Fürsorge abzugrenzen. Die Worte »Mama« und »Papa« ließen auch nicht lange auf sich warten, hatten aber den Wettlauf klar verloren. Apropos! Das Wort »Ja« tauchte erst viel später auf.

Als Therapeut bleibe ich im Folgenden geduldig, doch beharrlich beim Thema der Bedeutung des Neins für uns Menschen im Allgemeinen und für die Klientin im Konkreten, und bemühe mich, sie für das Nein-Sagen zu gewinnen. Manche co-abhängige Klientin lässt sich schnell überzeugen. Dann kann man zusammen eine geeignete »Übungssituation« für den Alltag überlegen (siehe auch den Abschnitt *Klein anfangen, etwas für sich zu tun*) und darüber ein therapeutisches Abkommen schließen, um die Wichtigkeit der Angelegenheit zu unterstreichen und die Verbindlichkeit zu steigern. In der nächsten Sitzung wird die Erfahrung ausgewertet. Bei Misserfolgen, welche aber recht unwahrscheinlich sind, wird gegebenenfalls nachgebessert. Außerdem wird die Klientin motiviert, falls sie es noch nicht von allein getan hat, das Nein-Sagen auszuweiten. Manche Klientin zeigt sich in der Therapiesitzung nicht zugänglich, um dann überraschend in der nächsten Sitzung zu erzählen, dass sie erfolgreich tätig geworden ist. Bei einer anderen Klientin dauert der Überzeugungs- und Entscheidungsprozess länger. Jede Klientin hat ihr eigenes Entwicklungstempo.

Nicht selten allerdings gerät die Psychotherapie ins Stocken. Wochen oder Monate vergehen, ohne erkennbare Veränderung. Überdies nimmt die Klientin wahrscheinlich nur unregelmäßig die Termine wahr. Immer kommt etwas kurzfristig dazwischen, z. B. die Kinder, der Mann, der Chef, die Freundin, die Mutter, der Hund oder der Nachbar. Da die Klientin bei anderen, ausgenommen dem Therapeuten, nicht Nein sagen und sich abgrenzen kann, sagt sie dementsprechend die Therapie ab. In diesem Fall sollte der Therapeut sich und der Klientin die berechtigte Frage stellen, ob die Therapie noch Sinn macht und eine ausreichende Motivation zur Veränderung gegeben ist, und die Therapie zur Not beenden.

Scham überwinden

Nein sagen zu können, ist auch Voraussetzung dafür, die eigene Scham in die Schranken weisen und überwinden zu können. Der co-abhängige Schamkomplex kann zwar als eine Selbststörung verstanden werden, da die Scham für die Co-Abhängige eine Art persönliches Gefängnis darstellt, aus dem nicht so leicht auszubrechen ist. Doch sowohl die Genese wie auch die Überwindung von Scham ist eine eher soziale oder beziehungsbezogene Angelegenheit. Die Klientin wurde von ihren kindlichen Bezugspersonen in dem Schamgefängnis eingesperrt, und aus dem co-abhängigen Selbstgefängnis kann die Klientin ausbrechen, indem sie mit anderen über das schamvolle Thema der Sucht und der eigenen co-abhängigen Verstrickungen spricht. Im Unterkapitel »Reden hilft« wurde Wesentliches zu dem Thema gesagt.

Der erste Schritt, nämlich zu sprechen, erfolgt in der Therapie. Der Therapeut spricht offen über das Thema und nennt es beim Namen, indem er durch seine Wortwahl alle Facetten von Sucht anspricht. Z. B. darf der Alkohol übermäßig konsumierende Symptomträger dabei ruhig auch mal als »Suffkopp« oder »leere Flasche« tituliert werden, der Rausch unter Drogen wird als »Breitsein« oder »verstrahlt« bezeichnet, der pathologische Glücksspieler wird zum »Automatenjunkie«, und das Erbrechen einer Magersüchtigen oder Bulimikerin heißt einfach »kotzen«. Gerade die von Süchtigen selbst benutzten Begriffe tragen eine ausdrucksstarke Bewertung, die die Dramatik von Sucht für die Angehörigen unmittelbarer und treffender benennen und wertschätzen. Ausschließlich Fachsprache zu nutzen, würde das Leiden der

Angehörigen und die Begleit- und Folgeerscheinungen der Sucht bagatellisieren. Die Sache beim Namen zu nennen, ist aber auch eine provokative Strategie, die, feinfühlig, wertschätzend und manchmal auch humorvoll eingesetzt, der Klientin hilft, ihre übermäßige Scham abzulegen.

Bei der Gelegenheit – eine Richtigstellung

Viele Fachleute glauben, dass das Wort Sucht von suchen abstammt. Das ist etymologisch nicht ganz falsch, tatsächlich soll im Niederhochdeutschen dieser Wortzusammenhang bestehen. Doch im Mittelhochdeutschen, Althochdeutschen, im Niederländischen und Schwedischen geht das Wort Sucht auf das Verb »siechen« zurück (nach Duden, Bd. 7, 1989). Sucht ist folglich als ein Siechtum zu verstehen, eine langwierige Krankheit, mit häufig letalem Ausgang. Siechen bedeutet, aussätzig, schwer leidend und hinfällig zu sein. Der Süchtige ist danach nicht verklärt als Suchender, sondern als der moderne psychische Pest- oder Leprakranke zu betrachten.

Auch das Leiden der Klientin braucht Namen. Sie hat noch keine Sprache für ihre co-abhängigen Probleme. Sie lernt eine neue Sprache, und der Therapeut ist der Lehrer hierfür. Übrigens benutze ich fast nie den Fachausdruck Co-Abhängigkeit. Er ist für die unmittelbare therapeutische Auseinandersetzung viel zu sperrig und theoretisch. Andere Begriffe sind plastischer und plakativer, z. B. »wieder alles gegeben«, »der Alltag wächst über den Kopf«, »fertig sein«, »ausgelaugt und ausgesaugt«, »den Kaffee auf haben«, »nicht wissen, wo einem der Kopf steht« oder »er, er, er, immer nur er«.

Wenn das Thema im geschützten Rahmen des therapeutischen Settings flüssig geworden ist, kommt der zweite, entscheidende Schritt, es in den Lebensalltag zu transferieren. Falls die Klientin den zweiten Schritt nicht schon längst eigenständig vollzogen hat, kann es notwendig sein, sie zu stärken und zu ermutigen. Folgende Fragestellungen können angesprochen werden: Wie kann die Klientin anfangen, die Sucht gegenüber Familienangehörigen und Freunden zu thematisieren? Wie spricht sie ihre eigenen Verstrickungen und Probleme an? Welche Reaktionen des Umfeldes sind zu erwarten und wie kann die Klientin mit diesen umgehen? Typisch sind folgende Reaktionen des sozialen Umfeldes:

1. *Abstreiten der Sucht:* Die Reaktion ist für die Klientin sehr kränkend und traurig. Die angesprochene Person ist selber co-abhängig verstrickt. Das kann die Klientin zwar ansprechen, aber die Verleugnung der Person macht ein weiteres Gespräch im Prinzip unmöglich und schränkt die Beziehung sehr ein.
2. *Nicht wahrhaben wollen, Befremden und Abstandnahme:* Diese Reaktion ist von der ersten schwer zu unterscheiden, doch halte ich sie für ganz normal. Das Thema Sucht erschreckt und überfordert andere Menschen schnell. Auch ist es kein angenehmes und einfaches Thema. Die Person muss erst überlegen, ob sie sich darauf einlassen möchte. Die Klientin sollte behutsam und geduldig dranbleiben.
3. *Offene Ohren:* Die Klientin sollte in diesem Fall weniger über seine Sucht sprechen, vielmehr ihr eigenes Leiden und ihre Probleme thematisieren.
4. *Solidarität:* Die Klientin hat einen Ansprechpartner und Helfer im Lebensalltag gefunden. Sie sollte das nutzen, aber nicht die Beziehung überstrapazieren.

Es gibt keine Patentrezepte, wie die Klientin das Thema ansprechen kann, nur grobe Empfehlungen, die an die individuelle Situation, die Bedürfnisse und die Erwartungen der Klientin anzupassen sind. Bei hoher Unsicherheit der Klientin eignen sich Rollenspiele sehr gut, ihr Anstöße zu geben und mit ihr eine selbstbewusste Herangehensweise zu erarbeiten. Die Scham soll die Klientin überwinden, aber die Scham ist auch ein guter Begleiter beim Zutreten auf andere. Sie kann genutzt werden, das Gespräch konstruktiv zu beginnen, z. B. »Ich habe da etwas, über das ich mit dir sprechen möchte, aber es fällt mir schwer, weil es sehr peinlich für mich ist.« Eine solche direkte und ehrliche Eröffnung schafft mit hoher Wahrscheinlichkeit eine ernsthafte und sensible Haltung beim Gegenüber. Und ein guter Start ins Gespräch schafft wiederum die Voraussetzung dafür, dass die Aussprache schließlich gelingt.

Ausführlich wurde hier dargestellt, wie aus dem Schamgefängnis ausgebrochen werden kann. Es soll aber nicht vergessen werden, dass die Schamthematik auch eine Bedeutung hat, die nicht einfach übergangen werden darf. Die Scham ist als berechtigtes Gefühl ernst zu nehmen und entsprechend in ihren Zusammenhängen und Bedeutungen zu explorieren. Dahinter verbergen sich vielleicht wichtige emotional belastende Lebenserfahrungen, die psychotherapeutisch zu betrachten und zu bearbeiten sich lohnt.

Hilfebedürftigkeit eingestehen und annehmen

Die co-abhängige Klientin hilft gut und gerne, aber selber nimmt sie keine Hilfe an. Das ist ein großer Schritt für sie, da sie vorher bekennen muss, dass etwas nicht stimmt und ihre Welt nicht so heil ist, wie sie das nach außen darstellt. Um Hilfe zu bitten und sich helfen zu lassen, heißt auch immer, Kontrolle abzugeben. Auch das mag die Klientin nicht. Und ihr grandioses Selbstbild, den Süchtigen retten zu wollen, steht dem entgegen, die eigene Hilfebedürftigkeit einzugestehen. Häufig kommt noch eine gehörige Portion Misstrauen dazu, die auch nicht förderlich ist, auf andere zuzutreten und um Hilfe zu bitten. Die oben beschriebene Überwindung der Scham ist aber schon ein guter Schritt in die richtige Richtung.

Selbstverständlich wird der Therapeut in verschiedenen Spielarten direkter und indirekter sowie konkreter oder allgemeiner, aber immer einfühlsam, der Klientin seine Hilfe anbieten, z. B. in der indirekten und allgemeinen Form »Das wäre schön, wenn Sie hier Lösungen finden würden.« oder direkter und konkreter »Ich will Ihnen gerne helfen, hier und heute eine Lösung für dieses Problem zu finden.« Im Hinblick auf das co-abhängige Misstrauen und die therapeutische Stoßrichtung, Unabhängigkeit zu fördern, ist es ganz wichtig, dass die Hilfeangebote die Hilfe zur Selbsthilfe und die Eigenverantwortung der Klientin betonen und der Therapeut ausschließlich seine Begleitung oder sein Für-die-Klientin-Dasein einbringt.

Nach meiner Erfahrung nimmt die co-abhängige Klientin die Hilfeangebote des Therapeuten zunächst indirekt und in stark verkappter Form an. Typisch ist, dass die Klientin schelmisch davon berichtet, wie sie den Süchtigen mit zumeist kritischen Äußerungen und Positionen des Therapeuten konfrontiert und wie der Süchtige aufgebracht reagiert hat. Es kann aber ebenso sein, dass die Klientin skeptisch berichtet, wie die Situation beim Vorbringen von Positionen des Therapeuten entgleist ist. Gemeinsam ist beiden Äußerungen, dass die Klientin, anstatt die direkte Konfrontation einzugehen, sich hinter dem Therapeuten versteckt und ihn stellvertretend in die Auseinandersetzung schickt.

Das ist zwar keineswegs eine Lösung ihrer Probleme, doch therapeutisch betrachtet ein guter Ansatz. Die Klientin fängt an, sich mit dem solidarischen Hilfeangebot des Therapeuten auseinanderzusetzen und zu identifizieren.

In der therapeutischen Reaktion sollten sowohl die Bemühungen der Klientin gleichermaßen gewürdigt als auch der Missbrauch der Person des Therapeuten behutsam angesprochen werden, z. B. »Sie haben etwas ausprobiert und gewagt. Man könnte den Eindruck gewinnen, dass Sie die Auseinandersetzung suchen. Gut so! Aber wie wäre es, wenn Sie mich dabei aus dem Spiel lassen würden? Meine Ansichten sind nun mal meine! Ich bringe sie hier ein, damit Sie Anstöße und Anregungen gewinnen, eigene Positionen zu entwickeln, diese ins Feld zu führen und auszuprobieren. Verstehen Sie, was ich meine?« Eine solche therapeutische Reaktion betont die Unabhängigkeit des Therapeuten, spricht die Eigenverantwortung und Unabhängigkeit der Klientin an und schafft darüber Vertrauen.

Es ist nicht unwahrscheinlich, dass die co-abhängige Klientin selbst eine professionelle Helferin ist, sie also ihr Eingenommensein vom Helfenwollen zum Beruf gemacht hat. Nach meiner Erfahrung arbeiten viele Co-Abhängige in helfenden und sozialen Berufen, z. B. als Erzieherin, Sozialarbeiterin, Krankenschwester oder Ähnliches. In diesem Fall kostet der Schritt, eine Therapie zu beginnen und Hilfe anzunehmen, noch viel mehr Überwindung. Die berufliche Identität als Helferin und die damit verbundenen Selbsterwartungen und -ansprüche widersprechen der eigenen Hilfebedürftigkeit und sind somit eine Bedrohung für das Selbstkonzept. Hier kann der Therapeut das Einlassen der Klientin auf die Therapie nicht oft genug wertschätzen und darüber diese persönliche Erschwernis aufdecken und bewusst werden lassen. Die verstrickten Einstellungen der Klientin zu ihren beruflichen und persönlichen Selbsterwartungen sollten hinterfragt und entzerrt werden. Zielrichtung ist es, der Klientin zu vermitteln, dass beruflicher Erfolg und privates Versagen ohne Weiteres nebeneinander stehen können. Diese Konstellation von Erfolg und Misserfolg ist bei professionellen Helfern häufig zu finden (siehe auch Schmidbauer, 1994).

Hilflose Helfer – auch Helfer brauchen Hilfe

Ich erzähle an dieser Stelle gerne von mir selber und irgendwelchen konkreten persönlichen oder beruflichen Problemen, für die ich Hilfe brauche, obwohl ich doch so ein »toller Psychologe« bin. Auch wie schwer es mir fällt, auf jemanden zuzugehen, meine Schwäche, meinen Misserfolg oder mein Versagen einzugestehen und um Hilfe zu bitten, darf nicht vergessen werden.

Eine weitere sehr wirksame therapeutische Strategie ist das Helfen durch Helfenlassen. An Stellen, an denen der Therapeut das (verzweifelte) Gefühl hat, dass es nicht weitergeht und er nicht weiterweiß, bittet er die Klientin, ihn zu unterstützen, um ihr besser helfen zu können, z. B. »Irgendwie kommen wir an der Stelle nicht weiter und ich weiß nicht weiter. Können Sie mir helfen, damit ich Ihnen besser helfen kann?« Der Erfolg dieser Technik hängt im hohen Grad von der Authentizität des Therapeuten ab und seinen persönlichen Möglichkeiten und Grenzen, sich mit der eigenen Person in die therapeutische Beziehung einzubringen[10].

Wenn sich das gegenseitige und partnerschaftliche Hilfebündnis zwischen Klientin und Therapeut etabliert hat, geht es darum, dass die Klientin sich auch im Alltag Helfer sucht. Wie dies vonstattengehen kann, wurde Ihnen schon im letzten Abschnitt *(Die Scham überwinden)* nahegebracht. Die ressourcenorientierte Stärkung der Klientin, ihre sozialen Bezüge zu reaktivieren, auszuweiten und für sich zu nutzen, ist ein entscheidender Schritt, die Abhängigkeit zum Süchtigen zu überwinden, aber auch keine ersatzweise Abhängigkeit zum Therapeuten zu entwickeln. Die Klientin erfährt in den Gesprächen mit dem Therapeuten gezielte Anstöße und Anregungen, die nur dann eine nachhaltige Wirkung entfalten können, wenn die Klientin sie in ihren alltäglichen freundschaftlichen, familiären und kollegialen Beziehungen verwirklicht und lebt.

Der letzte und für die Klientin schwierigste Schritt dieser therapeutischen Lektion ist nur möglich, falls der Süchtige dauerhaft abstinent ist und die Klientin und der Ex-Süchtige schon einige Auseinander-

---

10 Nach meinen Erfahrungen scheuen viele Psychotherapeuten davor zurück, sich persönlich einzubringen. Dabei erinnern und bewerten viele Klienten am Ende der Therapie diese Momente als besonders hilfreich. Das Buch *Jeden Tag ein bisschen näher* von Yalom und Elkin (2001) schildert eindrücklich den Wert persönlicher Einbringungen. In der biografischen Fallgeschichte erkennt der Psychoanalytiker Yalom, dass es neben der Übertragungsebene noch eine persönliche, zwischenmenschliche Ebene zur Klientin gibt, die ebenso oder sogar wirksamer ist.

setzungen konstruktiv geführt haben. Die fortgeschrittene Klientin soll den Ex-Süchtigen um Hilfe bitten. Anlässe hierfür bieten sich zuhauf, sobald die Klientin anfängt, ihre eigenen Bedürfnisse und Interessen zu explorieren und diesen aktiv und eigenständig nachzugehen. Das folgende Fallbeispiel von Frau M. illustriert diesen großen und gewagten Schritt.

Frau M. und ihr kleines Gefühl, sich anlehnen zu wollen

Frau M. war schon ca. zwei Jahre in Therapie und hatte ebenso wie ihr Mann eine große Entwicklung durchgemacht. In einer Gruppensitzung, in der sie gar keine Themen oder Probleme mitgebracht hatte, bemerkte sie in der Eingangsrunde so nebenbei, dass sie sich manchmal klein fühlen würde und mit dem kleinen Gefühl nichts anzufangen wisse. Frau M. war im Gegensatz zu ihrem Mann sehr groß. Am Anfang der Therapie hatte sie berichtet, dass sie sich wie seine Mutter fühle, er sei noch so unreif und klein.

Auf die Frage, was sich denn ihr kleines Gefühl wünsche, antwortete sie, dass es sich gerne mal anlehnen wolle. Ich rief begeistert, dass zum Anlehnen doch Partner da seien. Damit konnte sie zunächst nichts anfangen. Sie hatte keine Ahnung, wie sie diesen Wunsch gegenüber ihrem Mann ansprechen sollte. Wir berieten, dass sie mit der kleinen Bitte, sich bei ihm anlehnen zu dürfen, einfach auf ihn zutreten könnte. In der nächsten Sitzung berichtete sie glücklich, dass sie und ihr Mann es erfolgreich ausprobiert und beide Gefallen daran gefunden hätten. Es habe ihre Beziehung richtig belebt.

Kurze Zeit später wurde aus diesem partnerschaftlichen Spiel eine ernste Bewährungsprobe, als Frau M. schwer erkrankte und lange Zeit im Krankenhaus zubrachte. Als sie wieder genesen war, berichtete sie, dass er ihr während der gesamten Zeit eine große Stütze gewesen sei und sie sich bei ihm aufgehoben gefühlt habe. Auch sei er sehr daran gewachsen und ihre Beziehung sei seitdem ausgeglichener und partnerschaftlicher geworden.

Eindrucksvoll verdeutlicht das Beispiel von Frau M. und ihrem Mann, wie das partnerschaftliche Gefälle abgebaut und das gegenseitige und gleichberechtigte Miteinander gestärkt wird (ICH – DU), indem Frau M. ihre kleinen Bedürfnisse und Wünsche einbringt und ihr Mann sensibel darauf eingeht.

Auseinandersetzen und Auseinandersetzung

Auseinandersetzen und Auseinandersetzung kann am besten im Paarsetting bearbeitet werden. Doch auch im Einzelsetting kann die Klientin sich ausprobieren und das Gelernte mit nach Hause in die Auseinandersetzung mit dem süchtigen Partner und anderen Personen mitnehmen. Auch wenn nachfolgend auf die intime Paarbeziehung zwischen der Co-Abhängigen und ihrem süchtigen Partner fokussiert wird, sind die Darstellungen ohne Weiteres auf andere süchtig co-abhängige Beziehungsformen (Eltern – Kind, Freunde, Arbeitskollegen) übertragbar.

Zur Paartherapie
Paartherapie ist eine komplexe Angelegenheit, und es können hier nur grobe Hinweise und Anregungen gegeben werden. Meine paartherapeutische Arbeitsweise beruht im Wesentlichen auf dem personzentrierten Ansatz von Anna Auckenthaler (1983).

Paartherapie, die erste Szene

> Das Paar betritt Arm in Arm oder Händchen haltend den Raum. Man setzt sich eng beieinander auf das Sofa, und falls kein Sofa vorhanden ist, rückt sie mit ihrem Stuhl ganz nah an ihn heran. Ihm ist das etwas unangenehm, aber sie ist sicher und entschlossen in ihrem Handeln. Sie nimmt seine Hand und streichelt sie. Er lässt ihr die Hand. Sie strahlt ihn an, ihr Blick knistert erotisch, als wenn sie ihn gleich sexuell verschlingen wolle. Er weiß nicht, wo er hingucken soll, und starrt vor sich auf den Boden. Sie sagt, dass alles gut werden wird. Er will antworten, doch die Stimme versagt ihm, nur ein ersterbendes Räuspern erklingt. Sie streichelt ihm mitleidsvoll die Hand und äußert, dass er nichts zu sagen brauche, sie wisse schon Bescheid.

Das ist die typische Situation, die ich als Psychotherapeut regelmäßig erlebe, wenn ein junger Patient seine Partnerin zum Paargespräch einlädt. Wenn der Patient und die Partnerin etwas älter sind, geht es immer etwas gesitteter zu, aber die Szene ist im Grunde dieselbe. Als ich das erste Mal mit einer solchen Paarsituation konfrontiert war, habe ich der Frau aus Bestürzung, Mitleid und Hilflosigkeit das Buch *Verstrickt in die Probleme anderer* von Pia Mellody (2002) geschenkt. Im Nachhinein habe ich mich über den finanziellen Verlust geärgert, das Buch neu kaufen zu müssen.

Sich auseinanderzusetzen, ist die beziehungszentrierte Fortsetzung zum oben erläuterten therapeutischen Selbstaspekt des Trennens von Mein und Dein. Ich habe mir angewöhnt, die Szene sich kurz entwickeln zu lassen, um dann sofort das Heft in die Hand zu nehmen und die Partner demonstrativ auseinanderzusetzen. Falls man nicht eingreift, spricht man als Therapeut nur mit einer süchtig co-abhängigen Paarsymbiose, ohne dass irgendetwas Produktives passiert. Das Auseinandersetzen stellt eine Dreieckssituation her, und es entsteht sofort eine lebendige Dynamik zwischen den Partnern, aber auch in Bezug auf den Therapeuten. Vor allem kann die Partnerin sich nicht mehr hinter seiner Sucht verstecken, die co-abhängige Problematik taucht sofort in Gestalt von Fragen, Unsicherheiten und Ängsten der Partnerin auf. Daran kann man sofort anknüpfen und loslegen. Es führt auch dazu, dass der Süchtige und die Co-Abhängige sich als zwei getrennte Personen mit getrennten Wahrnehmungen, Gefühlen und Interessen gegenübersitzen und erfahren können.

Paartherapie, die zweite Szene

> Nach dem Auseinandersetzen verändert sich die Situation zwischen den Partnern schlagartig. Er ist vielleicht zunächst dankbar für die Entlastung, Abstand gewonnen zu haben. Doch sobald er die Blicke seiner Frau auffängt, bemerkt er, dass er sich irrt, und schaut erst recht weiter schuldbewusst und konfliktvermeidend vor sich auf den Boden oder aus dem Fenster. Auf ihrer Seite verschwindet meist sofort die hoffnungsfrohe Zärtlichkeit. Sie sieht ihn vielleicht fragend wie ein unbekanntes, fremdes Wesen an, oder ihre Blicke sind traurig, vorwurfsvoll oder wütend.

Selbst wenn nur ein oberflächliches Gespräch zustande kommt, bietet sich dem Therapeuten in den Haltungen, Gesten und der Mimik der Partner ausreichend Munition, das Gespräch behutsam zu vertiefen oder auch die Dynamik konfrontativ anzuheizen.

Die räumliche Trennung ist notwendige Voraussetzung dafür, dass sich eine partnerschaftliche Auseinandersetzung entwickeln kann. Mithilfe des Therapeuten können die Partner eine neue Kommunikations- und Konfliktkultur entwickeln. Wenn die Partner ins Gespräch kommen, unterstützt der Therapeut sie grob mit zweierlei Interventionen. Erstens ist die Kommunikation zwischen den Partnern anfangs immer sehr unklar und verkappt. Der Therapeut hilft den einzelnen Partnern bezüglich jedes Gesprächsbeitrages, ihre Selbstoffenbarungen und Beziehungsbotschaften an den anderen zu klären und kenntlich zu machen (Schulz von Thun, 1999). Erst wenn die Selbst- und Beziehungsbotschaften des einen Partners geklärt sind, ist der andere an der Reihe zu antworten. Auch die Botschaften des anderen Partners werden vom Therapeuten empathisch herausgearbeitet und so weiter. Meistens lernen die Partner den neuen partnerschaftlichen und gegenseitigen Dialogstil schnell.

Wenn der Dialog zwischen den Partnern angestoßen ist, kann sich der Therapeut mehr und mehr aus dem Gespräch herausziehen und zweitens auf die eher subtilen Interaktions- und Konfliktmuster zwischen den Partnern achten. Er bringt nun an geeigneter Stelle seine Beobachtungen zu den Interaktionsmustern in einer Art Metakommunikation ein. Er bespricht Vor- und Nachteile der Muster mit den Partnern und erkundet mit ihnen, ob es geeignetere Strategien des Miteinanders gibt.

Beispielhafte Paartherapie, Erstgespräch

Die kursiv gesetzten Äußerungen des Therapeuten betreffen metakommunikativ das Interaktionsmuster des Paares, bei unangenehmen Äußerungen des anderen wegzuschauen.

…

Sie: Ich möchte doch nur, dass du glücklich bist.

Th.: Sie wollen nur sein Bestes.

Sie: Ja genau!

Er: Ich will auch nur dein Bestes, Schatz.

Th.: Sie wollen also beide nur das Beste für den anderen.

[Beide nicken.]

Th.: Das ist gut, dann können wir ja unser Gespräch beenden.

Sie: Na ja! Er muss aufhören, Drogen zu nehmen.

Th.: Sie erwarten, dass er aufhört, Drogen zu nehmen.

Er: Habe ich doch schon, Schatz.

Th.: Er möchte Ihnen sagen, dass alles gut ist.

Sie: Ich meine richtig aufhören, für immer.

Th.: Das ist eine klare Erwartung. Ist das auch eine Bedingung für die Beziehung?

Sie: Hörst du! Ich mache das nicht mehr weiter mit.

Th.: Hörst du! Sie wird sich trennen, wenn du weiter ballerst.

Er: Ich weiß.

Th.: Was heißt das »du weißt«? Wie oft hast du den Satz von ihr schon gehört? Du glaubst ihr nicht, dass sie Ernst macht.

[Er grinst ertappt.]

Th.: Er nimmt Sie nicht ernst in Ihrer Drohung.

Sie: Ich weiß, ich habe das schon viel zu oft gesagt.

Th.: Sie nehmen sich selber nicht ernst.

Sie: Ich schaffe es einfach nicht. [Sie fängt still an zu weinen.]

Th.: [An ihn gerichtet] Sie weint. Das gilt dir.

Er: [Gereizt] Ich weiß.

Th.: Setzen die Tränen dich unter Druck?

Er: Die Heulerei hilft nicht.

Th.: Er ärgert sich über Sie.

Sie: Er weiß doch gar nicht, was ich und die Kinder durchmachen.

Th.: [Zu ihm] Sie ist auch ärgerlich.

[Er schaut zu Boden.]

Th.: Ihre Tränen ärgern ihn und, Ihren Ärger übergeht er.

Sie: Das macht er immer so.

Th.: Sonst würde er jetzt abhauen und mit seinen Kollegen ballern gehen. Mist für Sie, so sitzen gelassen zu werden.

[Sie nickt nur.]

Th.: [An ihn gerichtet] Jetzt fühlt sie sich allein.

[Er reagiert nicht.]

Th.: [Ruft laut] Hallo, hörst du mich. Sie fühlt sich allein.

Er: Ich weiß auch nicht, was sie von mir will.

Th.: Ich glaube, sie will, dass du bleibst und ihre Tränen und ihren Ärger siehst.

[Er schaut kurz auf.]

Th.: Genau. Schau ruhig noch mal hin, es bringt dich nicht um. [An sie gerichtet] Er hat Sie kurz angesehen.

[Sie lächelt.]

Th.: Sie freut sich, dass du sie siehst.

[Er lächelt auch.]

Th.: *Schön! Wenn du nicht wegschaust, ist es halb so schlimm, weil sie sich in ihrer Trauer und ihrem Ärger gesehen fühlt. Das ist doch ein guter Anfang.*

[Sie wird wieder traurig.]

Th.: Sieh ruhig hin, nun wird sie wieder traurig.

Er: Sie hat irgendwie recht.

Th.: Du verstehst ihre Tränen, aber höre ich da noch was anderes?

Er: Es ist nicht so einfach, aufzuhören.

Th.: Er möchte Verständnis von Ihnen.

Sie: Ja, ja, ich weiß.

Th.: Nehmen Sie auch Drogen?

Sie: [Verwirrt] Nein, natürlich nicht!

Th.: Na, weil Sie sagen, dass sie wissen.

Sie: Nein, das war falsch. Es ist mir klar, dass es nicht einfach ist, aufzuhören, und es nicht von heute auf morgen geht.

Th: [An ihn gerichtet] Nun, das ist ein netter Freifahrtschein für dich. Baller ruhig noch ein bisschen weiter.

Sie: Nein, so meine ich das auch nicht. Es ist schwer, es richtig auszudrücken.

Th.: [Missversteht absichtlich] Es ist schwer für sie mit dir.

[Sie hält den Atem an.]

[Er sagt nichts, schaut zu Boden.]

Th.: Ah, er geht wieder ballern.

Er: Nein, das will ich nicht.

Th.: Dann schau ruhig hin, das macht es leichter. Es ist schwer für sie mit dir.

[Er schaut auf.]

[Sie lächelt.]

Th.: *Wie eben schon, sie sagt etwas Kritisches, du läufst nicht weg und siehst sie und sie freut sich, gesehen zu werden. Kann es sein, dass das so ein Muster bei Ihnen ist, dass er wegläuft, wenn Sie etwas Kritisches sagen.*

Sie: Genau so ist es.

Er: Kann schon sein, aber sie ist auch ganz anders als früher.

Th.: Was war früher?

Er: Früher, na, Sie wissen schon, darüber haben wir gestern gesprochen.

Th.: Ich erinnere mich. Willst du es ihr nicht sagen?

Er: Mmh …

Th.: Es ist schwer für dich, das zu sagen. Darf ich es für dich formulieren?

[Er nickt.]

Th.: Wenn ich es gestern richtig verstanden habe, hat er Angst, Ihnen das zu sagen, weil Sie sich immer schnell aufregen. Er meint, dass Sie einen guten Kontakt zu seiner Mutter haben und er fühlt sich durch Sie ersatzbemuttert und klein gemacht.

[Er nickt.]

Sie: [laut] Wie kannst du so etwas sagen, wo ich …

Th.: [unterbricht energisch] *Moment! Sie möchten, dass er Sie sieht, nun müssen Sie ihn auch erst sehen.* Er hat Angst davor, dass Sie sich aufregen. Bitte sehen Sie seine Angst vor Ihnen. Und er fühlt sich Ihnen gegenüber ganz klein. Vielleicht kannst du ihr mal zeigen, wie klein du dich fühlst.

[Er zeigt es mit den Fingern.]

Th.: Sehen Sie, so winzig klein! Wenn Sie sich aufregen, wird er noch kleiner und verschwindet.

Sie: Das wusste ich nicht.

…

Zur Einzeltherapie

Was für die Paartherapie gilt, ist auch für die Einzeltherapie brauchbar. Wenn ich als Therapeut spüre, dass die Klientin zu sehr verstrickt in seine Sucht ist, kann ich sie bitten, ihn mal von sich wegzuschieben und aus dem Abstand heraus neu hinzuschauen. Das sensibilisiert für die Wahrnehmungsunterschiede, die entstehen, wenn jemand uns nahe oder fern ist, und es eröffnet der Klientin die Möglichkeit, den Abstand zum Süchtigen selbst zu beeinflussen. Mit einem gewissen Abstand ist der andere nüchterner, z. B. ohne falsche Hoffnung, zu betrachten. Der Abstand ermöglicht erst, sich ernsthaft auseinanderzusetzen. Bei einer fortgeschrittenen Klientin biete ich mich in der Therapiesituation schon mal als Ersatzpartner an, manchmal auch im Rollentausch, das heißt, dass die Klientin den Part des Partners übernimmt und ich die Rolle der Klientin einnehme.

Frau X. will Sex

Frau X. bringt ein delikates Thema mit, das sie schon lange mal ansprechen wollte. Sie berichtet, dass ihr Partner zwar mittlerweile trocken sei, aber ihr Sexleben seitdem seltsamerweise noch mehr eingeschlafen sei. Sie befürchte, dass er impotent sei. Sie würde unter der keuschen Situation sehr leiden. Sie habe schon viel ausprobiert, um ihr Sexleben wieder anzuregen, aber er reagiere immer nur ausweichend. Ich spüre, wie entlastend es für Frau X. ist, sich endlich jemandem anvertrauen zu können, der ihr mitfühlend zuhört. Das Thema bringt sie richtig in Fahrt, und sie redet und redet. Ich höre zu, nicke empathisch, komme kaum noch dazwischen und fühle mich immer stärker übergangen und bedrängt. Ich fange an, mich mit dem Mann zu identifizieren. Innerlich bin ich am Überlegen, wie ich es ansprechen soll, immerhin ist es eine sensible Thematik.

Ich nutzte eine Atempause von ihr und fragte sie, ob ich einmal aus der Perspektive eines Mannes etwas sagen dürfe, aber es sei auch ein wenig kritisch. Sie stutzte und gab mir die Erlaubnis, immerhin wolle sie ja etwas lernen. Ich erläuterte ihr, dass ich zwar ihre drängenden Bedürfnisse und Wünsche gut verstehen könne, doch ich mich selbst in der Gesprächssituation als männlicher Therapeut etwas bedrängt fühlen würde. Zu viel an Bedrängung könnte ja nun jegliche Erotik plattmachen. Natürlich spiele auch etwas von Dominanz und Unterwerfung hinein, aber eigentlich wäre es doch ein freies Spiel aus Verführung und Hingabe. Vielleicht würde ihr Mann auch mal gerne erobern und ob sie sich das vorstellen könne, sich verführen zu lassen.

Frau X. lief rot an und schaute mich sehr betreten an. Doch im Folgenden entwickelte sich eine muntere Diskussion zwischen uns, nicht mehr nur über Sex, sondern über die Voraussetzungen eines gleichberechtigten Miteinanders in einer Beziehung. Ich achtete nicht mehr nur empathisch darauf, sie zu verstehen, vielmehr vertrat ich in der Diskussion offen meine (männlichen) Positionen. Sie hörte mir nun zu und hielt wacker dagegen. Am Schluss fühlten wir uns beide als Gewinner der Diskussion, und Frau X. resümierte, dass sie glaube, verstanden zu haben, und dass sie es am liebsten heute noch ausprobieren wolle. Dann lachte sie und ergänzte: natürlich mit Zartgefühl und Hingabe.

Wie das Fallbeispiel illustriert, ist es übergeordnetes Ziel der Interventionen, dass die Klientin das Auseinandersetzen im doppelten Sinn von Abstandnehmen und Streiten aus der geschützten Therapiesituation mit in ihren Lebensalltag nimmt und eine klarere und gleichberechtigtere Form der Kommunikation und Konfliktbewältigung gegenüber und mit dem Süchtigen lernt.

Den Frosch an die Wand werfen – gesunde Aggressivität

Zum Schimpfen, Meckern, Motzen, auf den Tisch hauen, Kritisieren, Erwarten und Fordern, aber auch um die persönlichen und beruflichen Interessen zielstrebig, ehrgeizig und ausdauernd zu verfolgen, braucht man eine gesunde Portion Aggressivität. Der Frosch muss an die Wand, und zwar nicht nur einmal, sondern unzählige Male. Die Co-Abhängige hat verinnerlicht, ihren Ärger – die wichtigste Emotion, die die gesunde Aggressivität speist und antreibt – nicht wahrzunehmen und zu übergehen. Das betrifft vor allem die Beziehung zum Süchtigen, aber auch alle anderen Lebenslagen. Dieses Behandlungsthema dauert deshalb gewöhnlich sehr lange und durchzieht die gesamte psychotherapeutische Behandlung.

Zu erlebensaktivierenden Techniken und Methoden der Psychotherapie sei auf die einschlägige Fachliteratur zum Thema verwiesen. Vier besondere Aspekte oder Schritte halte ich für die co-abhängige Klientin entscheidend, um eine gehörige Portion Ärger und eine gesunde Aggressivität zu entwickeln.

Auch mal ausrasten (1. Schritt)

Die Klientin sollte lernen, Ärger, Wut und Verzweiflung gegenüber dem Süchtigen zu akzeptieren und auszudrücken. Die Wut kann sie anfangs auch mal überwältigen, sie rastet aus, und einiges an Geschirr fliegt stellvertretend für den Frosch an die Wand. Dies bringt die Situation zwar zumeist nicht voran, es ist aber für die Psychohygiene der Klientin sehr gesund, die aufgestauten Gefühle auszuleben. Mit der Zeit und der Übung wird sie nach und nach ihre Selbstzweifel und Hilflosigkeit überwinden und Sicherheit und Selbstgewissheit im Ausdruck ihres Ärgers entwickeln.

Frau P. – wir können auch anders (Teil 1)

Frau P. ist in diesem Buch schon als Prinzessin berühmt und berüchtigt. Nach vielen Monaten der Therapie fiel sie auf, da sie auf Ärger anderer Gruppenteilnehmer mit unterdrücktem, nervösem Lachen reagierte. Darauf angesprochen, offenbarte sie, sich oft innerlich zu ärgern, doch wisse sie nicht, wie sie es ausdrücken solle. Wir übten zusammen den Rest der Sitzung. Das Ergebnis war nach über 30 Jahren der

Ärgerunterdrückung ganz ansehnlich. Ihre individuelle Form, Ärger zu zeigen, war, mit der Faust in die Luft zu schlagen und energisch »Mensch noch mal!« zu rufen. Dann musste sie immer über sich selber lachen.

Doch ein Anfang war gemacht, den sie in den nächsten Monaten beständig ausbaute. Ausdauernd arbeitete sie an ihrem Ausdruck und auch an ihren Streitstrategien und übte sich in Konflikten mit ihrem Partner. Nur ihr Lachen über den eigenen Ärger blieb. Sie wurde zur Expertin in der Therapiegruppe zum Thema Ärger und Ärgernisse, auch weil sie durch ihr Lachen dem Zorn das Schwere und Bedrohliche nahm.

Ärger ist lebendig und kann genutzt werden (2. Schritt)

Die Klientin sollte in einem zweiten Schritt lernen, ihren Ärger als etwas Gewinnbringendes und Lebendiges zu begreifen. Sie sollte lernen, die eigene Wut in Konflikte einzubringen und vor allem für ihre Zwecke zielgerichtet zu nutzen.

Frau T. will etwas und stellt Bedingungen

Der Partner von Frau T. half nur säumig im Haushalt, was sie immer wieder ärgerte, wenn sie z. B. nach einem langen Arbeitstag einen überquellenden Müllkorb vorfand. Häufig rastete sie dann aus, was ihm den Vorwand gab, sie als Spaßverderberin zu titulieren, das Weite zu suchen und sie mit dem Müll allein zu lassen. Nachdem wir das ärgerliche Problem in der Therapiegruppe hin- und hergewendet hatten, kam sie zu der Lösung, mit kontrolliertem Ärger das Gespräch zu suchen, ihm ihre Unzufriedenheit sachlich zu erläutern und ihm eine Sexauszeit zu erklären, solange er seine Aufgaben nicht erfüllte. Auch wollte sie, wenn es mal wieder wie bei Hempels unter dem Sofa aussah, sich einen freien Abend gönnen und ins Lokal essen gehen.

In der nächsten Sitzung berichtete sie, dass sie schon allein durch die genussvolle Vorstellung seines dummen Gesichts, wenn sie ihm die Sexauszeit erklären würde, in ihrer Wut befriedigt worden sei. Entschlossen und zielgerichtet habe sie dann das Gespräch gesucht und er habe sich sogleich ergeben. Tatsächlich würde er seinen Aufgaben seitdem willig nachkommen.

Aufhören, sich zu ärgern (Schritt 3)
Über gewisse Dinge, die den Süchtigen betreffen, sollte die Klientin aufhören, sich zu ärgern, um dem Süchtigen seine Eigenverantwortung zu lassen. Sie sollte sich abgrenzen und ihm nicht mehr in seinen süchtig manipulativen Interaktionsstrategien auf den Leim gehen.

Frau D. hört auf, sich zu ärgern

Frau D., deren Mann schon länger trocken, jedoch arbeitslos war, ärgerte sich jeden Tag, wenn sie von der Arbeit nach Hause kam, wie er untätig und depressiv herumsaß. Vorwurfsvoll beschimpfte sie ihn und forderte ihn auf, das Arbeitsamt zu besuchen, sich fortzubilden und sich zu bewerben. Auch in der Therapiegruppe klagte sie oftmals über seine Untätigkeit, ohne aber zunächst bereit zu sein, ihr eigenes festgefahrenes Verhalten anzuschauen.

Als ihr Vertrauen in die Gruppe wuchs, fragte sie eines Tages, was sie denn tun könne, ihn endlich dazu zu bringen, aktiv zu werden. Ich sagte ihr, dass ein Ratschlag der Gruppe sehr wertvoll und nur gegen ein Entgegenkommen ihrerseits zu erhalten sei. Sie müsse versprechen, den Rat in die Tat umzusetzen, ohne ihn vorher zu kennen. Frau D. war neugierig und ließ sich auf die Abmachung ein.

Die Gruppe beriet sich gründlich und schlug ihr schließlich vor, sich die nächsten vier Wochen nicht mehr über seine Untätigkeit ärgern und die Angelegenheit auch nicht mehr ansprechen zu dürfen. Nach zwei Wochen berichtete sie, dass die Übereinkunft sie sehr entlastet habe und der partnerschaftliche Alltag viel entspannter als früher sei. Nach vier Wochen erzählte sie erstaunt und erfreut, dass er begonnen habe, sich zu bewerben. Sie habe endlich begriffen, was die Gruppe ihr vermitteln wollte. Auch ihre augenblickliche Freude würde sie zurückhalten, um ihn nicht mit ihren Gefühlen zu überrollen und ihn zu entmündigen.

Transfer des Ärgers (Schritt 4)
Das Gelernte sollte aus dem therapeutischen Setting und über die Beziehung zum Süchtigen hinaus auch auf andere Lebensbelange übertragen werden. Die Klientin wird gestärkt, sich auch gegenüber der Familie, den Kindern, Freunden oder Arbeitskollegen mit ihren Bedürfnissen, Interessen und Zielen durchzusetzen und zu behaupten.

Frau P. – wir können auch anders (Teil 2)

Nachdem sich Frau P. in ihrem Ärger und in ihrem ärgerlichen Ausdruck und Handeln sicher fühlte, thematisierte sie wiederholt Unzufriedenheiten und Ärgernisse in der Arbeit, um für sich ein Vorgehen zu entwickeln. In der Arbeit könne sie nicht Nein sagen und würde immer die Drecksarbeit für andere erledigen, ohne dafür Dank zu erhalten. Die Therapiegruppe wurde kurzerhand zur Coaching-Gruppe umdeklariert. Mit viel Unterstützung der Gruppe schaffte sie es unter anderem, sich mit viel Wut im Bauch von einer Kollegin, die hinterrücks intrigierte und gemeinsame Arbeitsergebnisse als ihre ausgab, abzugrenzen und beim Chef die längst fällige Lohnerhöhung einzufordern.

Angst vor Rückfällen

Im Folgenden wird davon ausgegangen, dass der Ex-Süchtige schon länger abstinent ist und auf der sicheren Seite scheint. Dennoch kann es vorkommen, dass die Klientin die wohlbekannte alte Angst überkommt und sie diese verwirrt mit in die Therapie bringt. Der Therapeut sollte solche Ängste immer als begründet ernst nehmen. Es sind niemals neurotische Ängste[11], und eine psychotherapeutische Löschung ist kontraindiziert.

Die Klientin hat für seine Sucht feinste Antennen und Empfänger. Entweder ist er rückfällig, oder er ist verhaltensmäßig in einer Rückfallentwicklung, auf die sie sensibel reagiert. Sie berichtet vielleicht, dass sie seit Tagen ein schlechtes Gefühl beschleicht. Es wäre wie früher, wenn er rückfällig gewesen sei. Dann wird sie vielleicht fragend darauf hinweisen, dass es doch nicht sein könne, wo er schon seit Jahren nicht mehr konsumiert habe. Doch es kann sein und der Therapeut sollte es der Klientin sagen. Eine erfahrene Klientin hat mit ein wenig therapeutischem Beistand gewöhnlich keine Schwierigkeiten, die Hinweise zu explorieren und die Ernsthaftigkeit der Situation einzuschätzen. Vor allem ihre eigenen co-abhängigen Reaktionen bieten wichtige Hinweise.

Die Klientin sollte die nächste Gelegenheit nutzen, um mit ihm zu reden und ihm ihre Angst mitzuteilen. Gleichgültig, ob er rückfällig ist

11 Auch neurotische Ängste haben ihre Gründe, doch sind sie verschoben und verlagert. Ihre Motive liegen nicht unmittelbar auf der Hand.

oder nicht, sind zwei Reaktionen von seiner Seite möglich. Zum einen kann er ihre Ängste ernst nehmen. Bei einem therapieerfahrenen Ex-Süchtigen ist dies gewöhnlich der Fall. Er weiß, dass seine Umwelt feinfühlig auf eine Verhaltensrückfälligkeit reagiert, bevor es ihm selber bewusst wird. Im gemeinsamen Gespräch kann das, was schiefläuft, geklärt werden. Ist der Süchtige aber tatsächlich rückfällig und gibt es zu, ist die Situation nicht verloren. Seine Offenheit ist eine gute Chance, dass er den Konsumvorfall sofort aufarbeitet und es ein einmaliger Vorfall bleibt. In der Therapie lohnt es sich darüber hinaus, mit der Klientin das zu vergegenwärtigen, was sie im nicht co-abhängigen Umgang mit Sucht gelernt hat, z. B. konsequent rückfallprophylaktische oder -aufarbeitende Maßnahmen von ihm zu verlangen und ihn auf seine Eigenverantwortung hinzuweisen.

Zum anderen kann es allerdings auch sein, dass er ihre Ängste nicht ernst nimmt und sich darüber lustig macht oder ärgerlich wird. In diesem Fall gilt das Gesagte in verschärfter Form. Entweder ist er rückfällig und lügt, oder er steht kurz davor, rückfällig zu werden, oder es liegen ernsthafte Beziehungsprobleme oder andere Probleme vor, die er verleugnet. In diesem Fall ist die Klientin therapeutisch zu unterstützen, dranzubleiben, nicht aufzugeben und nicht co-abhängige Maßnahmen zu ergreifen, z. B. ärgerlich zu werden, die Auseinandersetzung zu suchen und klare Erwartungen und Forderungen zu stellen.

Feste Kost für den großen Hunger nach Gebrauchtwerden

Die Co-Abhängige füttert ihr Selbstwertgefühl durch die tägliche äußere Ersatzbefriedigung, gebraucht zu werden. Es erzeugt in ihr die co-abhängige, hoffnungsfrohe Euphorie, dem Pendant zum süchtigen Kick und Rausch. Ihr gesamtes Belohnungssystem ist darauf ausgerichtet, wie der Süchtige vom Suchtmittel oder Suchtverhalten abhängig ist. Selbstzweifel, Versagensgefühle und Verzweiflung heißen die co-abhängigen Entzugssymptome. Ebenso wie der Süchtige muss die Co-Abhängige in der Therapie lernen, die zum Überleben notwendige positive Anerkennung anders, vielfältiger, unmittelbarer und unabhängiger zu erzielen.

Die Selbstwertproblematik spielt unterschwellig in der Therapie ständig eine Rolle, wird allerdings zum großen Teil en passant bearbeitet, ohne dass es der Klientin bewusst ist oder es bewusst reflektiert wird. Das ist gut so, da die persönliche Problematik sehr schmerzhaft und bedrohlich ist. Eine zu frühe Konfrontation durch den Therapeuten würde zu massiven Widerständen der Klientin, ihrer emotionalen Destabilisierung und dem Therapieabbruch führen. Auch wenn die Thematik in vielen Nebensätzen und Bemerkungen der Klientin auftaucht, spricht sie sie nach meinen Erfahrungen bewusst erst an, wenn sie damit im Reinen ist. Einen besonderen therapeutischen Handlungsbedarf sehe ich nicht, eher ist ein therapeutischer Bedarf nach Unterlassung zu konstatieren.

Die wesentliche Strategie des Therapeuten liegt dagegen darin, die Klientin konkret anzuleiten, wieder für sich aktiv zu werden, Ehrgeiz zu entwickeln und sich auseinanderzusetzen. Die wiederholte Erfahrung, sich zu trauen und sich anderen zuzumuten, nährt ihr Selbstvertrauen. Der Fall von Frau M. ist typisch für eine sehr gelungene Therapie.

Frau M. und ihre unmittelbaren Bedürfnisse, Wünsche und Interessen

> Frau M. stieß, wie oben beschieben wurde, auf ihr Bedürfnis, sich anzulehnen. Weitere wichtige Bedürfnisse und Wünsche, die sie entdeckte und die das Bedürfnis nach Gebrauchtwerden verdrängten, lauteten: Sport treiben, lachen, Freundinnen haben, sich schick kleiden, gesellig sein, sich fallen lassen, mutig sein, sich streiten, Unerwartetes tun, schwanger werden, Trost, Bequemlichkeit, Tanzen, berufliche Weiterqualifizierung, Umorientierung und Selbstständigkeit.
>
> Erst viel später reflektierte sie, dass sie es früher immer gebraucht habe, sich groß zu fühlen und ihn wie ein Kind zu bemuttern. Das habe ihr das Gefühl gegeben, wichtig und unentbehrlich zu sein. Sie würde sich in Kontakt zu anderen Menschen heute freier und vielfältiger erleben.

Frau M. war weiterhin – wie alle Menschen – in ihrer Bedürfnisbefriedigung auf ihr soziales Umfeld angewiesen, doch war sie nicht mehr abhängig fixiert auf den Partner. Die Menschen waren für sie austauschbarer geworden, und falls sie in einem Bedürfnisbereich Frustration und Misserfolg erlebte, blieben ihr andere Bereiche, die kompensierend positiv besetzt waren. Hatte sie z. B. Stress mit dem Partner, konnte sie sich als Ausgleich beim Sport austoben, sich bei Freundinnen ausweinen und mit ihnen tanzen gehen. Ich unterscheide gerne

Abhängigkeit und Angewiesensein. Frau M. blieb angewiesen auf andere in ihren vielfältigen Wünschen und Interessen, aber ihre (Co-) Abhängigkeit von einem einzigen Menschen in Bezug auf ein einziges Bedürfnis hatte sie überwunden.

Nicht vergessen werden darf, dass durch die vielfältigen positiven Lebenserfahrungen an die Stelle ihres Misstrauens, ihrer Ängste und ihres negativen Selbstwertgefühls Selbstvertrauen, Gelassenheit, Zuversicht, Sicherheit und ein positives Selbstbild und -wertgefühl traten. Diese Selbstqualitäten schaffen die stabile persönliche Grundlage für Unabhängigkeit, Eigenständigkeit und Selbstbestimmung.

7.5 Vermittlung von Wissen und Kompetenzen

Auch die psychoedukative Vermittlung von Wissen und Kompetenzen gehört zu einer guten Psychotherapie. Oberste Leitlinie einer personzentrierten Psychoedukation ist es, die Klienten als die eigentlichen Experten für ihre Probleme und deren Lösung ernst zu nehmen. Als Psychotherapeut bin ich ausschließlich der Experte darin, sie zu unterstützen, ihr implizites Wissen bewusst und für sich nutzbar zu machen. Ein psychoedukatives Angebot durch den Therapeuten könnte wie folgt lauten: »Sie sind die eigentliche Expertin für sich, ihre Lebenssituation und ihre Probleme. Ich möchte Sie gerne dabei begleiten, Ihre eigenen Lösungen zu erarbeiten und auszuprobieren.«

Vier Themen der Wissens- und Kompetenzvermittlung sollen hier abschnittsweise angesprochen werden. Erstens thematisiert die Angehörige am Anfang einer Psychotherapie noch viel den süchtigen Partner. Sie kann nicht anders, und bei dem Thema fühlt sie sich sicher. Das kann man zweifelsfrei therapeutisch nutzen und über Sucht und den geeigneten Umgang damit sprechen, um vorsichtige Anregungen und Anstöße zu geben und ein sicheres und vertrauensvolles therapeutisches Arbeitsbündnis aufzubauen. Über Sucht zu informieren ist wichtig, aber bei Weitem nicht ausreichend. Die Angehörige muss sich zweitens vor den unangenehmen und tragischen Auswirkungen der Sucht schützen. Die Klientin muss auch motiviert werden, aktive Schritte des Selbstschutzes und gegebenenfalls des Schutzes anderer, z. B. der Kinder, zu unternehmen, sonst kann die restliche Psychotherapie nicht greifen.

Das Thema des Schutzes leitet drittens zum zentralen Thema der Co-Abhängigkeit über. Diese ist zweifelsohne die gesamte Therapie implizites Thema, kann aber sehr wohl auch explizit thematisiert werden. Viertens kann die Angehörige Multiplikator in Sachen Co-Abhängigkeit werden, wenn sie ihre co-abhängige Verstrickung weitgehend bearbeitet hat und anderen Angehörigen hilft.

Sucht und der Umgang damit

Es gibt ausreichend Literatur und Information zum Thema Sucht, und der Markt wird mit Neuerscheinungen quasi überschüttet. Man kann nicht nur mit dem Verkauf von Suchtmitteln, sondern auch mit der Veräußerung von Suchtinhalten gutes Geld verdienen. Über Sucht soll in diesem Buch nicht nähergehend gesprochen werden, und das wird auch in diesem Abschnitt so bleiben. Es wird anhand von vier Suchtaspekten aufgezeigt, wie co-abhängige Überzeugungen heilsam verstört und der Klientin Anstöße gegeben werden können, ihre co-abhängige Verstrickung zu überwinden.

Sucht ist eine schwere, chronische Krankheit

Selbst wenn der Süchtige sich auf eine Therapie einlässt, dauert die Genesung viele Jahre. Eine Suchttherapie ist ein mühsames Geschäft und verläuft nicht linear. Rückschritte oder Rückfälle sind recht wahrscheinlich. Die Abbruchquoten in der Behandlung der Sucht sind hoch, und die schlechten Erfolgsquoten geben wenig Anlass zur Hoffnung. Rückfälle und Rückfallentwicklungen treten auch nach vielen Jahren der Abstinenz noch auf. Die Gesundung des Süchtigen ist selten vollständig, immer bleibt ein Restrückfallrisiko, und häufig besteht eine Restsymptomatik fort oder es kommt zu einer Suchtverlagerung.

Sie fragen sich vielleicht, ob das nicht etwas übertrieben oder negativ formuliert ist? Nein, das ist es nicht! Es ist Teil der ungeschminkten Wahrheit, und die Wahrheit kann nicht negativ sein. Diese Inhalte verstören in erster Linie die falsche Hoffnung der Angehörigen und ihre übersteigerten Erwartungen an den Süchtigen. Er wird Zeit brauchen, und der Ausgang ist ungewiss. Insgeheim weiß die Angehörige das alles längst schon, immerhin erduldet sie die Misere gewöhnlich schon viele Jahre. Fortwährend und ergebnislos grübelt sie und erlebt ein endloses Auf und Ab von Hoffnung und Enttäuschung. Darüber bewusst zu reden, es von jemand anderem – in diesem Fall vom Therapeuten – zu hören und sich mit diesem darüber auseinandersetzen zu können, macht den kleinen, aber entscheidenden Unterschied aus. Dem Therapeuten kann sie widersprechen oder ihm zustimmen und darüber eigene differenzierte Standpunkte entwickeln. Erst über die Auseinandersetzung mit einem Gegenüber können das innere Rotieren und das emotionale Auf und Ab nach und nach überwunden werden und die Klientin sich auf die Situation angemessen und konstruktiv einstellen.

Sucht ist eine unkontrollierbare und irrationale Krankheit
Das Symptom des Kontrollverlusts definiert das Abhängigkeitssyndrom in Abgrenzung gegenüber anderen Formen süchtigen Problemverhaltens und riskanten Konsums. Weder der Süchtige selber noch andere Personen können die Sucht kontrollieren[12]. Auch der Versuch, Sucht logisch zu erklären, ist Teil einer co-abhängigen Kontrollillusion. Eine logische Erklärung suggeriert, dass die Sucht mittels der Kenntnis der Ursachen beherrschbar sei. Sucht ist aber ein vielschichtiges, irrationales Phänomen, weswegen vernunftbetonte Appelle oder Maßnahmen auch keinen Erfolg zeigen. Wer Suchtmittel konsumiert oder sich süchtig verhält, tut dies gewöhnlich im vollen Bewusstsein der negativen und selbstschädigenden Nebeneffekte, und er tut es vielleicht auch gerade wegen der negativen Folgen in selbstschädigender Absicht.

Herr G. will nicht akzeptieren, dass sein Sohn nicht versteht
Der Sohn von Herrn G. war spielsüchtig. Herr G. sagte seinem Sohn immer und immer wieder, dass Geld nicht schlecht würde. Das wiederholte er auch allabendlich in der Therapiegruppe. Herr G. war sehr gefühlsfern oder schlecht im Kontakt mit dem eigenen Erleben, wie Psychotherapeuten es gerne ausdrücken. Die Welt und das Leben betrachtete er als eine logische und kausale Angelegenheit. A bewirkt B und B bewirkt C. Das hieß in der Logik von Herrn G., dass man nur A tun muss, um C zu erreichen.

Derart verkopft betrachtete er auch die Sucht seines Sohnes und verstand nicht, warum dieser nicht verstehen wollte. Für Herrn G. war klar,

12 Therapeutische Ansätze des kontrollierten Konsums funktionieren ausschließlich bei problematischem Suchtmittelkonsum oder Suchtverhalten, aber nicht beim chronischen Abhängigkeitssyndrom.

dass Geld nicht schlecht wird (A), angespartes Geld kann man später verzinst sinnvoll nutzen (C), um sich z. B. ein Auto oder ein Haus zu kaufen. Darum macht es keinen Sinn, das Geld in Spielautomaten zu stecken und zu verschwenden (B).

Es war ein geduldiges, hartes und lohnenswertes Stück therapeutischer Arbeit, Herrn G. zu vermitteln, dass die Sucht seines Sohnes anderen unlogischen Gesetzmäßigkeiten folgte. Wirklich hinnehmen wollte er das aber nicht. Seine Widerspenstigkeit und sein Nicht-Akzeptierenwollen empfand ich als Therapeut ganz belebend. Er war als nicht co-abhängig einzustufen.

Das Fallbeispiel verdeutlicht, was schon auf der Hand liegt. Das co-abhängige Verlangen, Kontrolle über die Sucht zu erringen, ist sinn- und nutzlose Energieverschwendung. Das kann therapeutisch anhand der irrationalen Gesetzmäßigkeiten der Sucht hinterfragt werden wie in dem Fallbeispiel von Herrn G. Der süchtige Kontrollverlust ist aber, das zeigt der Fall auch auf, für einen Nicht-Süchtigen immer nur bedingt nachvollziehbar.

Die co-abhängige Kontrollillusion heilsam zu verstören, bedeutet für die Angehörige stets auch, ein Stück weit loszulassen und Verantwortung abzugeben. Z. B. kann die Verantwortung an Einrichtungen der Suchthilfe übertragen werden und der Süchtige wieder über diesen Umweg für sich verantwortlich gemacht werden. Das schafft auch Raum für die Angehörige, ihre Eigenverantwortung in die Hand zu nehmen und wieder Kontrolle über das eigene Leben zu erlangen. Das folgende Fallbeispiel illustriert diese Verantwortungsdelegation, ist aber auch bemerkenswert, da die Familie aus eigener Kraft und mithilfe des drogenabhängigen O. ihre co-abhängige Verstrickung erkennt und erfolgreich löst.

Familie Z. passt auf, aber trotzdem …

O. war drogensüchtig. Auf die Frage nach seiner Therapiemotivation erzählte er folgende Geschichte. Seine Familie habe ihn vor Kurzem zu einer Entgiftung gedrängt, die er auch erfolgreich absolviert habe. Die nächsten zwei Monate habe die Familie Tag und Nacht auf O. aufgepasst und ihn nicht allein gelassen, um seine Abstinenz zu erzwingen. Man habe einen richtigen Dienstplan aufgestellt und sich abgewechselt.

Doch es geschah, wie es geschehen musste. Er habe einen Termin in der Drogenberatung gehabt. Er sei bis zur Tür gebracht worden, doch im Treppenflur auf dem Weg zum Drogenberater seien ihm Drogen von einem Kollegen zugesteckt worden, die er dann abends in einem unbeobachteten Moment konsumiert habe.

Die Familie und er haben durch den Vorfall verstanden, dass ihr übermäßiges Bemühen um Kontrolle falsch sei, sie keine Abstinenz erzwingen können und er eine stationäre Therapie brauche, um von den Bemühungen der Familie unabhängig zu werden.

Sucht ist selbstsüchtig

Eine typische Klage von Angehörigen ist in der dahingeworfenen rhetorischen Frage versteckt: »Denkt er denn nicht an andere?« Nein, er denkt nicht an andere! Wenn er seinem Suchtverhalten nachgeht, hat er nur eins im Sinn, nämlich sich dicht zu machen und alles zu vergessen. Selbst wenn der Süchtige abstinent ist, bleibt für lange eine extreme Egozentrik oder Selbstsucht bestehen. Deswegen reicht die Abstinenz nicht aus und der Süchtige braucht eine Suchttherapie, um seine psychosoziale Symptomatik zu bearbeiten und soziale Wahrnehmung, soziale Kompetenzen und Sozialverantwortung zu entwickeln. Mancher Ex-Süchtiger überwindet diese Selbstsucht nie und sie bleibt als Restsymptomatik bestehen.

Was hat das mit der co-abhängigen Klientin zu tun? Sie kann sich in ihrer übersteigerten prosozialen Haltung eine solche Egozentrik kaum vorstellen. Ihm so etwas vorzuwerfen, löst bei ihr Selbstzweifel, Gewissensbisse und Schuldgefühle aus, wie sie nur so schlecht von ihm denken könne. Außerdem sie sich in ihrer Hoffnung, dass er ein verwunschener Prinz ist, auch gar nicht genauer ausmalen möchte, was er tatsächlich für ein »selbstsüchtiges Arschloch« ist.

Wie bei dem Thema der chronischen Krankheit hilft es der Klientin, wenn der Therapeut die selbstsüchtige Symptomatik beim Namen nennt und darüber ihre unterdrückten Wahrnehmungen, Gedanken und Bewertungen ausspricht, die sie insgeheim hegt. Es ermöglicht ihr, sich mit einem Gegenüber auseinandersetzen zu können, um sich zu ordnen und eigene Standpunkte zu entwickeln. Außerdem kann der Therapeut die süchtige Egozentrik in seiner positiven Vorbildfunktion für die Klientin nutzen, z. B. »Ein wenig an sich denken ist ja eigentlich ganz gesund. Er ist ein Meister darin, vielleicht könnten Sie sich eine

Scheibe abschneiden und … Ja, ich weiß auch nicht so recht. Wenn Sie mal nur an sich denken würden, was würden Sie dann gerne tun?« Am Anfang der Therapie übergeht die Klientin diese therapeutische Spitze gewöhnlich, aber der Stachel steckt und piekst sie. Nach meiner Erfahrung wird sie später darauf zurückkommen.

Sich und andere schützen

Drogensüchtige und Spielsüchtige sind zum Teil sehr kriminell, um sich die notwendigen Finanzmittel für ihre Sucht zu beschaffen. Sie schrecken auch vor dem Sparbuch der Großmutter nicht zurück, oder die gesamte Inneneinrichtung der elterlichen Wohnung wird versetzt. Manche Eltern begleichen fünf- oder sechsstellige Schulden des Spielsüchtigen oder rücken Geld für Drogen heraus, damit der drogensüchtige Sohn nicht klauen geht und im Knast landet. Auch Alkohol- oder Medikamentensucht kann die finanziellen Mittel einer Familie übersteigen. Die Kinder tragen dreckige und zerschlissene Kleidung, Urlaub ist schon seit Jahren nicht mehr möglich, und die Klassenfahrt der Tochter muss auch ausfallen, da die hundertfünfzig Euro Fahrt- und Unterkunftskosten einfach nicht vorhanden sind. Der finanzielle und wirtschaftliche Schaden der Sucht kann die betroffenen Angehörigen wirtschaftlich ruinieren. Auch die gesellschaftlichen Folgekosten sind zu berücksichtigen. Die psychischen Kosten, also die co-abhängigen Leiden der Angehörigen, wurden ausführlich behandelt, sie können in schwerwiegenden psychischen oder psychosomatischen Erkrankungen münden, z. B. einem Co-Abhängigkeitssyndrom.

Die co-abhängige Klientin muss therapeutisch möglichst frühzeitig motiviert und unterstützt werden, sich zu schützen und die persönlichen Folgeschäden der Sucht zu mildern und zu reduzieren. Die wichtigste und erste Selbstschutzmaßnahme ist es, Abstand zwischen sich und dem Süchtigen herzustellen, um sich zu entlasten, zu sich zu kommen, in Ruhe die Situation zu betrachten und sich weitere Maßnahmen zu überlegen. Der Schritt in die Therapie ist daher immer auch als eine Schutzmaßnahme zu verstehen und der Klientin wertschätzend zu spiegeln.

Wie sie nun ihren weitergehenden Selbstschutz im Konkreten realisiert, ist stark abhängig von ihrer Situation, ihren persönlichen Stärken und Schwächen und den Besonderheiten seiner Suchterkrankung. Ist er drogensüchtig, kann sie sich schützen, indem sie ihn aus der gemeinsamen Wohnung wirft. Ist er alkoholkrank oder medikamentenabhängig, kann sie sich schützen, indem sie nicht mehr mit ihm Auto fährt oder ihm die Schlüssel gleich ganz wegnimmt. Ist er spielsüchtig, kann sie sich schützen, indem sie sich ein eigenes Konto einrichtet oder ihm die Bank- und Kreditkarten entzieht und das Konto für ihn sperren lässt. Ist die Süchtige magersüchtig und kurz vor dem körperlichen Kollaps, kann der Angehörige sich schützen, indem er sie ins Krankenhaus einliefert. Diese kleine beispielhafte Aufzählung an Schutzmaßnahmen soll nur die Möglichkeiten der Klientin ansatzweise andeuten, der Kreativität sind keine Grenzen gesetzt.

Frau C. schützt sich

Der Partner von Frau C. war spielsüchtig und vor Kurzem bei ihr eingezogen. Er hatte eine ambulante Therapie begonnen, doch berichtete sie, dass er nun stundenlang vor ihrem Computer verbringen würde und dann unansprechbar sei. Wir besprachen, dass sie den Computer durch ein Passwort sperrt.

Einige Sitzungen später beklagte sie sich, dass er ständig übellaunig und sie sehr unzufrieden mit ihrem Zusammenleben sei. Als Ergebnis der Beratungen warf sie ihn aus dem gemeinsamen Schlafzimmer hinaus. Er musste ab sofort auf dem Sofa nächtigen.

Wenige Wochen später offenbarte sie ihren Verdacht, dass er nie aufgehört habe zu spielen. Frau C. war sehr verzweifelt und verwirrt. In der nächsten Sitzung berichtete sie, ihn aus der gemeinsamen Wohnung geworfen zu haben. Zwei Monate später trennte sie sich.

Es ist entscheidend und unumgänglich, dass die co-abhängige Klientin möglichst frühzeitig anfängt, sich zu schützen, gleichgültig, wie klein dieser Anfang ist, und das Thema ausdauernd weiterverfolgt. Zögert die Klientin diesen Anfang allzu lange hinaus und verschwendet sie viel Energie in Rechtfertigungen, Entschuldigungen und Ausflüchte, ist nach meiner Erfahrung ihre Motivation zur Veränderung zu hinterfragen und gegebenenfalls die Therapie infrage zu stellen.

Darüber hinaus trägt die Klientin auch eine Verantwortung, andere betroffene Familienmitglieder oder Freunde zu informieren und aufzuklären, damit diese nicht oder nicht weiter in den Strudel der Sucht hineingezogen werden und auch sie persönliche und wirtschaftliche

Schäden abwenden können. Dass häufig andere nicht aufgeklärt werden wollen und die Sucht bagatellisieren und verleugnen, liegt selbstverständlich nicht in der Verantwortung der Klientin.

Co-Abhängigkeit als Thema

In der Psychotherapie kann selbstverständlich das Thema der Co-Abhängigkeit auch selber angesprochen werden. Als Psychotherapeut nutze ich den Begriff der Co-Abhängigkeit sehr selten, da er zu abstrakt und sperrig ist. Viel spannender und hilfreicher ist es, wie sich die Klientin selber in ihrer Sprache beschreibt und diagnostiziert. Doch die eine oder andere Klientin hat den Begriff aufgefasst und bringt ihn in die Therapie mit: »Was ist das eigentlich, Co-Abhängigkeit?«

Für den Therapeuten ist die Frage eine gute Chance, die Klientin wertschätzend auf ihr Expertentum hinzuweisen und den Begriff mithilfe der konkreten, am eigenen Leib erfahrenen Erlebnisse zu klären. Das führt immer zu lebendigen und fruchtbaren Diskussionen. Dieses Buch und die hier dargebotenen Inhalte gehen überwiegend darauf zurück, was ich von den eigentlichen Experten für Co-Abhängigkeit, den betroffenen Angehörigen, in solchen Diskussionen erfahren und gelernt habe.

Da ich es allzu häufig schon miterlebt habe, möchte ich darauf hinweisen, dass es kontraindiziert ist, als Therapeut psychoedukativ Vorträge über Co-Abhängigkeit zu halten. Wie aufgezeigt wurde, sind viele Themen für die Klientin, wenn sie noch stark verstrickt ist, sehr schmerzhaft und beängstigend. Der Therapeut riskiert den Therapieabbruch, was für eine gesunde Abgrenzung der Klientin spräche. Im schlimmsten Fall kann es die Klientin emotional destabilisieren und sich eine (machtbegründete) abhängige Beziehung zwischen dem allwissenden und haltgebenden Therapeuten und der labilen und unsicheren Klientin etablieren. In jedem Fall ist es verlorene und verschwendete Zeit, die besser für andere sinnvolle und lohnenswerte Auseinandersetzungen genutzt werden sollte.

Die Ex-Coabhängige als Multiplikator

Eine Angehörige, die ihre Co-Abhängigkeit mit oder ohne Hilfe einer Psychotherapie überwunden hat, hat sowohl eine Menge Selbsterfahrungen durchgemacht als auch sich umfangreiches Wissen und hohe Kompetenzen zum Thema angeeignet. In einer Gruppentherapie wächst sie z. B. im Verlauf der Therapie immer weiter in die Rolle eines erfahrenen Rollenmitglieds hinein. Ihre eigenen Themen sind immer weniger durch Leiden und Not geprägt, was ihr den Raum eröffnet, sich mit ihrer Erfahrung gewinnbringend einzubringen. Frei nach dem Motto: Sich selbst steigern, indem man andere befähigt! Als Nebeneffekt eignet sie sich grundlegende beraterische und therapeutische Qualitäten an.

Zum Ende der Therapie bringt die Klientin typischerweise Fälle aus ihrem Bekanntenkreis mit, in denen sich z. B. eine Freundin ebenfalls in eine süchtige Problematik verstrickt hat. Zumeist gehen dann mit der Klientin alle im Prinzip überwundenen co-abhängigen Pferde durch, und sie versucht anfangs, die betroffene Freundin aus ihrer co-abhängigen Misere herauszureißen und zu retten. Meistens merkt die Klientin aber schnell, dass sie sich übernimmt, und bringt den Fall als Thema mit in die Therapie.

Bei dem Thema wechseln Klientin und Therapeut die Rollen, sie wird zur Beraterin und er wird zum Supervisor. Voraussetzung hierfür ist zweifelsohne die positive Beantwortung der Frage, ob die Freundin oder das Familienmitglied überhaupt Hilfe und Einflussnahme wünscht. Oftmals ist damit das Abenteuer für die Klientin, die erfahrene Hilfe an andere weiterzugeben, schon zu Ende. Es wurde schon erwähnt, Co-Abhängige wünschen oftmals keine Hilfe bzw. stehen Hilfebemühungen skeptisch und ambivalent gegenüber. In solchen Fällen geht es in der Therapie für die Klientin nur darum, eine gesunde Haltung gegenüber der erfahrenen Ablehnung zu finden, z. B. der Freundin zu sagen: »Ich glaube, dass ich dir helfen kann, und bin für dich da, wenn du es möchtest.« Dazu kann aber auch gehören, vor allem wenn der Fall die Klientin näher betrifft, sich den Mund nicht verbieten zu lassen, zu sagen, was man denkt, oder auch eigene Maßnahmen, z. B. des Selbstschutzes, zu treffen, möglicherweise auch gegen den erklärten Willen der Freundin.

Frau W. lässt sich nicht den Mund verbieten

Frau W. hatte sich von ihrem trinkenden Mann scheiden lassen. In seiner Familie gab es noch mehr Süchtige: der Vater hatte gesoffen, der Bruder trank ebenfalls, und die Schwester hatte einen gewalttätigen Drogensüchtigen geehelicht.

In der Familie war es ein Tabu, über Sucht zu sprechen. Frau W. befreite sich von dem Tabu, indem sie schlichtweg mit jedem über ihre Probleme mit seiner Suchtfamilie sprach, wenn sie sich danach fühlte, und kein Blatt vor den Mund nahm, was natürlich in seiner Familie schlecht ankam. Und wenn sie mal wieder Merkmale der Misshandlung bei der Schwägerin nicht übersehen konnte, sprach sie diese offen an, nicht um der Schwägerin zu helfen, die sich jegliche Form der Einmischung verbat, vielmehr um sich zu entlasten, sich zu befreien und für ihre eigene Psychohygiene zu sorgen.

Mit einer gewissen Schadenfreude möchte ich ergänzen, dass seine Familie, gebunden an ihr familiäres Schweigegelübde, nicht über Sucht zu sprechen, sich nicht traute, Frau W. offen zu widersprechen oder ihr entgegenzutreten, auch nicht der feige gewalttätige Schwager.

Spannend wird es für die Klientin und auch den Therapeuten in dem Fall, dass die Freundin oder das Familienmitglied die angebotene Hilfe zumindest im Ansatz annimmt. Die Klientin wird zur Botschafterin in eigener Sache. Der Therapeut darf sich zurücklehnen, sich freuen und stolz auf das Erreichte sein.

7.6 Psychotherapie für Kinder in Suchtfamilien

Nochmals sei auf das gute Buch von Zobel (2008) hingewiesen, welches die belastende Situation, Beratung und Therapie für Kinder umfassend und differenziert behandelt. Die in den vorangehenden Unterkapiteln dargestellten Leitthemen und Leitlinien der Behandlung gelten ebenso für Kinder und Jugendliche, auch wenn selbstverständlich die therapeutischen Auseinandersetzungen weniger mithilfe von Gesprächen vis-à-vis stattfinden, vielmehr eher über spielerische Mittel kommuniziert und interveniert wird.

In dem Fall, dass das Kind aus einer Suchtfamilie Auffälligkeiten zeigt, die sich nicht bessern, auch wenn die Eltern Sucht und Co-Abhängigkeit überwunden haben, ist es sinnvoll und notwendig, dass das Kind eine eigene Psychotherapie erfährt. Auch wenn die Eltern es nicht schaffen, ihre süchtig co-abhängige Problematik zu überwinden, ist eine Behandlung des Kindes sinnvoll, doch ist eine Psychotherapie in diesem Fall in ihrer Wirksamkeit begrenzt, da die Eltern die Behandlung nur eingeschränkt unterstützen werden und so positive therapeutische Entwicklungen in dem (co-)abhängigen familiären Alltag verloren gehen werden. Maßnahmen der Familienhilfe und Jugendhilfe können dann vonnöten sein. Der Psychotherapeut spielt dann eine ganz wichtige Rolle als Fürsprecher für die Belange des Kindes.

Obendrein ist zu beachten, dass der co-abhängige Elternteil eine Neigung haben kann, das Kind anstelle des süchtigen Elternteils, der sich der co-abhängigen Fürsorge entzieht, zum Symptomträger zu erklären. Das Kind wird stellvertretend zum Psychotherapeuten geschickt, weil der co-abhängige Elternteil den Schritt aus Scham nicht schafft und der Süchtige sich suchtgemäß weigert, eine Behandlung anzutreten. Die Bemühungen des Psychotherapeuten werden in einer solchen Situation darauf abzielen, die eigentlich therapiebedürftigen Eltern in die Behandlung einzubeziehen und sie behutsam zu ermutigen, selbst tätig zu werden.

C. wird zum Symptomträger erzogen

C. absolvierte eine Drogentherapie in meiner Klinik. Nach und nach deckten wir die folgende Kindheitsgeschichte auf.

Er berichtete, die Familie habe in Luxemburg gelebt. Der Vater habe ein leitende Position im Finanzsektor innegehabt. Die Mutter sei Hausfrau gewesen. Alles sei gut gewesen und er habe eine glückliche Kindheit gehabt. Dann, als er zehn Jahre alt war, sei der Vater plötzlich, von heute auf morgen, schwerer Alkoholiker und auch gewalttätig geworden. So stellte es C. in seiner Erinnerung dar. Es kann angenommen werden, dass die Sucht des Vaters sich schon lange heimlich entwickelt hatte.

Der Vater habe suchtbedingt seine Arbeitsstelle verloren. Die Mutter habe sich getrennt und die Kinder mitgenommen. Die Mutter habe nie über den Vater gesprochen, er sei bis heute ein Tabuthema. Stattdessen habe sie sich mit einer vermeintlichen ADHS-Erkrankung von C. beschäftigt. Sie sei mit ihm von Arzt zu Arzt gelaufen, und er habe viele Behandlungen über sich ergehen lassen müssen.

Als C. zu mir in Therapie kam, war er immer noch von seiner ADHS-Erkrankung überzeugt. Deswegen habe er nach seinen süchtigen Überzeugungen auch immer Speed und Ecstasy als Medikamentenersatz nehmen müssen. Es war ein langwieriges, aber lohnenswertes therapeutisches Unterfangen, diese suchtrechtfertigenden Überzeugungen von

C. zu hinterfragen, auch weil er seine Mutter über alles idealisierte und sie nicht unrecht habe durfte.

Dass C. als Kind unkonzentriert war, über Tische und Bänke ging und sich mit anderen Kindern prügelte, war keine hyperkinetische Störung, sondern eine gesunde Reaktion auf die ungesunden Zustände zu Hause gewesen. Bedauerlicherweise war es nicht möglich, Mutter und Vater zu einem Angehörigengespräch einzuladen.

Kinder von Eltern, die ihre Sucht überwunden haben, haben kein erhöhtes Suchtrisiko. Analog kann angenommen werden, dass Kinder von Eltern, die sich aus ihrer co-abhängigen Verstrickung befreien, ebenfalls kein erhöhtes co-abhängiges Risiko haben. Deshalb ist in den meisten Fällen die Behandlung der Eltern vorrangig anzustreben, damit diese, wie im Abschnitt zuvor beschrieben, als Multiplikatoren die therapeutischen Effekte und Entwicklungen an die Kinder weiterreichen, gleichgültig, ob der süchtige oder der co-abhängige Elternteil oder beide eine Therapie absolvieren. Die Eltern stehen nach meiner Überzeugung diesbezüglich gegenüber ihren Kindern in der Verantwortung.

Hört auf die Kinder und hört auf zu streiten!

Frau B., die bei mir wegen Medikamentenmissbrauch und Depression in psychotherapeutischer Behandlung war, und ihr Mann hatten sich getrennt. Es herrschte »Rosenkrieg«. Ich lud zum Familiengespräch ein. Bevor sich die Expartner in die Haare kriegen konnten, begann ich ein Gespräch mit den zwei Töchtern A., 9 Jahre alt, und K., 12 Jahre alt. Ich schwatzte mit ihnen ein wenig über Schule, Hobbys und ähnlich Belangloses, um ihnen zu helfen, in der für sie ungewohnten Situation ein wenig Sicherheit und Vertrauen zu gewinnen. Die Expartner hörten aus Höflichkeit zu, warfen sich böse Blicke zu und scharrten ungeduldig mit den Hufen. Da ich fand, dass die Situation für sie therapeutisch wertvoll war, zog ich den Schwatz mit den Kindern in die Länge.

Die Kinder und ich unterhielten uns dann über die schwierige familiäre Situation und die Belastungen für sie als Kinder. K. als die Ältere war sehr traurig und belastet. A. als die Jüngere betrachtete die Situation nüchterner und klarer. Sie hatte akzeptiert, dass die Eltern getrennt waren, und wusste, dass es das Beste für alle Beteiligten war. Sie hatte auch schon entschieden, in Zukunft mit der großen Schwester beim Vater wohnen zu wollen. Die Frage an die Schwestern, ob sie einen

Wunsch an die Eltern für das heutige Gespräch hätten, beantwortete K. mit Traurigkeit und Kopfschütteln. A. dagegen wurde ganz ernst und sagte dann streng, dass die Eltern aufhören sollten, sich zu streiten. Beide Töchter waren in ihren Reaktionen erfrischend offen und authentisch.

Nachdem ich die Kinder verabschiedet hatte, fingen die Expartner sofort an, sich lautstark zu streiten und gegenseitig Vorwürfe zu machen. Meine Anwesenheit schienen sie vergessen zu haben. Nachdem ich ein wenig zugehört hatte, habe ich den Wunsch von A. zum Motto des Gesprächs und weiterer Paargespräche gemacht: Hört auf die Kinder und hört jetzt und hier auf zu streiten! Anfangs musste ich richtig streng und deutlich werden, mit der Zeit reichte ein kurzer Hinweis. Frau B. und ihr Mann begannen zunächst in meinem Beisein, später auch ohne mich an, wieder miteinander zu reden und z. B. ihre gemeinsame elterliche Verantwortung und Sorge für die Kinder wahrzunehmen.

Noch ein kleiner Hinweis: Im nächsten Unterkapitel wird es über die therapeutische Bewältigung des co-abhängigen Posttraumas einer Suchtfamilie gehen. Die Ausführungen sind direkt übertragbar auf die Situation von akut suchttraumatisierten Kindern. Die Überschriften des vorgestellten vierschrittigen Vorgehens müssten jedoch etwas umformuliert und in der Reihenfolge umgestellt werden (in Klammern stehen die therapeutischen Schritte der Erwachsenen):

1. Schutz vor Übergriffen (3. Stabilisieren)
2. Überwinden der Sprachlosigkeit (1. Wiedererinnern und 2. Zusammenhänge erkennen)
3. Stärke gewinnen (3. Stärken und selbst behaupten)
4. Ressourcen aktivieren (4. Übersehenes Kind bergen).

7.7 Zur Traumabewältigung einer Suchtfamilie

Es gibt vielfältige Literatur zum Thema der psychotherapeutischen Behandlung von akuten und posttraumatischen Belastungsreaktionen und anderen Traumafolgestörungen (Melody, 2002; Wittmann, 2005; Butollo & Hagl, 2003; Huber, 2003; Gahleitner, 2005; Reddemann, 2001).

Es werden daher im Folgenden nur spezifische Behandlungsaspekte beim gemischt co-abhängigen und posttraumatischen Störungsbild dargestellt. Des Weiteren sei auf das Risiko der professionellen Helfer, in der Arbeit mit traumatisierten Co-Abhängigen und Süchtigen nicht nur selber eine Co-Abhängigkeit zu entwickeln, sondern eine Mittraumatisierung zu erleiden, hingewiesen (Lemke, 2006). Auch eine Mittraumatisierung kann behandlungsbedürftig werden, zumeist wird aber kollegiale Beratung oder Supervision als Interventionsform ausreichen.

Durch alte psychoanalytische Konzepte beeinflusst, die vereinfacht Eingang in Spielfilme und Romane gefunden haben, meinen viele Laien und auch Fachleute heute immer noch, dass die Traumabewältigung in der Wiedererinnerung, Begegnung und Durcharbeitung des traumatischen Erlebnisses bestehe (z. B. Alfred Hitchcock, *Marnie*, 1964). Dies trifft bei posttraumatischen Folgestörungen meines Erachtens nur in Einzelfällen zu. In der überwiegenden Anzahl der Fälle ist die Einschätzung schlichtweg falsch. Dem traumatischen Ereignis kann man nicht mehr begegnen, es ist vergangen, und das ist gut so[13]. Das Posttrauma ist allerdings eine Erfahrung mit starker prägender Kraft oder Macht, die das Verhalten und Erleben der Person auch Jahre oder Jahrzehnte später beherrschen kann. Eine Traumabewältigung zielt auf die Auflösung dieser beherrschenden persönlichen Prägung ab. Es geht vorrangig darum, die Wiedererinnerung, die Reinszenierung und die Rigidität des heutigen Verhaltens und Erlebens im Hier und Jetzt zu überwinden und ein weitgehend vom Trauma unabhängiges eigenes und freies Leben zu entwickeln.

Nach meinen Erfahrungen kann man die Traumabewältigung von Co-Abhängigen aus einer Suchtfamilie in vier grobe therapeutische Schritte einteilen. Meine Unterteilung ist jedoch eher durch Gründe der Darstellung motiviert. Die vier Schritte stellen nur eine vage chronologische Ordnung dar. Tatsächlich ist der therapeutische Prozess nie linear. Manche Klientin überspingt einen Schritt oder geht wieder zwei Schritte zurück. Andere Klientinnen gar zäumen das Pferd von hinten auf. Jede Betroffene verfolgt ihren eigenen individuellen Prozess.

---

13 Dass viele Traumatisierte ein erhöhtes Risiko haben, wieder Opfer zu werden, ist ein anderes Thema.

Die Wiedererinnerung, so nebenbei (Schritt 1)

Die Co-Abhängige hat ihre Lektion der Verleugnung und der Wahrung des Scheins der »heilen Welt« gut verinnerlicht. Auch die Wiedererinnerung des Traumas, anders als bei vielen anderen Traumafolgestörungen, bei denen die Betroffenen an ständigen Intrusionen leiden, unterliegt bei der Co-Abhängigen der Tabuisierung und dem Vergessen. Gewöhnlich arbeitet man mit der Klientin schon Monate zusammen, bis in einem Nebensatz die Sucht der Eltern, eines älteren Geschwisters oder anderer wichtiger Bezugspersonen angesprochen oder angedeutet wird, z. B. »…, wenn Vater mal wieder zu viel getrunken hat, …« Die Klientin geht vermutlich nicht näher darauf ein. Es scheint ihr bedeutungslos zu sein.

Das ist nun ein kritischer Moment für den Therapeuten. Das Gehörte kann und darf er nicht übergehen, aber springt er zu stark darauf an, riskiert er den Abbruch der Therapie. Es geht darum, den Nebensatz behutsam aufzunehmen und die eigene Betroffenheit über das Gehörte vorsichtig anzusprechen, z. B. »Sie haben da vorhin etwas gesagt, das möchte ich nicht übergehen. Es könnte wichtig sein …« Wenn die Klientin nicht weiter darüber sprechen möchte, ist es wichtig, dies als ihren Selbstschutz anzuerkennen und diese Akzeptanz auch zu verbalisieren, z. B. »Ich denke, dass das Thema wichtig ist, doch entscheiden Sie, über was Sie reden wollen.« Das Thema meldet sich ganz sicher wieder. Die notwendige und hinreichende Voraussetzung dafür, dass die Klientin die Sucht der Eltern anspricht, ist eine sichere und vertrauensvolle Arbeitsbeziehung zwischen Klientin und Therapeut, in der die Klientin unbedingt die Kontrolle über ihren Prozess hat.

Frau I. ist die Bestimmerin (Teil 1)

Frau I. war 27 Jahre alt, in einer Suchtfamilie aufgewachsen und zudem jahrelang als Kind und Jugendliche von einem Freund der Familie sexuell missbraucht worden. Seit ca. 2 Jahren lebte sie das erste Mal mit einem Partner zusammen, der nicht gewalttätig war, aber zu viel kiffte. Sie litt unter starken sozioemotionalen und körperlichen Folgen der Misshandlungen. So hatte sie sich einen dicken äußeren Panzer angegessen (Esssucht). Sie war zwar als Studentin eingeschrieben, doch besuchte sie kaum Vorlesungen. Seminare mied sie gänzlich. Wurde sie durch eine Farbe oder ein Wort an ihr Trauma erinnert, dissoziierte sie und saß minutenlang einfach nur regungslos da und starrte ausdruckslos vor sich hin. Um solche Situationen zu vermeiden, hielt sie sich überwiegend in ihrer Wohnung auf und surfte im Internet.

Über ihre traumatischen Erlebnisse haben wir nie bzw. nur indirekt gesprochen, indem sie mir Stellen im Buch *Trotz Allem* (Brass & Davis, 2006) anstrich und zu lesen gab. Im Erstgespräch hatte sie mich gefragt, ob ich das Buch kennen würde. Ich hatte geantwortet, dass ich Vermutungen habe und mir das Buch kaufen würde. Daraufhin willigte sie in eine Behandlung ein. Einen männlichen Therapeuten hatte sie sich gezielt ausgesucht, wie sie mir später sagte, um ihre Angst vor Männern zu überwinden.

In der ersten Sitzung der ambulanten Einzeltherapie stellte ich ihr mein Büro zur Verfügung. Sie gab mir Anweisungen, welche Bilder und Sachen – sie waren alle rot – ich wegpacken sollte. Ab da räumte ich die Sachen, bevor sie kam, gewissenhaft weg. Auch sonst überließ ich ihr jegliche Kontrolle über das, was wir besprachen und wie wir sprachen. Sie setzte sich z. B. immer an die Tür, und ich musste mich in die andere Ecke des Raumes weit weg von ihr hinsetzen. Und wenn sie über einen Gegenstand nicht mehr sprechen wollte, wechselten wir sofort das Thema.

Frau I. besprach nur Probleme ihres gegenwärtigen Lebens. Ich unterstützte sie, ihre eigenen Erwartungen und Interessen – über Bedürfnisse und Wünsche sprachen wir nicht, das ging ihr anfangs viel zu nah – zu erkunden und im Alltag zu realisieren und durchzusetzen. Mit den Monaten fühlte sie sich in der Therapie sichtbar wohler und wurde mir gegenüber immer frecher, sodass ich manchmal nicht wusste, ob ich mich freuen oder ärgern sollte.

Zusammenhänge zwischen Trauma damals und Leben heute (Schritt 2)

Sobald die Klientin so weit ist und das therapeutische Arbeitsbündnis ausreichend stabil ist, wird sie mehr erzählen. Doch wird sie vermutlich darauf bestehen, dass die Sache ihr gleichgültig sei und sie sie abgeschlossen habe. Diese Beteuerungen drücken den Überlebensschutz der Person aus und sind therapeutisch entsprechend zu würdigen, in Schritt 3 wird das therapeutische Vorgehen beschrieben.

Ab und zu kann der Therapeut immer noch sehr behutsam, aber

schon mal etwas deutlicher sein Mitgefühl zeigen, z. B. »Wenn ich Ihnen zuhöre und mir vorstelle, ich wäre als Kind mit so etwas aufgewachsen, nein, das ist keine schöne Vorstellung.« Solch mitfühlende Interventionen zielen auf die Motivation der Klientin ab, sich nach und nach der Bedeutung der Kindheitserfahrungen zu stellen. Auch kann der Therapeut Zusammenhänge und Parallelen zwischen Suchttrauma und heutigem Verhalten und Erleben der Klientin aufzeigen, doch auf einer noch gefühlsfernen, analysierenden Ebene, um sie emotional nicht zu überfordern. Er kann z. B. bei sich bleiben und dezidiert über sich oder »das Kind« reden. Das folgende Fallbeispiel von Herrn R. veranschaulicht die komplexen Zusammenhänge von traumatischer Prägung und heutigem Leben.

Herr R. allzeit in Bereitschaft

Der oben schon vorgestellte Herr R. war ein echt schwerer Fall von co-abhängiger Selbstvermeidung, er hatte erstaunliche Fähigkeiten entwickelt, sich durch kluge Worte und Sätze zu verstecken. Herr R. war sehr ambivalent, er war auf der einen Seite sehr misstrauisch und hatte Angst, dass ich ihn emotional verstehen könne, freute sich aber auf der anderen Seite riesig, wenn ich ihn empathisch entdeckte.

Nebenbei, ohne dem selbst Bedeutung beizumessen, erzählte er, dass sein verstorbener Vater schwerer Alkoholiker und im besoffenen Zustand gegenüber Frau und Kindern regelmäßig gewalttätig gewesen war. Herr R. sei das Lieblingskind des Vaters und der Einzige gewesen, den dieser im Suff an sich heranließ, ohne gewalttätig zu werden. Herr R. habe einen Großteil seiner Kindheit am Fenster des Hausflurs damit verbracht, auf die Heimkehr des Vaters zu warten, um den Besoffenen ins Bett zu bringen und den Rest der Familie vor den Gewalttätigkeiten des Vaters zu schützen.

Herrn R. waren anfangs die Zusammenhänge des Erzählten nicht bewusst. Meine Erschütterung über seine Offenbarungen konnte er erst einmal gar nicht nachvollziehen. Für ihn war dies eine abgeschlossene Phase seines Lebens. Den Kontakt zur Familie hatte er im jungen Erwachsenenalter abgebrochen. Dass er darüber sein emotionales Erleben abgespalten hatte, war ihm nicht bewusst. Nur in kleinen Schritten arbeiteten wir die Bedeutung des Traumas für sein heutiges co-abhägiges Verhalten heraus.

Herr R. hatte immer Beziehungen zu Frauen gehabt, die entweder alkoholkrank waren oder an anderen psychischen Störungen litten. Die Beziehungen hielten nie lange. Vor nicht kranken Frauen und ihren reifen Wünschen und Erwartungen hatte er Angst. Beruflich arbeitete er in leitender Stelle bei der Feuerwehr einer deutschen Großstadt. In seiner Funktion hatte er rund um die Uhr telefonische Bereitschaft und konnte nie abschalten. Beruflich wie privat stand er also ständig unter Strom. Er hatte nie gelernt, sich zu entspannen bzw. sich in Beziehungen fallen zu lassen und darüber Erholung zu finden. Dieses Thema nahm in vielen verschiedenen Facetten den Rest der Therapie ein.

In dem Fallbeispiel von Herrn R. sind die Parallelen zwischen Traumaerfahrung und heutigem Erleben und Verhalten offensichtlich. Herr R. war ständig in Bereitschaft und angespannt, als wenn er immer noch am Flurfenster auf seinen Vater warten würde. Die ständige Alarmbereitschaft hatte er zu seinem Beruf gemacht. Ein solcher Zusammenhang zwischen Suchttrauma und Berufswahl ist recht häufig zu finden, viele Co-Abhängige wählen einen sozialen oder helfenden Beruf. Schließlich hatte er die Beziehungseinbahnstraße, die er zum Vater wie auch zur Mutter erlebt hatte, auf seine Beziehungen zu Frauen übertragen. Er hatte geholfen und gegeben, der Vater, die Mutter wie auch die Frauen hatten ihn genutzt und genommen.

Stabilisieren, stärken und selbst behaupten (Schritt 3)

Der Schritt 3 findet parallel zum Schritt 2 statt und hat zum Ziel, die Klientin sozioemotional zu stärken. Es geht zunächst darum, dass sie sich in der therapeutischen Situation sicher und wohlfühlt, sich innerlich emotional stabilisiert und Kontrolle über das Hier und Jetzt ihres Handelns und ihrer Lebenssituation gewinnt. Darüber hinaus wird in der Therapie die symptomatische Überlebenskunst der Klientin bewusst gemacht und in der Bedeutung des Selbsterhalts der Person ausgiebig anerkannt und gewürdigt. Schließlich werden neue konkrete Formen, sich zu behaupten und sich zu wehren, entwickelt, in der therapeutischen Situation ausprobiert und in den Lebensalltag transferiert. Schließlich wird der Selbstschutz in Bezug auf das Trauma exploriert und durch neue Formen der Abgrenzung und des Nein-Sagens ausgebaut.

Der therapeutische Prozess der Stabilisierung und der Befreiung aus der traumatischen Prägung kann bei einem kindlichen Trauma viele Monate, eher aber mehrere Jahre dauern. Bei vielen Traumaopfern ist die Traumabewältigung damit abgeschlossen, da sie den Schritt 4 aus verständlichen Gründen nicht unternehmen möchten. Das ist unbedingt zu akzeptieren, auch sind die meisten Traumaopfer nach Abschluss von Schritt 2 und 3 in der Lage, ihren Lebensalltag eigenständig zu meistern und ihre persönlichen, sozialen und beruflichen Ziele und Interessen voranzubringen. Manchmal wird der Schritt 4 auch erst viele Jahre später angegangen.

Frau I. wehrt sich empört (Teil 2)

Nach vielen Monaten der Therapie kam es zu einem Vorfall. Frau I. nahm versuchsweise an einem Workshop von mir teil, auch weil sie sich bei mir sicher fühlte. Es ging um das Thema, Nein zu sagen und sich durchzusetzen, und eine andere Teilnehmerin sprach überraschend das Thema sexueller Übergriffigkeit ihres Stiefvaters an. Mir war sofort die Tragweite der Situation für Frau I. bewusst, doch es war schon zu spät. Sie sprang auf, verließ Türen knallend die Veranstaltung und kehrte nicht mehr zurück.

Am nächsten Tag kam sie in die Sprechstunde und beschimpfte mich vorwurfsvoll. Sie hätte von mir erwartet, dass ich die Situation voraussehe und sie beschütze. Und wie sie jetzt vor den anderen Studenten dastehe, ich hätte bestimmt alles über sie verraten. Innerlich freute ich mich darüber, dass sie gekommen war und wie energisch sie auftrat, doch ließ ich mir ihre Vorwürfe nicht gefallen und hielt dagegen, dass ich kein Hellseher sei und sie sich mittlerweile durchaus gut selbst verteidigen könne.

Wir stritten noch länger. Mit Frau I. konnte man gut streiten, wie ich feststellte. Es brauchte auch noch eine weitere Sitzung, bis sie selbst ihr gewachsenes Selbstbewusstsein und ihre neue Wehrhaftigkeit erkannte. Als Folge davon fing sie an, Seminare zu besuchen. Auch trennte sie sich und warf ihren Freund aus der gemeinsamen Wohnung, ohne dies mit mir vorher zu besprechen, was mir deutlich machte, wie unabhängig sie von meiner Unterstützung mittlerweile war. In den Sitzungen ging es nun munter zu. Ich räumte die roten Gegenstände nicht mehr weg, und sie nahm es kommentarlos zur Kenntnis. Bald darauf war Frau I. zufrieden mit dem Erreichten, und wir schlichen die Psychotherapie im gegenseitigen Einverständnis aus.

Das übersehene Kind bergen und Ressourcen aktivieren (Schritt 4)

Über den Ausdruck »das übersehene Kind« benenne und verallgemeinere ich eine Ressource, die in der Bewältigung eines Kindheitstraumas bei vielen, aber nicht bei allen Klienten in der kindlichen Gestalt auftaucht. Man kann die Ressource auch anders nennen, z. B. die verlorenen Gefühle, Bedürfnisse, Wünsche und Absichten einer Person. Auch sind diese nicht als kindlich im Sinne von infantil zu bewerten, und die Bergung des Kindes ist nicht mit einer Regression zu verwechseln, vielmehr geht es um die Überwindung einer inneren Spaltung bzw. die Integration der Person.

Das übersehene Kind hat zweierlei Anteile. Zum einen wurde das Kind vernachlässigt und in seinen Bedürfnissen übersehen. Zum anderen hat sich das Kind versteckt, um übersehen zu werden. Im obigen Fallbeispiel von Herrn R. kam das Thema Versteckenspielen schon vor. Alle Kinder haben Verstecke, in denen sie sich vor dem Zugriff der Erwachsenen relativ sicher fühlen. Im Fall von misshandelten Kindern haben diese Verstecke eine existenzielle Bedeutung. Häufig sind diese Verstecke auch innerer, psychischer Art, z. B. ein Tagtraum, in den man sich flüchtet, wenn es mal wieder passiert und nicht auszuhalten ist.

Das übersehene Kind ist sozusagen ein persönlicher Schatz, der gut versteckt wurde, um ihn vor der Verletzung und Gewalt des Traumas zu retten. Die gemeinsame Bergung des inneren Kindes kann man sich wie eine Schatzsuche vorstellen, in der Klientin und Therapeut viele Umwege und Irrwege gehen müssen. Es gibt keinen direkten Königsweg. Der Schlüssel zum Ressourcenschatz ist gleichfalls der Schlüssel zum Vertrauen der Klientin. Sie legt eine symbolische Fährte durch ihren verbalen und nonverbalen Ausdruck. Es braucht viel Feingefühl aufseiten des Therapeuten, aber auch Mut und Vertrauen aufseiten der Klientin, sich darauf einzulassen (Flassbeck, 2005, S. 237 – 238), wie durch das nachstehende Fallbeispiel eindrücklich illustriert wird.

Frau G. hat eine Mordswut

Frau G. war 57 Jahre alt. Ihr Vater war ein Trinker und gewalttätig gewesen. Ihre Mutter war ebenfalls tätlich übergriffig gewesen und hatte sie als Haushaltsgehilfin und Mädchen für alles missbraucht. Mit 16 Jahren heiratete sie einen Mann, um ihren Eltern zu entkommen. Der Mann war spielsüchtig und ebenfalls ein Trinker. Er und der Vater soffen nun zusammen. Auch war ihr Mann übergriffig und vergewaltigte sie regelmäßig. Die nächsten 41 Jahre ihres Lebens verbrachte sie größtenteils im Waschkeller, in den sie sich zurückzog, wenn sie nicht gefügig Mann und Eltern bedienen musste. Bewegung kam erst in die Sache, als er Jahrzehnte später impotent wurde, sie darüber so etwas wie Hoffnung schöpfte und sich in die Psychiatrie flüchtete.

Es dauerte Monate, bis Frau G. in einem Einzelgespräch so nebenbei, ganz leise und unheilschwanger erzählte, dass in ihr viel Ärger sei. Ich spiegelte, dass der Ärger eine Mordswut wäre. Sie nickte, um sich im nächsten Moment furchtbar zu erschrecken und laut aufzuschluchzen. Sie hatte panische Angst vor sich selber und ihrer Wut. Sie bat mich inständig, ihr die Mordswut abzunehmen. Sie wolle sie loswerden. Symbolisch verschlossen wir sie in einer Kiste in meinem Schrank. Doch nahm ich ihr das Versprechen ab, dass sie die Wut irgendwann wieder mitnehmen müsse. Ich könne ja nicht für immer auf ihrer Wut sitzen bleiben.

Nach weiteren Monaten, es ging auf das Ende der Therapie zu, erinnerte ich sie an die Wut in meinem Schrank. Sie erschrak zwar, war aber nicht mehr überwältigt wie zuvor. Im Folgenden holten wir die Wut immer häufiger aus dem Schrank heraus. Für sie und auch für mich passierte ein Wunder. Sie brachte ihren Mann nicht um, sondern bot ihm immer häufiger die Stirn und fing an, sich ihm gegenüber durchzusetzen. Sie stellte fest, wie abhängig er in emotionalen und lebenspraktischen Dingen von ihr war. Sie berichtete stolz, ihm auf einer Feier nach zwei Bier weiteren Alkoholgenuss untersagt zu haben. Er habe zwar gemault, sich aber ansonsten seinem neuen Schicksal gefügt. Frau G. entschied, bei ihrem Mann zu bleiben. Einige Monate nach der Therapie traf ich beide wieder. Sie strahlte wie das blühende Leben, er dackelte brav und zufrieden hinterher und hielt ihr die Tür auf.

Manchmal kommt es bei der Bergung des verlorenen Kindes zu einer überraschenden positiven Wendung und Neubewertung des Traumas wie in dem nachstehenden Fallbeispiel von Frau D. Das Trauma verliert seinen Schrecken.

Frau D. und ihr geliebter, trunkensüchtiger Vater

Frau D. lebte mit einem mittlerweile trockenen Alkoholiker zusammen. Sie fiel besonders dadurch auf, dass sie vor allem sich selbst gegenüber hart, kritisch und anspruchsvoll war. Auch bei Frau D. dauerte es Monate, bis sie die Alkoholsucht und Gewalttätigkeit ihres Vaters ansprach. Der Vater war vor Jahren an der Sucht verstorben. Die Erinnerung an ihn war in der Familie tabuisiert, keiner sprach über den Vater und niemand hatte jemals sein Grab besucht.

Etwa ein weiteres Jahr verging, bis wir an den Punkt kamen, dass Frau D. die Bedeutung ihres Traumas emotional explorierte. Es kam viel Traurigkeit in ihr hoch. Neben aller Wut habe sie ihren Vater auch geliebt. Er sei nüchtern ein humorvoller, sanfter und liebevoller Mensch gewesen, mit dem sie habe gut lachen können. Sie sei seine Lieblingstochter gewesen. Die Mutter sei dagegen eher kühl und sachlich und werfe ihr manchmal vor, wie der Vater zu sein. Das verletze sie immer sehr, da der Vater in der Familie eine Unperson sei. Der therapeutische Impuls, das psychologische Erbe des (nüchternen) Vaters Humor, Lachen und Liebenswürdigkeit anzunehmen und um ihn zu trauern, überraschte sie zunächst sehr, dann freute sie sich und lachte.

Im Folgenden besuchte sie sein Grab und trauerte mithilfe ihres Mannes und von Freundinnen um ihren Vater. In ihrer Familie war eine gemeinsame Trauer leider nicht möglich. Frau D. wirkte insgesamt viel weicher, brachte sich mit viel gleichsam bissigem und liebevollem Humor ein, und es tauchten zaghaft insgeheime Wünsche auf, z. B. ein Kind zu bekommen und eine Familie zu gründen, die sie sich bislang in ihrer Härte nicht zugestanden hatte.

Therapeutisch hilfreich kann es auch sein, mit dem verlorenen Kind in einen Dialog mithilfe eines Rollenspiels zu treten. Der Klient spielt die Rolle des Kindes, und der Therapeut übernimmt die Rolle des erwachsenen Klienten. Im gruppentherapeutischen Setting können auch zwei andere Teilnehmer die Rollen übernehmen.

Herrn R. bockiges, doch neugieriges Schweigen

Der Fall von Herrn R. wurde oben ausführlich besprochen: Er musste immer auf seinen trunkensüchtigen Vater warten, um ihn ins Bett zu bringen. Herr R. übernahm im Rollenspiel die Rolle des Kindes, das er einmal gewesen war. Ich hatte die Rolle des erwachsenen Herrn R. oder des väterlichen Freundes inne, der das Kind am Flurfenster des Elternhauses beim Warten auf den saufenden Vater traf und ansprach. Folgender Dialog entwickelte sich:

Th.: »Hallo Junge!«
[Bockiges Schweigen, Kind guckt weg.]
Th.: »Du hast gar keinen Bock, mit einem blöden, dahergelaufenen und unbekannten Typ zu sprechen.«
[Keine Reaktion]
Th.: »Ich kenne dich ganz gut, Herr R. hat mir ganz viel von dir erzählt.«
[Kind wird aufmerksam.]
Th.: »Was sitzt du denn drinnen am Fenster. Die Sonne lacht.«
[Kind wendet sich ab.]
Th.: »Ach, du musst hier sitzen und warten. Verstehe!«
[Kind wird wieder aufmerksam.]
Th.: »Ich will zum Fußball. Möchtest du mit.« (Anm.: Herr R. liebte Fußball.)
[Kind wendet sich abrupt ab, blinzelt dann aber verstohlen.]
Th.: »Mist! Du kannst ja nicht. Weißt du was? Heute geht es nicht bei dir. Das macht nichts. Morgen komme ich wieder und frage dich wieder. In Ordnung?«
[Leises Nicken]

In der nächsten Sitzung mit Herrn R. habe ich das Rollenspiel unerwartet wieder aufgegriffen und ihn gefragt, ob wir denn heute zusammen Fußball spielen wollten. Herr R. freute sich über meine Aufmerksamkeit riesig, in der Rolle des Kindes hatte er schon sehnsüchtig gewartet.

8. Institutionelle Strategien und Maßnahmen

Institutionelle Co-Abhängigkeit ist ein komplexes Phänomen, in das viele begünstigende und kompensierende Aspekte hineinspielen z. B. Machtfaktoren und ökonomische Zwänge. Institutionelle Maßnahmen, Co-Abhängigkeit vorzubeugen und abzubauen, werden im Folgenden aufgezeigt und erläutert. Im ersten Unterkapitel werden allgemeine Strategien für betroffene Institutionen skizziert. Konkrete institutionelle Maßnahmen in Bezug auf die Suchthilfe als besonders von co-abhängiger Verstrickung betroffenes gesellschaftliches System werden im zweiten Unterkapitel vorgestellt.

8.1 Allgemeine institutionelle Strategien

Ist eine Institution schon länger durch einen Suchtfall belastet und wurde dieser durch andere Mitarbeiter oder Mitglieder co-abhängig geduldet und gedeckt, reicht es nicht, am Süchtigen anzusetzen und diesen gegebenenfalls zu entfernen. Die co-abhängigen Strukturen bestehen mit allen negativen Folgen für das Arbeitsklima und die Leistungsfähigkeit fort. Die co-abhängige Gruppe oder Einrichtung wird wahrscheinlich einen neuen (süchtigen) Symptomträger einsetzen. Es lohnt sich für die Gruppe, die Organisation, die Einrichtung, den Betrieb oder das Unternehmen, geeignete Maßnahmen zu ergreifen, die co-abhängigen Verstrickungen aufzudecken und aufzulösen. Die Behandlung einer chronifizierten institutionellen Co-Abhängigkeit benötigt allerdings einiges an Zeit und Einsatz.

Lohnt sich der Einsatz für eine Organisation oder ein Unternehmen, oder ist es nicht leichter, das Personal auszutauschen? Das kann nur vor Ort im konkreten Fall von den Verantwortlichen entschieden werden. Doch möchte ich diese Frage im Allgemeinen uneingeschränkt positiv beantworten. Eine Institution, die sich auch um die sozialen Belange der Mitglieder oder Mitarbeiter kümmert, steigert die Bindung und Identifikation mit der Institution, was wiederum positive Folgen für das Arbeitsklima und die Leistungsbereitschaft hat. In einer Arbeitsgruppe, die sich von einer co-abhängigen Verstrickung befreit, werden gewöhnlich aufgestaute Energien und Ideen freigesetzt, die der Institution und ihren verfolgten Zielen zugute kommen. Die Befreiung aus der Co-Abhängigkeit kann auch im institutionellen Rahmen zu Entwicklung und Wachstum führen, das die betroffene Institution voranbringt.

Mit Bedacht reden

Was für die Angehörige gilt, trifft auch auf eine gesellschaftliche Gruppe oder einen Betrieb zu. Wenn eine Person innerhalb einer Gruppe, eines Vereins, einer Einrichtung oder eines Unternehmens mit einem Süchtigen konfrontiert ist und niemand etwas unternimmt, sollte sie sich einen Ruck geben und beginnen, über das Thema zu reden. Die Sucht sollte in der internen Öffentlichkeit der Institution beim Namen genannt werden.

Aber vorsichtig! Der Erfolg der Maßnahme, die institutionelle Sprachlosigkeit zu überwinden, hängt davon ab, ob die Person mit Bedacht redet. Sucht und die Duldung oder Verleugnung von Sucht ist ein emotional sehr aufwühlendes Thema. Wenn die Person mit zu viel Wut im Bauch redet und vorgeht, könnte sie sich in ihrer Position schaden. Anders als die betroffene Angehörige, die zumeist wenig zu verlieren, aber viel zu gewinnen hat, wenn sie sich in ihrer Verzweiflung und Wut ausdrückt, riskiert die Person im institutionellen Rahmen womöglich ihre Stellung. Ein dreischrittiges Vorgehen, mit Bedacht zu reden, wird im Folgenden vorgeschlagen.

Sich Verbündete suchen (Schritt 1)

Zunächst sollte die betroffene Person sich mit Kollegen austauschen, denen sie vertraut. Des Weiteren können – falls vorhanden – der Suchtbeauftragte, die Mitarbeitervertretung, die Gewerkschaft, ein Betriebspsychologe oder ein Betriebsseelsorger geeignete Ansprechpartner sein. Auch kann es eventuell günstig sein, mit dem Vorgesetzten und – falls dieser verstrickt ist – mit der nächsthöheren Leitungsebene ein informelles Gespräch zu suchen. Die Strukturen der Institution sollten genutzt werden, um in kollegialen Vorabgesprächen die aufgewühlten

Gefühle zu klären und die Verstrickungen nüchtern zu analysieren. Auch der Ratschlag von Freunden kann hilfreich sein, die persönliche Gefühlslage und die eigenen Absichten zu ordnen. Erst dann ist man in der Lage, ein geeignetes und gemeinsames Vorgehen abzustimmen.

Ohne Verbündete innerhalb der Institution hat das Anliegen aber wenig Chancen auf Erfolg. In dem Fall, dass es an kollegialer Unterstützung mangelt, sollte man die informelle Klärung beharrlich weiterverfolgen oder sich womöglich auf Stellensuche begeben.

In der internen Öffentlichkeit reden (Schritt 2)
Dieser Schritt ist wichtig und unerlässlich, um die persönlichen und institutionellen Verstrickungen zu lösen und nicht in Gefahr zu geraten, hinterrücks zu mobben. Wenn man Verbündete gefunden und eine gemeinsame Strategie entwickelt hat, sollte das Thema in der internen Öffentlichkeit angesprochen werden, z. B. innerhalb einer Besprechung oder eines eigens anberaumten Krisengesprächs.

Das Gespräch sollte tunlichst nicht in einem vorwurfsvollen Klima geführt werden, vielmehr sollten die konkreten Verstrickungen, Belastungen und Unzufriedenheiten sachlich angesprochen werden. Möglichst klare und konkrete Wünsche und Erwartungen an die Kollegen und die Leitung sollten formuliert werden. Zudem sollte das, was angesprochen wird, möglichst klein gehalten werden, damit das Thema nicht ausufert und die Beteiligten überfordert werden. Ein Erfolg im Kleinen ist besser als ein Scheitern im Großen.

Geduldig und ausdauernd sein (Schritt 3)
Der Schritt in die interne Öffentlichkeit wird einiges in der Arbeitsgruppe oder der Institution aufwühlen. Es ist daher unerlässlich, der Sache ausreichend Zeit und Raum zu gewähren, damit die Beteiligten ihre verwirrenden Gefühle sortieren und eigene Standpunkte entwickeln können. Auch wird es durch den Süchtigen und seinen co-abhängigen Verbündeten zu Angriffen und Anfeindungen kommen. Dann kommt es darauf an, sich angemessen abzugrenzen und sachlich zu bleiben, um dem Süchtigen und den Verbündeten keine Steilvorlagen zu geben und sich nicht auf der Ebene allgemeiner und ausufernder Vorwürfe und Unterstellungen zu verlieren. Überwältigende Gefühle von Wut, Ohnmacht und Angst sollten nur mit Vertrauten besprochen und geklärt werden. In der internen Öffentlichkeit werden möglichst aus-

schließlich konkrete Vorfälle und Situationen und deren Auswirkungen auf das institutionelle Miteinander angesprochen.

Wie schon gesagt, sollte möglichst in kleinen Schritten vorgegangen werden. Erst wird eine Sache gründlich geklärt, bevor die nächste angegangen wird und erneut die beschriebenen drei Schritte durchlaufen werden. Niemals sollte man versuchen, die Institution im Alleingang zu retten. Das wäre co-abhängig. Auch wenn man sich gegenseitig unterstützen sollte, ist in den Auseinandersetzungen darauf zu achten, dass jeder nur für sich spricht und die eigene Person und die eigenen Standpunkte und Interessen vertritt.

Sucht und Co-Abhängigkeit verfolgen nur kurzfristige Absichten. Das vorgestellte, strategische Vorgehen ist infolgedessen durchaus mit kurzfristigen Niederlagen verbunden, doch langfristig wird es zu einer erfolgreichen Klärung der Situation führen, solange man geduldig und ausdauernd vorgeht.

Coaching

Eine von Sucht betroffene und co-abhängig verstrickte Institution benötigt Hilfe. Im Idealfall wird jemand von außen eingesetzt, der unabhängig ist und die notwendige Fachkompetenz aufweist. Dies kann ein Supervisor, ein qualifizierter Coach, ein Suchtbeauftragter, ein Qualitätsbeauftragter oder zur Not auch eine (nicht verstrickte) Leitungskraft sein. Letztere sind weniger geeignet, da sie stets in die Hierarchie eingebunden und daher nicht unabhängig sind. Denkbar wäre auch, einen Suchtberater aus einer Sucht- oder Drogenberatungsstelle zu engagieren, der sich mit Co-Abhängigkeit und der Begleitung organisationeller Prozesse auskennt.

Ein Organisationsprozess beruht immer auf der Motivation und aktiven Mitarbeit der Teilnehmer. Die Ermutigung zur aktiven Mitarbeit wird Teil des Prozesses sein, da co-abhängige Mitarbeiter einer Veränderung stets ambivalent oder sogar ablehnend gegenüberstehen. Sollte kein Prozess zustande kommen oder sollte der Prozess von den Beteiligten dauerhaft gehemmt, blockiert oder sogar hintergründig sabotiert werden, kann im Notfall auch ein gezielter Personalaustausch notwendig werden.

Die grobe Vorhergehensweise eines Coaches verläuft analog den oben beschriebenen Leitthemen und -linien eines Psychotherapeuten, nur dass die Coaching-Methoden weniger persönlich sind, vielmehr zielen die Interventionen auf die formalen Strukturen und das formal geregelte Miteinander der Institution ab. Die Teilnehmer eines solchen Prozesses dürfen nicht persönlich co-abhängig gestört sein. Co-abhängig erkrankte Mitarbeiter würden durch die institutionellen Maßnahmen überfordert werden und auch mit ihrer persönlichen Dynamik den Organisationsprozess überfordern, stören und ausbremsen. Wie auch bei süchtigen Mitarbeitern müssen bei ernsthaft co-abhängig erkrankten Mitarbeitern flankierend individuelle Maßnahmen ergriffen werden. Der Arbeitgeber könnte z. B. eine therapeutische Behandlung zur Bedingung für die Weiterbeschäftigung einfordern.

Die wichtigsten Ziele und Methoden eines Organisationsprozesses, institutionelle Co-Abhängigkeit aufzulösen, werden in den zwei nachfolgenden Abschnitten angerissen.

Klarheit, Verbindlichkeit und Kontrolle

In einer co-abhängig süchtigen Institution sind die formalen und informellen Regeln des Miteinanders außer Kraft gesetzt. Es herrschen die irrationalen Gesetzmäßigkeiten der Sucht und der Co-Abhängigkeit. Zentrale Bedeutung in einem Organisationsprozess hat daher das Ziel, wieder Klarheit, Ordnung und Verbindlichkeit herzustellen. Das ist das institutionelle Pendant zum oben beschriebenen Aktivwerden und Sich-Schützen der co-abhängigen Klientin. Ein Coach oder eine andere intervenierende Person wird die betroffene Arbeitsgruppe motivieren, nach und nach konkrete Maßnahmen zu ergreifen, die formalen Strukturen wieder einzusetzen und die verstrickten informellen Beziehungen zu entflechten. Zudem ist die Trennung von Mein und Dein auch in einer institutionellen Maßnahme von Bedeutung. Der Coach wird mit den Betroffenen zusammen ihre Arbeitsaufträge und Verantwortlichkeiten klären und regeln: Mein Auftrag und dein Auftrag, meine Aufgabe und deine Aufgabe und meine Verantwortung und deine Verantwortung sind zu trennen und zu entzerren.

Ferner ist es für den Erfolg entscheidend, dass der Coach mit den Betroffenen wirksame Maßnahmen der gegenseitigen Kontrolle abspricht und installiert. Das Motto solcher Interventionen lautet: Vertrauen ist gut, Kontrolle ist besser! Eine Vertrauenskultur kann erst wieder nach und nach wachsen, wenn transparente und nachvollziehbare Kontrollmaßnahmen eingesetzt und dauerhaft und erfolgreich etabliert worden sind. Dabei ist es wichtig, dass die Kontrollmaßnahmen nicht nur von oben nach unten hierarchisch geordnet sind. Kontrollen müssen sowohl in der Vertikale wie auch der Horizontalen einer Hierarchie in alle Richtungen greifen. Z. B. wird eine Leitung die Erfüllung der Arbeitsaufträge kontrollieren, aber sie kann ebenso gegenüber den Nachgeordneten rechenschaftspflichtig gemacht werden. Darüber werden nicht nur die individuellen Verantwortlichkeiten entzerrt, auch die gegenseitige kollegiale Verantwortung wird betont und wieder gestärkt.

Demokratisches, wertschätzendes und kritisches Arbeitsklima

Ein Coach wird sich in dem Organisationsprozess stets darum bemühen, ein offenes, wertschätzendes, aber auch kritisches Arbeitsklima zu schaffen. Maßnahmen hierzu haben nicht nur Bedeutung in der Behandlung der Co-Abhängigkeit, sondern auch in der Vorbeugung von Sucht und Co-Abhängigkeit. Nur in einem gegenseitig wertschätzenden Klima kann Kritik konstruktiv aufgenommen werden. Und nur in einem Klima, in dem Kritik erlaubt und erwünscht ist, ist die gegenseitige Wertschätzung mehr als nur oberflächliche Höflichkeit und Freundlichkeit. Wertschätzung und auch Kritik sind neben der angesprochenen gegenseitigen Kontrolle wichtige Bestandteile einer institutionellen Vertrauenskultur.

Ein offenes und konstruktives Miteinander ist darüber hinaus stark abhängig von der Leitung, dem Führungsstil, der Leitungskompetenz und dem Bewusstsein der Leitung für die eigenen Grenzen. Ein autokratischer, autoritärer oder machtzentrierter Führungsstil und der grandiose Anspruch vieler Leitungen, in allem wissend und kompetent zu sein, schaffen den idealen Nährboden für eine co-abhängige Organisationsentwicklung, weil in solchen Institutionen nicht offen und kritisch miteinander umgegangen wird. Die Zusammenhänge wurden in Kapitel 5 zur machtbegründeten institutionellen Co-Abhängigkeit angesprochen.

Dagegen möchte ich den demokratischen, partizipativen oder kooperativen Führungsstil setzen. Eine »demokratische« Leitung kennt die persönlichen Grenzen ihrer Qualifikation und ihrer Person und verlässt sich in fachlichen Fragen auf die speziellen Fähigkeiten und Stärken der Mitarbeiter. Ihre vorrangige Aufgabe sieht die Leitung darin, die Kompetenzen der Mitarbeiter im Sinne der Institution und des gemeinsamen Arbeitsauftrags konzeptionell, organisatorisch, fachlich und zweckorientiert zu bündeln. Selbstverständlich wird auch eine demokratische Leitung Entscheidungen treffen. Diese werden nicht immer im Sinne aller Mitarbeiter sein und selten auch gegen den Willen der Mitarbeiterschaft stehen. Doch wird sie Entscheidungen möglichst den in der jeweiligen Fragestellung kompetentesten Mitarbeitern überlassen (Prinzip der Subsidiarität), die Mitarbeiter weitestgehend in die Entscheidungsprozesse einbeziehen und Entscheidungen transparent machen. In der Organisationspsychologie nennt man diesen Führungsansatz auch »Führen durch geführt werden«.

Die in den Arbeitsbeziehungen gelebte Demokratie und Partizipation, davon bin ich überzeugt, ist ein mächtiger Behandlungsansatz, institutionelle Co-Abhängigkeit zu überwinden, vor allem auch, wenn in diese Machtaspekte hineinspielen. Das demokratische Miteinander ist aber auch ein wichtiger präventiver Faktor bei der Vorbeugung und Vermeidung von institutionell co-abhängiger Verstrickung.

8.2 Institutionelle Maßnahmen in der Suchthilfe

Die allgemeinen institutionellen Maßnahmen gelten selbstverständlich auch für die Suchthilfe. Doch die besondere Betroffenheit und Gefährdung der Suchthilfe und ihrer Einrichtungen durch Co-Abhängigkeit erfordert andere, in den Berufsalltag integrierte Schutz- und Gegenmaßnahmen. Im Folgenden sollen in dem Bewusstsein, das Thema nur anreißen und nicht erschöpfend abhandeln zu können, konkrete und ideelle Anstöße und Anregungen gegeben werden.

Angehörigenangebote

Meine Meinung und die Gründe hierfür kennen Sie mittlerweile: Einrichtungen der Suchthilfe müssen den Angehörigen und Kindern von Suchtkranken ernstgemeinte und bedarfsgerechte Hilfeangebote vorhalten, die nicht nur auf dem Papier stehen und die Angehörigen und ihr Leiden in den Mittelpunkt der Hilfebemühungen stellen. Es ist allerhöchste Zeit. Das Angehörigenthema ist seit den 80ern des letzten Jahrhunderts bekannt, die Einrichtungen haben schon viel Zeit untätig verstreichen lassen. Ich möchte es deutlich und unmissverständlich formulieren: Einrichtungen, die trotz besseren Wissens auch heute noch keine oder kaum Angehörigenangebote vorhalten, leisten schlechte Suchtarbeit. Einrichtungen, die schon konkrete Hilfemaßnahmen für Angehörige anbieten, sollten sich aufrichtig fragen, ob sie für die Angehörigen genug tun und ob die Angebote für die Angehörigen einen gleichberechtigten Status wie die für die süchtige Klientel haben.

Sie fragen sich: Woher sollen Einrichtungen in Zeiten knapper Kassen die personellen und finanziellen Ressourcen nehmen? Ich möchte Ihnen die Frage zurückspielen: Einrichtungen sollten sich zunächst einmal ehrlich fragen, an welchen Stellen sie Ressourcen wirkungslos und erfolglos für das süchtige Klientel verschwenden? Natürlich wird das zu Diskussionen führen, man hält gerne an seinen Pfründen fest. Doch ich bin mir sicher, dass bei genauem und ehrlichem Hinsehen jede Einrichtung institutionell co-abhängige Ressourcenverschwendung feststellen wird. Die freigesetzten Ressourcen können für die Angehörigen eingesetzt werden.

Ein weiterer berechtigter Einwand lautet womöglich: Der Arbeitsauftrag des Einrichtungsträgers und die Leistungsvereinbarungen mit den Kostenträgern fokussieren auf die Süchtigen, und die Angehörigen werden nicht oder nur nebensächlich berücksichtigt. Auch hier gilt: Konzepte, die die Angehörigen nicht adäquat berücksichtigen und konkrete Leistungen für sie beinhalten, sind veraltert. Man müsste es seit etwa 25 Jahren besser wissen. Die Einrichtung sollte unverzüglich in Verhandlungen mit den Trägern treten, um Konzept und Angebote nachzubessern. Außerdem lassen es die Spielräume einer Einrichtung immer zu, dass sie in Vorleistung tritt und ohne Absprache mit den Trägern ein Angebot entwickelt und einrichtet. Blinder Gehorsam und ein Zuviel an Bürokratie führen nicht zu Entwicklung und Wachstum. Zivilcourage hat eine lange Tradition in der Suchthilfe, ist aber bedauerlicherweise in den letzten Jahren ein wenig in Vergessenheit geraten. Der Erfolg eines Angehörigenangebots wird die Einrichtung in den Verhandlungen mit den Trägern stärken.

Wie kommt eine Einrichtung zu einem Angebot? Ich möchte Ihnen einen Vorschlag machen. Die Mitarbeiter der Einrichtung oder eine Projektgruppe sollten sich Zeit nehmen und in einem ersten Schritt eine Liste aller Angebote erstellen, die sie für süchtige Klienten vorsieht. In einem zweiten Schritt sollten sich die Mitarbeiter zu jedem aufgelisteten Angebot ein Pendant für die Angehörigen überlegen. Ich habe das versuchsweise für meine Einrichtung ausprobiert und hatte am Ende eine umfangreiche Liste an Ideen.

Lange habe ich innerlich mit mir gerungen, ob ich Ihnen hier im Buch konkrete Vorschläge für Angehörigenangebote unterbreiten möchte. Stehen Sie nämlich der Angehörigensache offen und wohlwollend gegenüber, werden Sie schon längst eigene kreative Ideen haben, denn Sie sind der Experte für Ihre Arbeitssituation. Reagieren Sie kritisch und ablehnend auf das Angehörigenthema, kann ich mir schon bildhaft vorstellen, wie Sie jeden konkreten Vorschlag von mir lustvoll kritisch in der Luft zerreißen. In beiden Fällen wäre meine Mühe also umsonst, weshalb ich meine Ideenliste in der Schublade lasse und hier nicht aufführe.

Falls eine Einrichtung tätig werden will, gleichgültig, ob in der Suchthilfe, Suchtprävention oder Suchtforschung, muss berücksichtigt werden, dass Angehörige Hilfeangebote nicht begeistert und aktiv aufsuchen werden. Die Motivation der Angehörigen ist, wie die der süchtigen Symptomträger, ambivalent. Diese Ambivalenz ist Teil ihrer Problematik, wie ausgiebig dargestellt wurde. Auch bei Angehörigen ist eine aufsuchende und motivierende Hilfe Methode der Wahl. Co-Abhängigkeit ist eine chronifizierte und komplexe Problematik oder Störung, deren Besserung und Heilung viel Engagement benötigt. Die Einrichtung eines neuen Angebots sollte daher von Geduld und Ausdauer begleitet sein, da es sich erst etablieren muss und sich der Erfolg oder Misserfolg erst nach und nach herausstellen wird.

Schritte zu einer angehörigenzentrierten Haltung

Die Arbeit mit süchtigen Klienten hinterlässt immer Spuren bei jedem einzelnen Mitarbeiter, prägt aber auch stets die Teamdynamik einer Einrichtung der Suchthilfe. In eher seltenen Fällen können Mitarbeiter überlastet und ausgebrannt selber an einer Suchtstörung erkranken. Viel häufiger jedoch wird es zu co-abhängigen Verstrickungen kommen. Einzelne Mitarbeiter können sich co-abhängig verstricken, oder die gesamte Teamstruktur kann sich co-abhängig entwickeln. Fortwährende, gezielte und im Arbeitsalltag verankerte Maßnahmen sind notwendig, um…

- co-abhängigen Verstrickungen vorzubeugen und abzumildern,
- Mitarbeiter vor Ausbrennen zu schützen und
- die Suchtzentrierung immer wieder zu überwinden und eine angehörigenzentrierte Sichtweise anzubahnen und zu etablieren.

Die angehörigenzentrierte Perspektive ist dabei doppeldeutig gemeint. Sie bedeutet zum einen, dass die Belange und der Hilfebedarf der Angehörigen von Suchtkranken ernst genommen werden. Zum anderen bezieht sie die Bedürfnisse und Interessen der Suchthelfer angemessen ein. Die Motivation und das Engagement der Suchthelfer sind die Grundlage jeder qualifizierten und effektiven Hilfemaßnahme. Die folgenden vorhandenen Strukturen können genutzt werden, eine angehörigenzentrierte Haltung zu entwickeln und etablieren.

Fortbildung/Klausurtag

Es wäre günstig, dass sich ein Mitarbeiter einer Einrichtung zum Thema Co-Abhängigkeit fortbildet und das Gelernte in der Einrichtung verbreitet, um Angebote gemeinsam zu entwickeln. Allerdings bin ich bei meinen Recherchen auf nur wenige Fortbildungsangebote zum Angehörigenthema gestoßen, und die wenigen Angebote wiesen zum Teil deutlich suchtzentrierte Sichtweisen auf.

Alternativ kann man einen oder mehrere Klausurtage zum Thema durchführen und sich mithilfe der vorhandenen Literatur und den eigenen Erfahrungen kollegial fortbilden. Ziele der Klausur sollten sein, die eigene Suchtzentrierung zu reflektieren und zu überwinden, eine angehörigenzentrierte Sichtweise anzubahnen und konkrete Angehörigenangebote zu entwickeln.

Kollegiale Beratung

Kollegiale Beratung findet informell in jeder Einrichtung der Suchthilfe täglich vielmals in Gesprächen über die Arbeit und die Klientel statt, und jede Einrichtung hat ihre formalen Kommunikations- und Beratungsstrukturen. In der kollegialen Beratung geht es stets darum, wie sich die Mitarbeiter von den süchtigen Ansprüchen und Manipulationen abgrenzen können. Wenn allerdings die Kommunikationsmöglichkeiten – gleichgültig aus was für Gründen – kaum noch oder nicht mehr offen, wertschätzend und kritisch genutzt werden, kann dieser Mangel eine co-abhängige Entwicklung begünstigen. Über solche kommunikativen Störungen und ihre Gründe muss gesprochen und gestritten werden, da sonst die Qualität der Arbeit beträchtlich leidet. Miteinander gut zu reden und sich über die Inhalte auseinanderzusetzen, ist ein entscheidendes Qualitätsmerkmal in der Arbeit mit einer schwierigen Klientel.

Supervision

Supervision ist ein unerlässlicher Qualitätsstandard im sozialen Bereich und kann Maßnahmen der Fallbesprechung, Selbsterfahrung, Konfliktbewältigung sowie Personal- und Organisationsentwicklung umfassen. In Bezug auf das Thema Co-Abhängigkeit ist anzumerken, dass Supervisoren möglichst Erfahrungen und Wissen im Umgang mit Co-Abhängigkeit haben sollten. Auch sollte das co-abhängige Thema regelmäßig unmittelbar oder mittelbar angesprochen werden.

Eine an dem Konzept der Co-Abhängigkeit ausgerichtete Supervision ist meines Erachtens der heute etablierten suchtzentrierten Betrachtungs- und Vorgehensweise überlegen, da sie nicht allein auf die Süchtigen fokussiert, vielmehr die Bedürfnisse und Interessen der Mitarbeiter angemessen einbezieht. Die Interventionen der Mitarbeiter sind das wesentliche therapeutische Korrektiv der süchtigen Klientel. Therapeutische Interventionen von Mitarbeitern, die im Einklang mit sich und ihren Bedürfnissen stehen, sind authentischer und damit wirkungsvoller als die von Mitarbeitern, denen es an Kongruenz mangelt. Im Folgenden sind einige exemplarische Fragestellungen für kollegiale Beratung und Supervision aufgeführt.

Fragestellungen für kollegiale Beratung und Supervision

Aus der suchtzentrierten Sicht:

- Wie unterstützen und fördern Verhaltensweisen der einzelnen Mitarbeiter süchtige Verhaltensmuster und Einstellungen der Klientel? Welche Handlungsalternativen, der Sucht Grenzen zu setzen, stehen zur Verfügung?
- Inwieweit sind die Strukturen der Einrichtung süchtig zu manipulieren und auszunutzen? Wie kann man sie korrigieren und aktualisieren?

- Wie manipuliert die süchtige Klientel die Mitarbeiter? Durch welche Maßnahmen und Interventionen kann die Manipulation begrenzt werden?

Aus der angehörigenzentrierten Sicht:

- Macht die Arbeit Spaß? Was für Wünsche, Fantasien und Träume hat der einzelne Mitarbeiter, um noch zufriedener zu werden?
- Was für Unzufriedenheiten gibt es? Was kann der einzelne Mitarbeiter konkret für sich tun, um die Unzufriedenheiten zu überwinden? Was für Wünsche und Erwartungen hat er an andere?
- An welchen Stellen unterstützen einzelne Mitarbeiter oder die gesamte Mitarbeiterschaft die süchtige Klientel zu sehr? Wie kann das Zuviel abgebaut werden? An welchen Stellen werden Klienten unterfordert? Wie können Klienten stärker und gezielter gefordert werden?
- An welchen konkreten Stellen sind die Ansprüche einzelner Mitarbeiter oder der Mitarbeiterschaft als Ganzes an die eigene Leistungsfähigkeit zu hoch? Welche anderen Werte gibt es in Bezug auf die Arbeit sonst noch?
- An welchen Stellen beschäftigen einzelne Klienten oder die Klientel als Ganzes die Mitarbeiter zu sehr? Welche Maßnahmen der Abgrenzung sind möglich, bzw. wie kann jeder einzelne Mitarbeiter wieder die eigene Person mit ihren Bedürfnissen und Wünschen in den Fokus der eigenen Aufmerksamkeit stellen?
- An welchen Stellen kontrollieren die Mitarbeiter zu sehr und entmündigen die Klientel in ihrer Eigenverantwortung? Wie weit kommen die Mitarbeiter der Eigenverantwortung nach, für ihr Wohlergehen zu sorgen?
- Gibt es ein Zuviel an Solidarität mit der süchtigen Klientel zu Lasten des kollegialen Miteinanders? Wie können Mitarbeiter sich besser gegenseitig stärken?
- Nehmen Mitarbeiter gedanklich oder emotional die Arbeit mit nach Hause und beschäftigen sich in der Freizeit mit der Arbeit? Wie kann das gestoppt werden?
- Wo liegen die Belastungen und Stressoren der Arbeit? Gibt es Anzeichen von Ausgebranntsein bei den Mitarbeitern? Wie können der übermäßige Stress abgebaut und die negativen Folgen abgemildert werden?

- Wie begrenzen moralische und soziale Einstellungen die Handlungs- und Entscheidungsfreiheit der Mitarbeiter? Wie können sie sich von ihren übermäßigen Ansprüchen befreien?

Die Auflistung verdeutlich es: Kollegiale Beratung und Supervision unter der angehörigenzentrierten Sichtweise ist viel differenzierter und umfassender als eine suchtzentrierte Supervision. Die Stoßrichtung ist analog dem psychotherapeutischen Ziel des Anstoßens der Selbstaktualisierung bei der co-abhängigen Klientin. Die Mitarbeiter sollen fortwährend ihr Eingenommensein von der süchtigen Klientel überwinden und ihre Bedürfnisse, Wünsche und Interessen in den Mittelpunkt ihres Empfindens, Fühlens und Denkens stellen und als wesentlichen Ausgangspunkt ihres Handelns beachten (ICH statt ER).

Konzeptaktualisierung
Es reicht nicht, dass eine Einrichtung im Titel die Angehörigen als Zielgruppe nennt, z. B. »Beratungsstelle für Suchtkranke und ihre Angehörigen«, tatsächlich aber in der Einrichtungskonzeption keine konkreten Angebote festgehalten sind. Die Angehörigen sind nicht nur bloßes Anhängsel der süchtigen Hauptfiguren. Warum auch nicht mal die Reihenfolge im Einrichtungsnamen umdrehen? Eine Beratungsstelle könnte sich z. B. »Beratungsstelle für Co-Abhängige und ihre süchtigen Angehörigen« nennen. Außerdem spricht es gegen die Arbeitsqualität der Einrichtung, wenn sie den Bedarf der Angehörigen zwar konzeptionell angemessen erkennt und auf dem Papier Angebote vorhält, diese aber in der Praxis nicht realisiert. Das ist ein Hinweis für eine starke co-abhängige Verstrickung.

Schließlich sollten die Angebote der Schwere des co-abhängigen Leidens und der vielschichtigen Problematik der Angehörigen gerecht werden. Es reicht nicht, Angehörige mit einer Sprechstunde oder Telefonberatung abzuspeisen, sie benötigen ein ähnlich differenziertes Spektrum an Hilfeangeboten wie die Suchtkranken. Von Vorteil ist es, wenn feste Mitarbeiter ausschließlich für die Angehörigenangebote zuständig sind, um einen Solidaritätskonflikt zu vermeiden bzw. damit sie eindeutig für die Bedürfnisse und Interessen der Angehörigen eintreten können.

Qualitätssicherung und -entwicklung
Alle Einrichtungen unterliegen heute der Qualitätssicherung und -entwicklung. Eine Methode der Qualitätsentwicklung ist es, sich regelmäßig Einrichtungsziele zu setzen, Maßnahmen in Bezug auf die Umsetzung der Ziele zu entwickeln und festzuschreiben und deren Umsetzung zu evaluieren. Beispielsweise wäre es für eine Beratungsstelle ein herausforderndes Ziel, die Behandlungsquote von Angehörigen zu verdoppeln. Wenn der IST-Stand bei 10% liegt, kann das Ziel formuliert werden, in einem Jahr die Quote auf 20% zu erhöhen und in drei Jahren bei 30% zu liegen. Die Frage, wie neue Angebote für Angehörige entwickelt werden können, wurde oben ausreichend behandelt.

Personal- und Organisationsentwicklung
Nicht nur wenn das Kind in den Brunnen gefallen ist, kann der Einsatz eines externen Coaches sinnvoll sein. Die Geschäftsführung einer Einrichtung kann gezielt einen qualifizierten Coach beauftragen, Angebote der Einrichtung angehörigenzentriert zu aktualisieren. Auch die Mitarbeiter der Einrichtung können die finanziellen Mittel ihres Fortbildungsetats für denselben Zweck einsetzen. Solche Maßnahmen sind besonders in Einrichtungen geeignet, in denen durch die internen Strukturen, z. B. kollegiale Beratung und Supervision, keine wirksamen Impulse mehr entstehen und das Entwicklungstempo nicht ausreicht, um Anschluss an die allgemeine Qualitätsentwicklung zu halten. Gut vorbereitete und gut gemachte Organisationsentwicklungen können bedeutsame Fortschritte einer Einrichtung bewirken.

Konzentration auf den Einzelfall und kleine, unabhängige Einrichtungen

In der Suchthilfe gibt es eine stetige Entwicklung hin zu größeren Einrichtungen und zu großen Anbietern, die alle Angebote unter einem Dach vereinen. Dies ist meines Erachtens in Bezug auf das interessierende Thema der Co-Abhängigkeit kritisch zu betrachten. Eine große Einrichtung hat beträchtliche politische Macht und ist eine regionale wirtschaftliche Größe, was an sich nicht problematisch ist oder sogar von Vorteil sein kann. Doch die große Einrichtung benötigt auch einen großen bürokratischen und Leitungsapparat, der viel Distanz zur Klientel hat und der in bürokratischen und ökonomischen Größen denkt, urteilt und handelt. Die große Einrichtung hat verstrickte Hierarchien, und es gibt beträchtliche Reibungsverluste in der Zusammenarbeit. In einer kleinen Einrichtung stehen sich einzelne Mitarbeiter gegenüber, aber in einer großen Einrichtung organisieren sich die Berufsgruppen und vertreten ihre Interessen als Machtblock gegeneinander. Wer schon mal die Konflikte von Ärzteschaft und Pflegerschaft in einem Krankenhaus mitbekommen hat, weiß, wovon ich spreche. Das co-abhängige Verstrickungspotenzial wird durch die macht- und ökonomisch begründeten Verstrickungen einer großen und komplexen Einrichtungsstruktur begünstigt.

Zudem tritt der einzelne Suchtklient in einer großen Einrichtung in den Hintergrund, er ist ein anonymer Klient unter vielen anonymen Klienten. Die individuelle Behandlung leidet zwangsläufig darunter. Verstehen Sie mich nicht falsch. Institutionelle Co-Abhängigkeit tritt sowohl in kleinen wie auch großen Einrichtungen auf, doch die große Einrichtung trägt ein größeres Risiko. Um co-abhängige Verluste gering zu halten, sind kleine und unabhängige Einrichtungen, in denen der einzelne Klient im Mittelpunkt steht, von Vorteil. Eine kleine Einrichtung kann flexibler und unmittelbarer auf die süchtigen Eskapaden des einzelnen Klienten reagieren. Eine unmittelbare und flexible institutionelle Handlungsfähigkeit ist das Gegenteil von bürokratischer und hierarchischer Verstrickung.

Kommunikation und Kooperation – Zauberwort Vernetzung

Offen und kritisch zu sprechen schützt vor Co-Abhängigkeit, das gilt sowohl im Fall persönlicher als auch im Fall institutioneller Verstrickung. Die Suchthilfe ist ein differenziertes und dicht vernetztes System. Der fortwährende kritische Dialog zwischen den Einrichtungen nicht nur über die Klientel, sondern auch über die Ziele und die geeigneten Maßnahmen ist Voraussetzung, im konkreten Einzelfall und im Allgemeinen an einem Strang zu ziehen, gute Arbeit zu leisten und sich nicht zu verstricken. Eine auf die süchtigen Klienten fokussierte Einrichtung ist co-abhängig verstrickt. Hier ist es sinnvoll und lohnenswert, übermäßiges klientenbezogenes Engagement zu hinterfragen und abzubauen und sich die Zeit freizuschaufeln, regelmäßig andere Einrichtungen fall- und konzeptbezogen zu kontaktieren und die Zusammenarbeit gemeinsam zu würdigen oder kritisch zu besprechen, z. B. im Hinblick auf neue Angehörigenangebote.

Personelle Durchlässigkeit

Die Suchthilfe ist personell fein sauber getrennt von anderen Behandlungsbereichen psychischer Krankheiten. Im psychotherapeutischen und allgemein psychiatrischen Sektor findet man kaum Mitarbeiter mit Erfahrungen in der Suchtbehandlung. Das hat unter anderem seinen bürokratischen Grund darin, dass die Kostenträger unterschiedliche sind. Im psychotherapeutischen und psychiatrischen Metier sind die Krankenkassen zuständig und für die Suchthilfe überwiegend kommunale Träger (Beratungsstellen) und die Rentenversicherungen (ambulante und stationäre Entwöhnung). Plausible und nachvollziehbare inhaltliche Gründe für die Trennung gibt es nicht. Sucht und Co-Abhängigkeit sind wie auch Depression oder Angststörungen psychische Störungen. Dennoch ist der ambulante Psychotherapeut für Suchtklienten nicht zuständig und wird sie möglichst schleunigst wieder los, da er mit den süchtigen Manipulationen keine Erfahrungen hat und keine geeigneten therapeutischen Methoden der Behandlung kennt.

Im Suchtbereich ist es nach meinen Erfahrungen genau andersherum. Nur wenige Mitarbeiter haben in einem anderen Bereich psychosozialer Hilfen gearbeitet. Wer in der Suchthilfe anfängt, hört dort allzu häufig erst mit Beginn der Rente wieder auf zu arbeiten. Der personelle Wechsel zwischen den beiden therapeutischen Behandlungsbereichen psychischer Störungen ist äußerst gering.

Das ist nicht gut, weil sich einseitig suchtzentrierte Haltungen und Sichtweisen entwickeln, die co-abhängige Verstrickungen begünstigen. Die personelle Durchlässigkeit zwischen der Suchthilfe und anderen Bereichen psychosozialer Hilfen sollte meines Erachtens erhöht werden, um die Suchthilfe mit nicht suchtzentrierten Sichtweisen und Methoden zu bereichern, aber auch das Suchtverständnis anderer psychosozialer Bereiche zu verbessern[14]. Stellen in der Suchthilfe werden

14 Erst in den letzten Jahren wird erkannt, wie viele psychisch kranke Menschen sich mit Suchtmitteln selber medikamentös behandeln. Es ist eher die Regel als die Ausnahme. Zu kiffen ist z. B. ein beliebtes Mittel bei Ängsten, depressiver Leere oder schizophrenen Denkstörungen. Psychiater und Psychotherapeuten werden sich damit befassen müssen. Die Suchthilfe kann mit ihrem Wissen und ihren Methoden helfen.

häufig mit der Voraussetzung von Vorerfahrungen im Suchtbereich ausgeschrieben. Das ist kurzfristig günstig, da die neuen Mitarbeiter sich auf Grundlage ihrer Vorerfahrungen schneller einarbeiten. Langfristig ist es ungünstig, da einseitig suchtzentrierte Sichtweisen inzestuös kultiviert werden.

Wirtschaftliche Unabhängigkeit

Ökonomisches Denken hat Einzug in den sozialen Bereich und auch die Suchthilfe gehalten. Hilfemaßnahmen stehen unter dem Vorbehalt, finanzierbar zu sein. Das ist prinzipiell richtig, bringt aber co-abhängige Risiken mit sich. Wenn sich die Einrichtungen der Suchthilfe einseitig dem Diktat der Ökonomie unterwerfen müssen, was in den letzten Jahren meines Erachtens zunehmend der Fall ist, dann sind sie gefährdet, die Sucht ihrer Klientel im eigenen Interesse, sich institutionell zu erhalten, co-abhängig auszunutzen.

Geradezu paradox mutet es ferner an, dass eine gute und effektive therapeutische Suchtarbeit sich selbst überflüssig macht und somit den wirtschaftlichen und Selbsterhaltungsinteressen der Einrichtung entgegensteht. An ineffektiv behandelten Suchtklienten verdient eine Einrichtung mehr, da sie eine längere oder wiederholte Behandlung benötigen. Zudem bei kurzen, unzureichenden Klientenkontakten mehr Klienten in derselben Zeit und mit demselben personellen Aufwand durchgeschleust werden können, als wenn den Klienten die am Bedarf orientierte, aber in vielen Fällen zeitintensivere Aufmerksamkeit gegeben wird.

Die Politik, aber auch die Kostenträger sind aufgefordert, mit den Verbänden und Einrichtungen Lösungen zu erarbeiten, in denen wieder inhaltliche Aspekte gleichberechtigt neben wirtschaftlichen Größen bestehen dürfen, auch um co-abhängige Folgekosten zu vermeiden, wie sie in Kapitel 2 und Kapitel 5 beschrieben und erläutert wurden. Ich bin überzeugt, dass viele Sparmaßnahmen der letzten Jahre (co-abhängig) kurzsichtig sind und langfristig zu Kostenerhöhungen führen. Die wirtschaftliche Unabhängigkeit der Einrichtungen muss in dem Maß gewährleistet sein, dass sie sich nicht aus ökonomischen und Gründen des Einrichtungs- und Stellenerhalts co-abhängig mit den süchtigen Zielen ihrer Klienten verbünden.

Resümee

Sie sind als Sozialarbeiter, Psychologe, Arzt oder Therapeut in der Suchthilfe tätig? Sie beziehen Angehörige in die Beratung oder Behandlung Ihrer süchtigen Klientel ein? Das ist gut, aber es reicht bei Weitem nicht aus. Es sollte deutlich geworden sein, dass Angehörige nicht bloß ein Anhängsel der Süchtigen sind. Sie haben eine eigene beratungs- und behandlungsbedürftige Problematik. Die Suchthilfe missachtet und vernachlässigt bisher die Angehörigen. Das ist ein institutioneller Aspekt der Co-Abhängigkeit. Als Suchthelfer sind Sie konkret verantwortlich dafür, in Ihrer Einrichtung angemessene und ausreichende Hilfeangebote und präventive Maßnahmen für die Angehörigen zu entwickeln und vorzuhalten.

Sie arbeiten anderweitig mit Angehörigen und Kindern von Suchtkranken, vielleicht als niedergelassener Arzt oder Psychotherapeut oder als Pädagoge in der Jugend- und Familienhilfe? Das ist gut so. Die Angehörigen benötigen Ihren Beistand und Ihre Solidarität. Ihr Engagement wirkt der sozialen Abwehr der Problematik entgegen und verstört heilsam die co-abhängige Überzeugung, durch die Selbstaufgabe für einen anderen Lebenserfüllung zu finden. Unterstützen Sie gezielt die Angehörigen und Kinder, ihr Leiden und ihre Not zu erkennen und auszudrücken, den Frosch im übertragenen Sinn an die Wand zu werfen und das eigene Leben wieder in die Hand zu nehmen.

Sie sind als Wissenschaftler interessiert? In Bezug auf Sucht wird wissenschaftlich keine Mühe gescheut, aber die Suchtforschung übergeht und ignoriert die Angehörigen. Falls Kinder oder Angehörige von Süchtigen wissenschaftlich Beachtung finden, dann wird gewöhnlich nur ihre Beteiligung an der Sucht berücksichtigt oder ihr Suchtrisiko hochgehalten. Überwinden Sie Ihre Suchtzentrierung. Die angehörigenzentrierte Sichtweise beginnt und endet bei den Angehörigen. Die Angehörigen haben eine eigene vielschichtige individuelle, soziale und gesellschaftliche Problematik, die adäquat von Ihnen erforscht werden sollte.

Sie sind als Politiker oder Funktionär verantwortlich? Die individuellen und gesellschaftlichen Folgen von Sucht sind dramatisch. Sucht hat einen hohen Appellcharakter, der zum Handeln geradezu auffordert und nötigt. Angehörige von Suchtkranken funktionieren und leiden im Stillen, aber ihre Not ist keineswegs geringer. Nutzen Sie Ihre Möglichkeiten, durchbrechen Sie die gesellschaftliche Missachtung der Angehörigensache und schaffen Sie geeignete Rahmenbedingungen, sodass den Angehörigen die Hilfe zukommt, die sie benötigen.

Sie sind anderweitig an dem Thema interessiert? Sie könnten z. B. als Lehrer in einer Unterrichtsreihe zu Sucht die Angehörigenthematik gleichberechtigt einbeziehen. Oder Sie könnten als Seelsorger auf die Angehörigen zugehen. Diese brauchen Ihren Trost und Zuspruch ebenso und sie sind oftmals dafür offener als der Süchtige. Sind Sie als Freund, Kollege oder Nachbar betroffen, gilt dasselbe: Schenken Sie den Angehörigen Ihre liebevolle Zuwendung und eindeutige Solidarität. Sie werden es Ihnen danken.

Sie sind als Abhängiger betroffen? Sucht zu überwinden, bedeutet auch, dass Sie die Not und die Leiden, die Ihnen nahestehende Menschen durch Ihre Sucht erfahren haben, wahrnehmen und anerkennen. Verstehen Sie mich nicht falsch! Ich meine nicht, dass Sie sich schuldig fühlen und Buße tun sollen. Schuldgefühle sind nur ein Teil der süchtigen Egozentrik. Sie sind für Ihr Handeln verantwortlich, und Ihre Angehörigen sind genauso für ihr Handeln verantwortlich. Die Grenzen von Mein und Dein sollten gewahrt bleiben. Aber es geht um Ihr nüchternes Mitgefühl. Es geht darum, dass Sie Ihre Sozialverantwortung für die Menschen um Sie herum wieder annehmen und den in der Sucht angerichteten Schaden – soweit das möglich ist – wiedergutmachen.

Sie sind als Angehörige durch einen Suchtkranken betroffen und leiden unter den Folgen der Sucht? Suchen Sie sich Hilfe und Unterstützung. Sprechen Sie Freunde an oder nehmen Sie professionelle Hilfe in Anspruch. Fragen Sie in Ihrer Sucht- oder Drogenberatungsstelle vor Ort nach Hilfeangeboten. Sollten Sie keine angemessene Hilfe erfahren, beschweren Sie sich und fordern Sie Ihr Recht nach fachlicher Unterstützung ein. Die Sucht- oder Drogenberatungsstelle ist auf jeden Fall für Sie zuständig. Suchen Sie andere Betroffene und Gleichgesinnte, unterstützen Sie sich gegenseitig und organisieren Sie sich in der Selbsthilfe. Gemeinsam sind Sie stark und können öffentlichkeitswirksam für Ihre Belange und Interessen eintreten.

Literatur

Aßfalg, R. (2009). *Die heimliche Unterstützung der Sucht: Co-Abhängigkeit* (6. überarbeitete Aufl.). Geesthacht: Neuland.

Ainsworth, M. D. S., Blehar, M. C., Waters, E. & Wall, S. (1978). *Patterns of attachment. A psychological study of the strange situation.* Hillsdale, New Jersey: Erlbaum.

Auckenthaler, A. (1983). *Klientenzentrierte Psychotherapie mit Paaren.* Stuttgart: Kohlhammer.

Bass, E. & Davis, L. (2006). *Trotz Allem. Wege zur Selbstheilung sexuell missbrauchter Frauen* (13. Aufl.). Berlin: Orlanda.

Biermann-Ratjen, E.-M., Eckert, J., Schwartz, H. J. (1992). *Gesprächspsychotherapie* (6. Aufl.). Stuttgart: Kohlhammer.

Blasberg, M. (2009). Die Gesetzeshüter. Wie die deutschen Bierbrauer neue Gesetze gegen Alkoholmissbrauch verhindern und die Drogenbeauftragte der Bundesregierung entmachteten. *Die Zeit, 21.*

Bowlby, J. (1975). *Bindung. Eine Analyse der Mutter-Kind-Beziehung.* Frankfurt am Main: Fischer.

Bowlby, J. (1986). *Trennung. Psychische Schäden als Folge der Trennung von Mutter und Kind.* Frankfurt am Main: Fischer.

Bowlby, J. (1987). *Verlust, Trauer und Depression.* Frankfurt am Main: Fischer.

Bruggemann, A., Groskurth, P. & Ulich, E. (1975). *Arbeitszufriedenheit.* Bern: Hans Huber.

Buber, M. (1994). *Das Dialogische Prinzip* (7. Aufl.). Gerlingen: Lampert Schneider.

Butello, W. & Hagl, M. (2003). *Trauma, Selbst und Therapie. Konzepte und Kontroversen in der Psychotraumatologie.* Bern: Hans Huber.

Deutsche Hauptstelle für Suchtfragen e.V. (Hrsg., 2007). *Jahrbuch Sucht 2007.* Geesthacht: Neuland.

Deutsche Hauptstelle für Suchtfragen e.V. und Deutsche Gesellschaft für Suchtforschung und Suchttherapie e.V. (Hrsg., 2009). *SUCHT, Zeitschrift für Wissenschaft und Praxis, Sonderheft, Deutsche Suchthilfestatistik 2007.*

Dilling, H., Mombour, W. & Schmidt, M. H. (Hrsg., 2010). *Internationale Klassifikation psychischer Störungen: ICD-10, Kapitel V (F), klinisch-diagnostische Leitlinien, Weltgesundheitsorganisation* (7., überarbeitete Aufl.). Bern: Hans Huber.

Duden (1989). *Das Herkunftswörterbuch. Etymologie der deutschen Sprache.*

Band 7 (2., völlig neu bearbeitete und erweiterte Aufl.). Mannheim: Dudenverlag.

Eckert, J., Biermann-Ratjen, E.-M., Höger, D. (2006). *Gesprächspsychotherapie. Lehrbuch für die Praxis.* Heidelberg: Springer.

Eckert, J., Höger, D., Linster, H.W. (1997). *Praxis der Gesprächspsychotherapie. Störungsbezogene Falldarstellungen.* Stuttgart: Kohlhammer.

Eckstein, G. (2009). Der § 35 BtmG. Erfolgsgeschichte – oder ist zusammengewachsen, was nicht zusammengehört. *KONTUREN, Fachzeitschrift zu Sucht und sozialen Fragen, 30,* S. 40 – 45.

Finke, J. (1994). *Empathie und Interaktion. Methodik und Praxis der Gesprächspsychotherapie.* Stuttgart: Georg Thieme.

Flassbeck, J. (2005). Ressourcenorientierte Psychotherapie der Drogenabhängigkeit. In: Neumann, W., Süfke, B., Reinisch, S., Wittman, A. J. & Flassbeck, J., *Wi(e)der die therapeutische Ohnmacht. Ressourcenorientierte Psychotherapie in schwierigen Fällen* (213 – 290). Tübingen: dgvt.

Gahleitner, S. B. (2005). *Neue Bindungen wagen. Beziehungsorientierte Therapie bei sexueller Traumatisierung.* München: Reinhardt.

Galliker, M., Grivel, M., Klein, M. & Schendera, C. (2004). Sind Frauen von Männern mit Alkoholproblemen besonders partnerzentriert? *SUCHT, Zeitschrift für Wissenschaft und Praxis, 50 (2),* S. 113 – 120.

Galliker, M., Gauthier, J.-A. & Delgrande, M. (2001). Sozioökonomische Bedingungen ratsuchender Angehöriger von Alkoholabhängigen. *SUCHT, Zeitschrift für Wissenschaft und Praxis, 47 (4),* S. 267 – 274.

Glaeske, G. (2007). Psychotrope und andere Arzneimittel mit Missbrauchs- und Abhängigkeitspotential. In: Deutsche Hauptstelle für Suchtgefahren e.V. (Hrsg.), *Jahrbuch Sucht 2007* (70 – 85). Hamm: Neuland.

Hinze, K. & Jost, A. (2005). Kinder aus suchtbelasteten Familien im Kontext von Verfahren zu Hilfen zur Erziehung. *SUCHT, Zeitschrift für Wissenschaft und Praxis, 51 (2),* S. 109 – 118.

Huber, M. (2003). *Wege der Trauma-Behandlung. Trauma und Traumabehandlung, Teil 2.* Paderborn: Junfermann.

Hüllinghorst, R. (2000). Arbeit mit Angehörigen – wer zahlt was? *PARTNERmagazin, Angehörige im Sog der Sucht (4),* S. 40 – 42.

Klein, M. (2005). Kinder und Jugendliche aus alkoholbelasteten Familien. Stand der Forschung, Situations- und Merkmalsanalyse, Konsequenzen. In: Klein, M., Pauly, A. & Hoff, T. (Hrsg.), *Schriftenreihe Angewandte Suchtforschung (Band 1).* Regensburg: Roderer.

Klein, M. (2001). Das personale Umfeld von Suchtkranken. In: Tretter, F. & Müller, A. (Hrsg.), *Psychologische Therapie der Sucht. Grundlagen, Diagnostik, Therapie* (S. 201 – 230). Göttingen: Hogrefe.

Kolitzus, H. (2004). *Ich befreie mich von deiner Sucht. Hilfen für Angehörige von Suchtkranken* (4. Aufl.). München: Kösel.

Kolitzus, H. (2000). Ich befreie mich von deiner Sucht. *PARTNER-magazin, Angehörige im Sog der Sucht (4)*, S. 13 – 20.

Lambrou, U. (2008). *Familienkrankheit Alkoholismus. Im Sog der Abhängigkeit* (14. Aufl.). Reinbek bei Hamburg: Rowohlt.

Lemke, J. (2006). *Sekundäre Traumatisierung. Klärung von Begriffen und Konzepten der Mittraumatisierung.* Kröning: Asanger.

Mellody, P. (2002). *Verstrickt in die Probleme anderer. Über Entstehung und Auswirkung von Co-Abhängigkeit* (6. Aufl.). München: Kösel.

Meyer, G. & Bachmann, M. (2000). *Spielsucht. Ursachen und Therapie.* Berlin: Springer.

Meyers, R. J. & Smith, J. E. (2009). *Mit Suchtfamilien arbeiten. CRAFT: Ein neuer Ansatz für die Angehörigenarbeit.* Bonn: Psychiatrie Verlag.

National Association for Children of Alcoholics (NACOA, 02/2010). *Children of Addicted Parents: Important Facts.* http://www.nacoa.net/pdfs/addicted.pdf.

Pabst, A. & Kraus, L. (2008). Alkoholkonsum, alkoholbezogene Störungen und Trends. In: Papst, L., *Epidemiologischer Suchtsurvey 2006. Repräsentativerhebung zum Gebrauch und Missbrauch psychoaktiver Substanzen bei Erwachsenen in Deutschland. Sucht, 54 (Sonderheft 1)*, S. 36 – 46.

Pfeiffer-Gerschel, T., Kipke, I., Lang, P., Spahlinger, P. & Bartsch, G. (2008). *2008 National Report to the EMCDDA by the REIOX National Focal Point. Germany. New Developments, Trends and In-Depth Information on Selected Issues*. EMCDDA.

Pfeiffer-Gerschel, T., Kipke, I., David-Spickermann, M. & Bartsch, G. (2007). *Bericht 2007 des nationalen REITOX-Knotenpunkts an die EBDD, Deutschland. Neue Entwicklungen, Trends und Hintergrundinformationen zu Schwerpunktthemen*. EMCDDA.

Reddemann, L. (2001). *Imagination als heilsame Kraft. Zur Behandlung von Traumafolgen mit ressourcenorientierten Verfahren.* Stuttgart: Pfeiffer/Klett-Cotta.

Rennert, M. (1990). *Co-Abhängigkeit. Was Sucht für die Familie bedeutet* (2., unveränderte Aufl.). Freiburg i. B.: Lambertus.

Rogers, C. R. (1989). *Entwicklung der Persönlichkeit* (10. Aufl.). Stuttgart: Klett-Cotta.

Saß, H., Wittchen, H.-U. & Zaudig, M. (2003). *Diagnostisches und Statistisches Manual Psychischer Störungen. Textrevision, DSM-IV-TR.* Göttingen: Hogrefe.

Schaef, A.W. (1999). *Co-Abhängigkeit. Die Sucht hinter der Sucht* (10. Aufl.). München: Heyne.

Schaef, A.W. (2001). *Die Flucht vor der Nähe. Warum Liebe, die süchtig macht, keine Liebe ist* (11. Aufl.). München: dtv.

Schiffer, E. (1999). *Warum Huckleberry Finn nicht süchtig wurde. Anstiftung gegen Sucht und Selbstzerstörung bei Kindern und Jugendlichen*. Weinheim: Beltz.

Schmidbauer, W. (1994). *Hilflose Helfer. Über die seelische Problematik der helfenden Berufe* (vollständig überarbeitete und erweiterte Neuausgabe). Reinbek bei Hamburg: Rowohlt.

Spangler, G. & Zimmermann, P. (1995). *Die Bindungstheorie: Grundlagen, Forschung und Anwendung*. Stuttgart: Klett-Cotta.

Schuckit, M. A., Tipp, J. E. & Kelner, E. (1994). Are daughters of alcoholics more likely to marry alcoholics. *American Journal of Drug an Alcohol Abuse, 20*, 237 - 245.

Schulz von Thun, F. (1999). *Miteinander reden. 1. Störungen und Klärungen*. Reinbek: Rowohlt.

Schumann, E. C. (2000). Beziehungsmuster erwachsener Kinder aus Alkoholikerfamilien. *SUCHT, Zeitschrift für Wissenschaft und Praxis, 46 (2)*, S. 153.

Sonntag, D., Hellwich, A. K. & Bauer, C. (2007). Jahresstatistik der professionellen Suchtkrankenhilfe. In: Deutsche Hauptstelle für Suchtgefahren e.V. (Hrsg.), *Jahrbuch Sucht 2007* (S. 160 - 178). Hamm: Neuland.

Thamm, M. & Lampert, T. (2007). Tabak - Zahlen und Fakten zum Konsum. In: Deutsche Hauptstelle für Suchtgefahren e.V. (Hrsg.), *Jahrbuch Sucht 2007* (51 - 69). Hamm: Neuland.

Tretter, F. & Müller, A. (Hrsg., 2001). *Psychologische Therapie der Sucht. Grundlagen, Diagnostik, Therapie*. Göttingen: Hogrefe.

Twain, M. (2007). *Die Abenteuer des Huckleberry Finn*. Köln: Anaconda.

Vogelsang, M. (2008). Belastungstörungen bei Kindern alkoholkranker gewalttätiger Eltern. In: M. Zobel (Hrsg.), *Wenn Eltern zu viel trinken. Hilfen für Kinder und Jugendliche aus Suchtfamilien* (S. 178 - 186). Bonn: BALANCE.

Wittmann, A. J. (2005). Die Arbeit mit sexuell traumatisierten Frauen in einer Fachberatungsstelle. In: Neumann, W., Süfke, B., Reinisch, S., Wittman, A. J. & Flassbeck, J., *Wi(e)der die therapeutische Ohnmacht. Ressourcenorientierte Psychotherapie in schwierigen Fällen* (165 - 211). Tübingen: dgvt.

Woititz, J. G. (1990). *Um die Kindheit betrogen. Hoffnung und Heilung für erwachsene Kinder von Suchtkranken* (9. aktualisierte Aufl.). München: Kösel.

Yalom, I. & Elkin, G. (2001). *Jeden Tag ein bißchen näher. Eine ungewöhnliche Geschichte* (3. Aufl.). Frankfurt a. M.: Fischer.

Zobel, M. (Hrsg., 2008). *Wenn Eltern zu viel trinken. Hilfen für Kinder und Jugendliche aus Suchtfamilien*. Bonn: BALANCE